若杉 文吉

日本のペインクリニック創設・発展に尽くした生涯

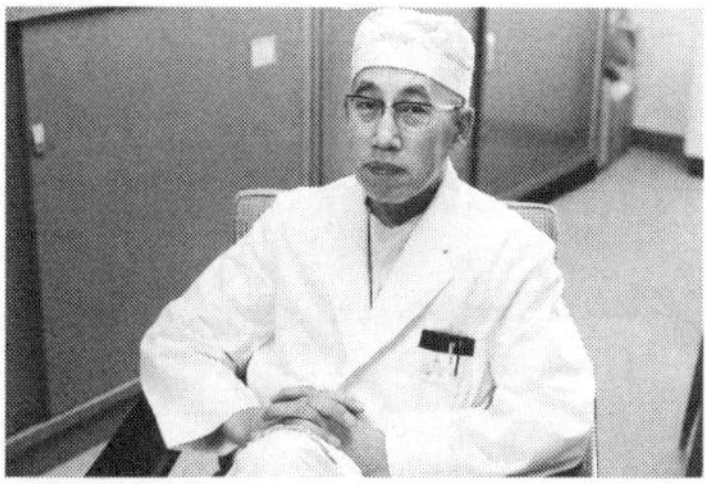

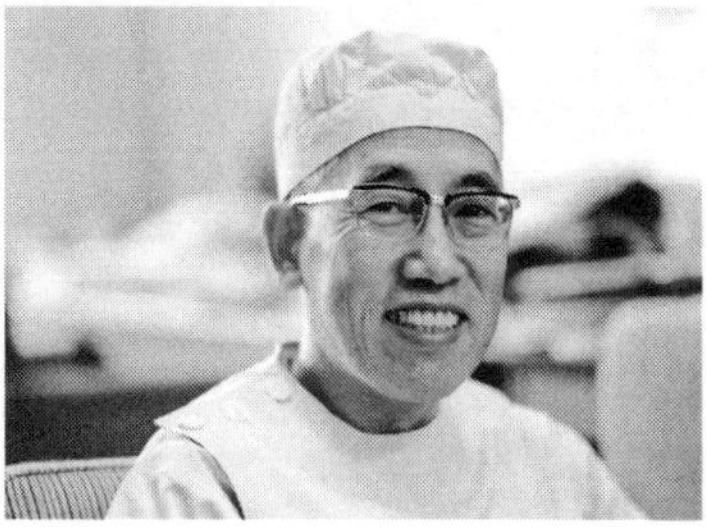

施無畏クリニック 院長
持田 奈緒美 編

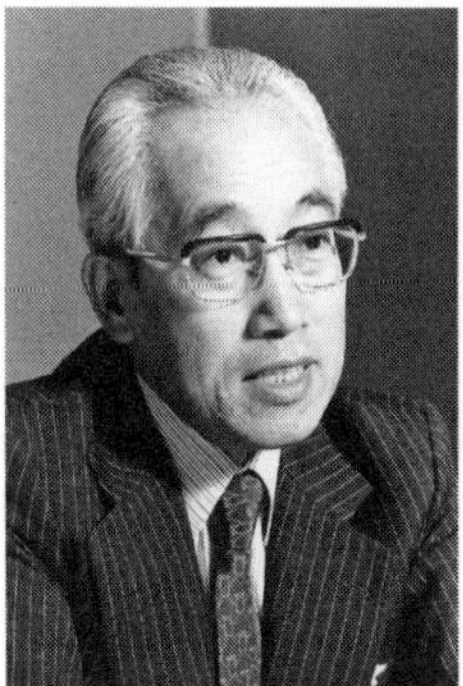

三和書籍

日本ペインクリニック学会
第四七回大会　特別展示資料集

「巻頭言」

若杉文吉先生を語る本が完成いたしました。

日本のペインクリニックの生みの親で、育ての親でもある先生の輝かしい功績とともに、その生い立ちや卓越したお人柄を知ることができ、写真も豊富で大変すばらしい内容です。

若杉先生は、日本のペインクリニックが独り立ちしてさらなる発展をしていくことを見届けられた後、早々に表舞台を去り、一人の臨床医としてご自身の手で多くの患者を救おうと、晩年近くまで、毎日二百名を超える患者の星状神経節ブロック療法を施行し続けられました。そのことにより、若杉先生に学会場などで接する機会が減り、その功績のみならず存在すら知らないペインクリニシャンを目指す若い医師が少なくないと聞いていました。

日本ペインクリニック学会 第四七回大会で「若杉賞」を設定したのも「若杉文吉先生あっての現在の日本のペインクリニック」ということを、改めて全会員に知らせる意味もありました。その大会で、本誌の資料ともなった若杉先生に関する特別展示のすべてを企画し、実行されたのが、本編者の持田奈緒美先生であります。その展示の反響の大きさもあり、このたび正式に日本ペインクリニック学会、学会賞として「若杉賞」が制定され、第一回授賞式が日本ペインクリニック学会 第四八回大会（二〇一四年七月）で行われます。若杉文吉先生の継承者が受賞対象者であり、その賞にふさわし

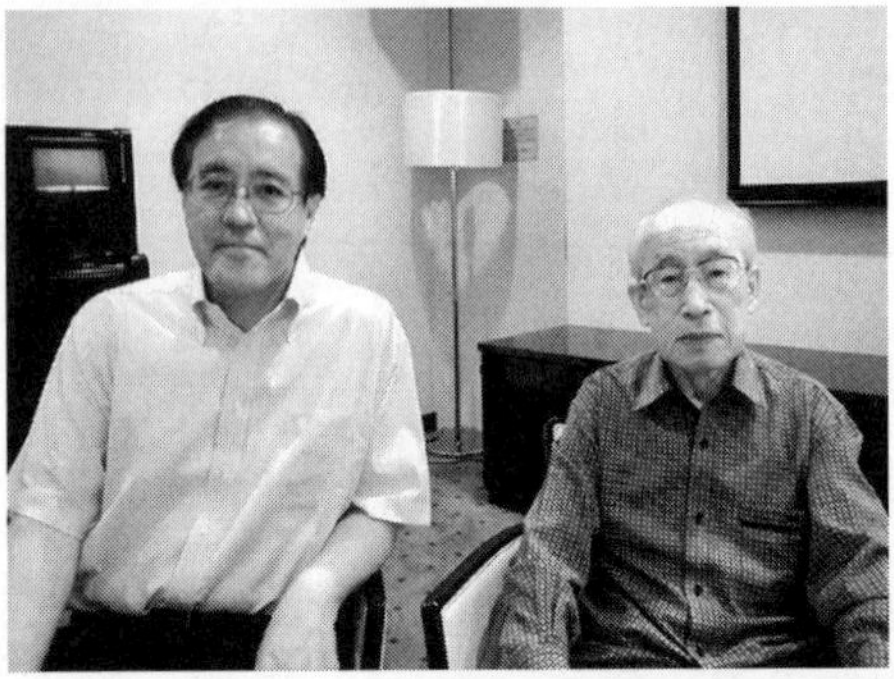

2011年8月1日　（左：奥田泰久、右：若杉文吉）
撮影 持田奈緒美

い方が、これから毎年選出されることになりました。

本誌の内容は、若杉先生と日本のペインクリニックの歴史を理解する上で、大変貴重なものであり、若杉先生のペインクリニック以外の領域の医学会への多大なる貢献も記載されています。若い医師のみならず、経験豊かな医師も十分に興味のもてる内容であふれており、またペインクリニシャンのみならず他科の医師、および一般の方々も読めるように随所に工夫が凝らしてあります。ぜひ多くの方々の一読を推奨いたします。

若杉文吉先生の最後のお弟子さんとして、若杉先生がお亡くなりになるまで、献身的にお世話をされ、いまだ高いレベルで若杉イズムを継承されて日々の臨床に励んでおられます、施無畏クリニック院長の持田奈緒美先生には、本誌発行の御尽力に対しまして、日本ペインクリニック学会全会員を代表して、心から敬服し御礼申し上げます。

二〇一四年四月吉日

獨協医科大学越谷病院麻酔科
奥田　泰久

目次

10 患者からの手紙

＊注釈のない写真は、すべて若杉文吉所蔵写真

「若杉文吉の足跡」

一九二六（大正一五）年　新潟県古志郡下塩谷村（のちの栃尾市、現在の長岡市）にて、若杉利兵衛、ムラの二男として生まれる。栃尾の教育長であった厳格な父と、働き者で愛情深い母の元で育つ。

一九三三（昭和八）年　尋常小学校入学。物覚えがよく〝天童〟と呼ばれていた。

一九四一（昭和一六）年　高等小学校卒業後、師範学校に入る心積りであったが、戦況が激しくなり考えを変え、大変な難関校と言われていた陸軍造兵廠技能者養成所（名古屋）に入学。そこで機械工学を学ぶ。一四歳より一人新潟を離れ、厳しい寮生活を過ごす。

一九四五（昭和二〇）年　陸軍造兵廠技能者養成所を首席で卒業。

一九四六（昭和二一）年　旧制長岡中学校四年生に編入。大学工学部進学の誘いを断り、将来のために中学校から入りなおす決意をし、編入試験を受ける。中学校時代の一年間を久しぶりの実家で過ごす。

一九四七（昭和二二）年　四月、旧制新潟高等学校入学。高校時代は自動車部に所属。五人の部員のうち若杉のみ運転免許を取得。しだいに人の役に立つ仕事をしようと考えるようになり、医師を目指す。

一九五〇（昭和二五）年　四月、新潟医科大学入学。大学時代はヨット部に所属。

一九五四（昭和二九）年　三月、新潟医科大学を卒業。

一九五五（昭和三〇）年　三月、山形市篠田病院にてインターン終了。

五月、機械工学の知識を生かしたいと思い、新潟大学医学部整形外科学教室（河野左宙教授）に入局。

七月、第一八回医師国家試験合格。

一九五七（昭和三二）年　七月、東京大学医学部麻酔科学教室（山村秀夫教授）に入局。

河野教授より東京大学に内地留学し、麻酔を学んでくるよう命じられる。

一年後、新潟大学に帰る予定であったが、山村教授に依頼された吸入麻酔薬の質量分析研究を始めたところ忙しくなり、東京大学に残ることとなる。

この頃から五年間、数多くの手術・麻酔関連器具を研究開発する。

一九五九（昭和三四）年　東京大学助手、文部教官職に就任。

一九六〇（昭和三五）年　三月、医学博士号取得（東京大学）。

一九六一（昭和三六）年　東京大学医学部麻酔科学教室講師に就任。

四月、若杉の考案した「油圧操作式手術台」の実用新案を、瑞穂医科工業株式会社が取得。

一一月、妻堯子と結婚。

一九六二（昭和三七）年　一〇月、日本で初の疼痛治療を行う麻酔科外来診療部が発足。初代医長に任命される。

一九六三（昭和三八）年　三月、若杉の考案した「医科用足踏吸引ポンプ」の実用新案を、瑞穂医科工業株式会社が取得。

一九六四（昭和三九）年　第一回麻酔指導医認定試験合格。

一九六九（昭和四四）年　五月、関東逓信病院（現NTT東日本関東病院）へ麻酔科部長として着任。

一九七〇（昭和四五）年　日本ペインクリニック研究会（後の学会）発足。

一九七一（昭和四六）年　第二回日本ペインクリニック研究会会長（第一回会長は山村秀夫教授）。

九月、『図解 痛みの治療 神経ブロックを中心として』（医学書院）を山本亨教授と共著で刊行。

一九七六（昭和五一）年　一一月、第五回日本ペインクリニック研究会会長。

関東逓信病院ペインクリニック科部長に就任。日本で初めて麻酔科からペインクリニック科が分離独立する。

一九八〇（昭和五五）年　六月一日、あゆむ出版より、初めての専門医学雑誌『ペインクリニック』創刊（一九八五年より真興交易株式会社医書出版部へ出版社を移す）。

一九八一（昭和五六）年　J・J・ボニカ教授来日。山村教授とともに関東逓信病院を訪れ、「世界中のペインクリニックを見て回ったが、このように活気のあるところは初めて見た。世界中のどこにもない、米国にもない。」と驚く。

一九八二（昭和五七）年　第二回日本臨床麻酔学会会長。

一九八五（昭和六〇）年　二月、関東逓信病院に約六六〇㎡のペインクリニック外来が完成。

三月、読売新聞の第一面に「スギ花粉症に有力療法、61％が効果認める」という記事が掲載され、連日、数百人の患者が殺到。

第七回日本疼痛学会会長。

日本ペインクリニック学会発足。（若杉の会員番号1984000001）

一九八七（昭和六二）年　三月、関東逓信病院を定年退職。

四月、東京慈恵会医科大学麻酔科学教室教授（ペインクリニック担当）に就任。

一九八八（昭和六三）年　四月、『ペインクリニック　神経ブロック法』（医学書院）を関東逓信病院ペインクリニック科門下の医師らとの共著により刊行。日本で初めての全般的な神経ブロックの手技書が完成。

一九九〇（平成二）年　四月、東京慈恵会医科大学ペインクリニック科に、約四〇〇㎡のペインクリニック外来ができる。

一九九二（平成四）年　三月、東京慈恵会医科大学定年退任。

四月、武蔵野病院名誉院長就任。他にも大学病院等より依頼があったが、より多くの患者に星状神経節ブロック療法を行いたい、との希望から、一般の病院を選ぶ。初めの六年間は、年間二万件以上の星状神経節ブロック療法を行う。

一九九四（平成六）年　四月、武蔵野病院においては病院改築にいたり、新しいペインクリニック外来が完成。

　七月、若杉文吉監修『ペインクリニック診断・治療ガイド』（日本医事新報社）刊行。長年の念願であった疾患別ペインクリニックの教科書が完成する。

一九九六（平成八）年　アストラ賞受賞。

二〇〇七（平成一九）年　七月、『星状神経節ブロック療法――安全な手技確立と正しい理解のために――』（真興交易株式会社医書出版部）を刊行。〝星状神経節ブロック療法の教科書を作りたい〟という夢がかなう。

　八月、八一歳になり、武蔵野病院を退職。

　星状神経節ブロック施術総数
　・関東逓信病院在職中　医局全体で三〇万件
　・東京慈恵会医科大学在職中　医局全体で八万件
　・武蔵野病院在職中　二四万件（若杉単独）
二〇一〇（平成二二）年　奥田泰久教授からの「若杉賞」を設立したい、という申し出を承諾。

二〇一二（平成二四）年　五月二〇日　東京にて逝去。享年八六歳。

二〇一三（平成二五）年　七月、日本ペインクリニック学会に「若杉賞」が設立される。

1 東京大学麻酔科にペインクリニック外来創設

わが国におけるペインクリニック発足

わが国においてペインクリニックが誕生したのは、一九六二年で、東京大学に麻酔科外来が設けられ、診察を開始したのが最初である。

当時はどこの大学の麻酔科でも、麻酔科医を志望する入局者が極端に少なく、どうしたら麻酔科が魅力ある科として、若い麻酔科医の注目をひくかが重要な検討課題であった。

当時はすでに米国において、Bonica教授によるこの領域に関する大著『The Management of Pain』が刊行されてから八年を経ていた。他にもペインクリニックに関する著書、参考文献も僅かながらあって、ペインクリニックの目標とするところ、意義などはおぼろげにわかっていた。

しかし、いざ発足してみると、経験者はおらず暗中模索、試行錯誤の連続で、不安、心配のスタートであった。

出典：「我が国におけるペインクリニック発足」若杉文吉（『ペインクリニック学会のあゆみ』、一九九一年、三頁）

「関東逓信病院ペインクリニック科の23年」より

当時、山村秀夫教授の下、私たちは種々検討をしたが、その時「麻酔科がペインクリニックをはじめたら癌患者の墓場になる」との反対意見もあった。

その頃、医局長であった私は、麻酔科への入局希望者を増やすには、麻酔科医が手術室以外にも活躍の場のあることを示すことが重要と考えた。勿論、当時でも神経ブロック法が、痛みの治療に何らかの効果を発揮するであろうことは想像していたが、今日みられるような神経ブロック療法の効果は考えていなかった。とにかく医局長として、どうしたら麻酔科志望者を集められるかに、頭が一杯であった。

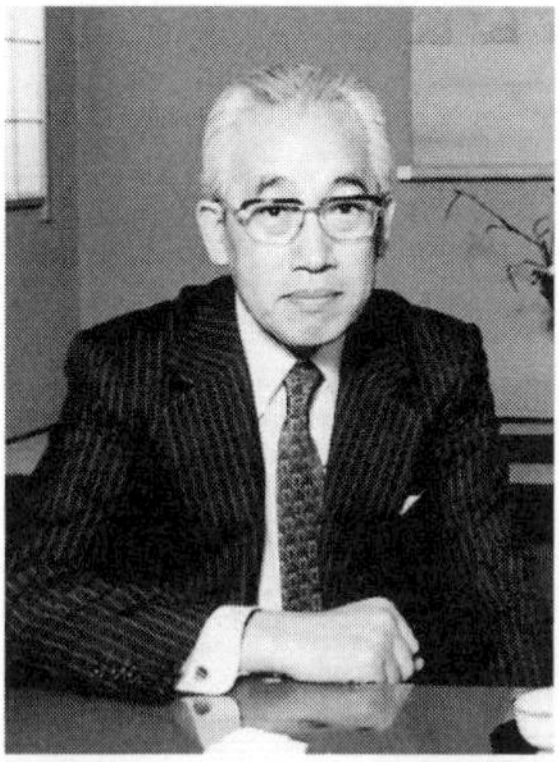

出典：「関東逓信病院ペインクリニック科の23年」若杉文吉（『若杉文吉部長退任記念研究論文集』第一巻、一九八七年、九五～一〇四頁）

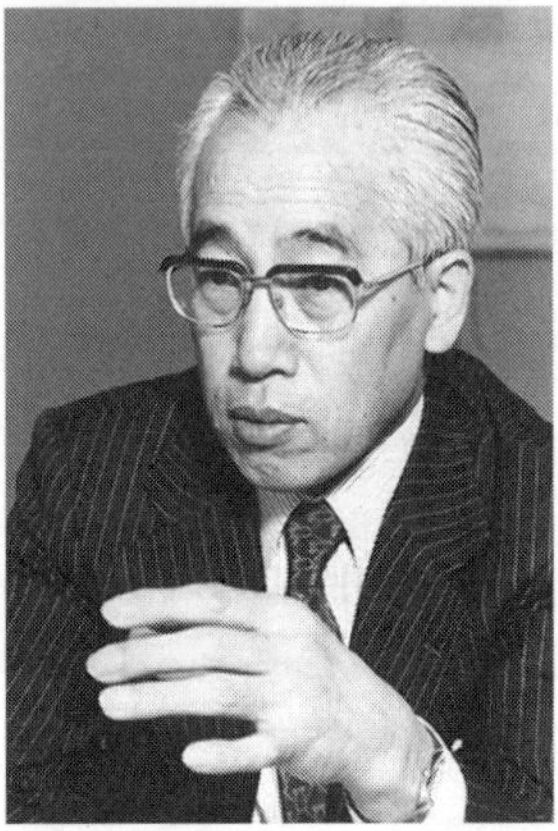

麻酔科外来の意義と役割

「麻酔科外来」とは適当な表現ではないが、神経ブロックを中心とした各種疼痛および自律神経疾患の治療ならびに診断を行う外来で、麻酔学と密接な関連があり、さしあたり麻酔科が担当するという意味で名付けたものである。

したがって広い意味のpain clinicというよりはnerve block clinicといった方が当たっているかもしれない。しかし近い将来には、やはり広い意味のpain clinicとしての専門外来に発展させることが望ましい。

過去七か月、主として疼痛に悩む患者を診て驚いたことは、それらの患者の語ることから推察できるおびただしい数の患者が、非医師の治療を受けているということである。疼痛を訴える患者に対してあまりにも「大したことはない」「気のせいだ」「疲労だ」「余り気にしないで」と片づけてはいないであろうか。

疼痛は、医学の根本的な問題である。このような外来の場を通して各科専門医との横の連絡が十分とれ、組織だった診療と研究が行われ、疼痛に日夜呻吟する一人でも多くの患者を救い得れば、われわれにとって望外の喜びである。

出典：「麻酔科外来の意義と役割」若杉文吉（『臨床外科18（4）』、医学書院、一九六三年、四四一～四四三頁）

2 写真で綴る関東逓信病院時代

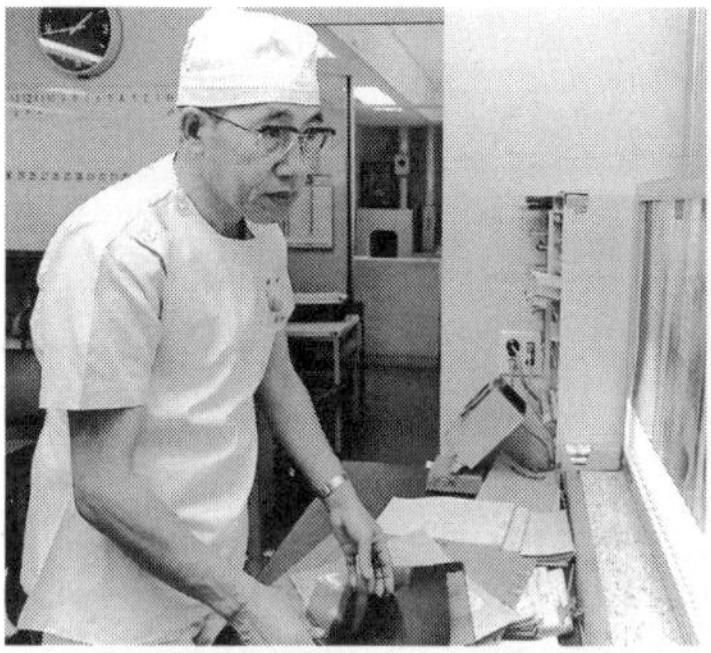

■関東逓信病院での診療は23年間に及ぶ。

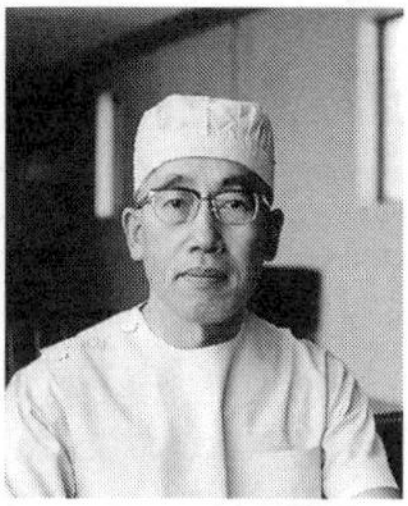

■昭和39年、関東逓信病院麻酔科部長に就任。

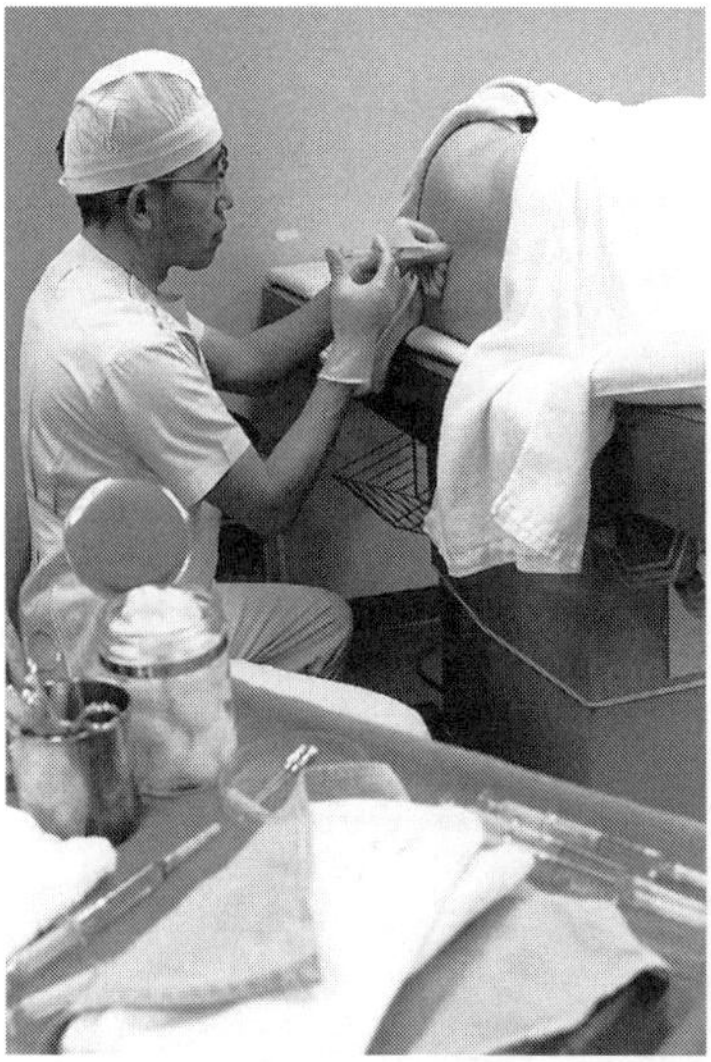

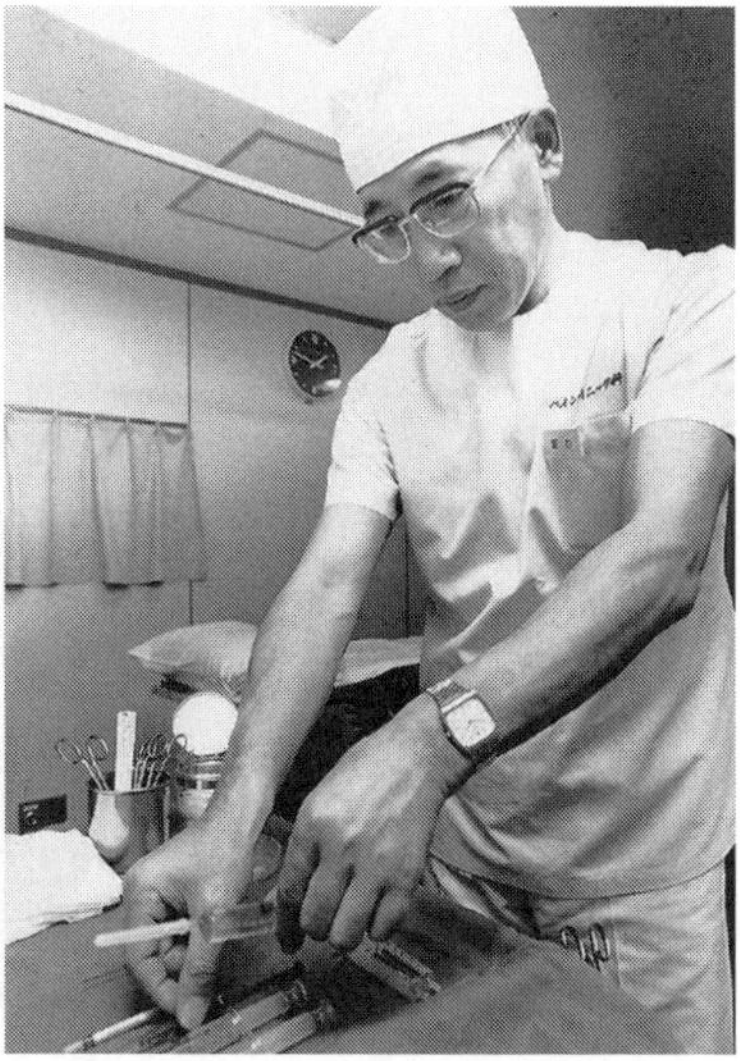

■さまざまな神経ブロック法を治療に用い普及させた。

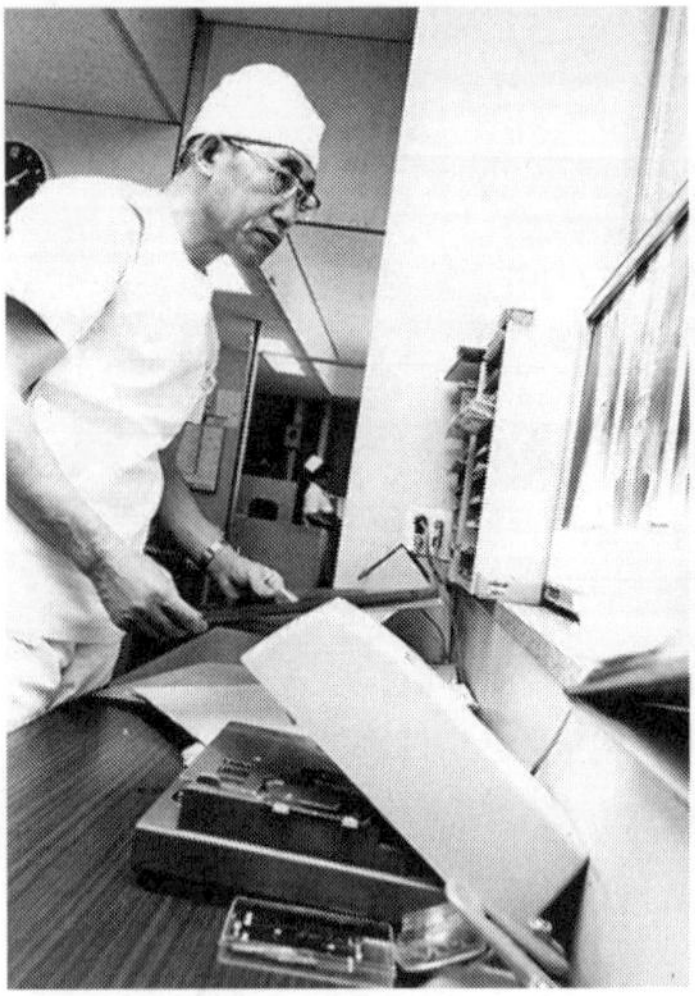
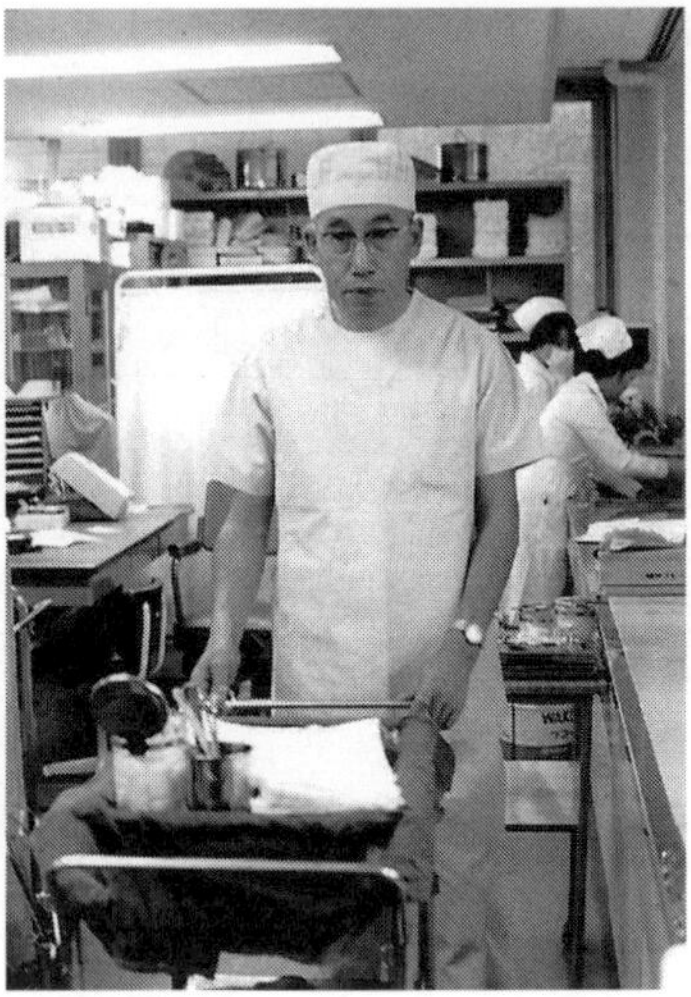

■毎日たくさんの患者を診察し、治療を行った。

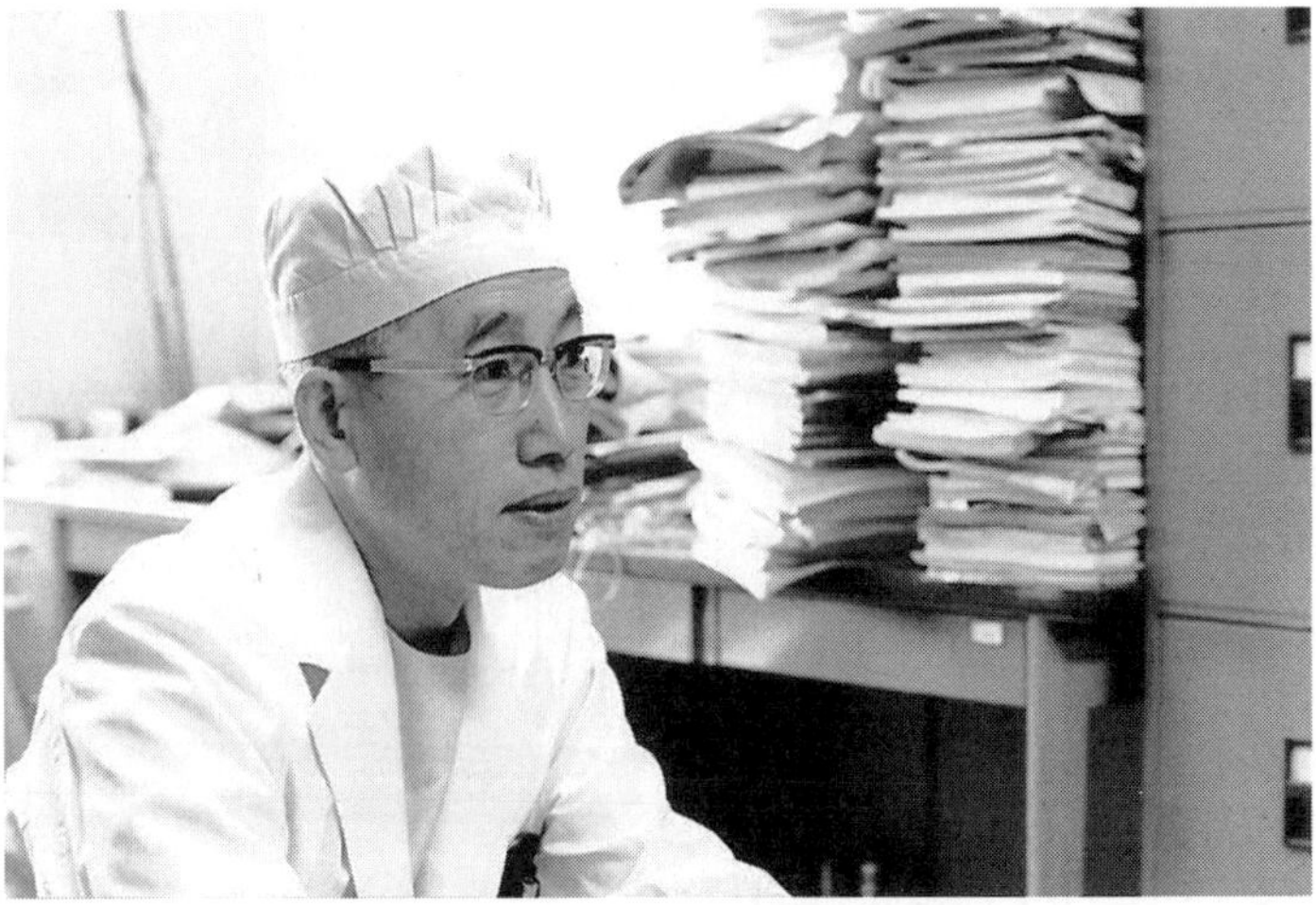

■忙しい中、著しい数の論文を執筆した。

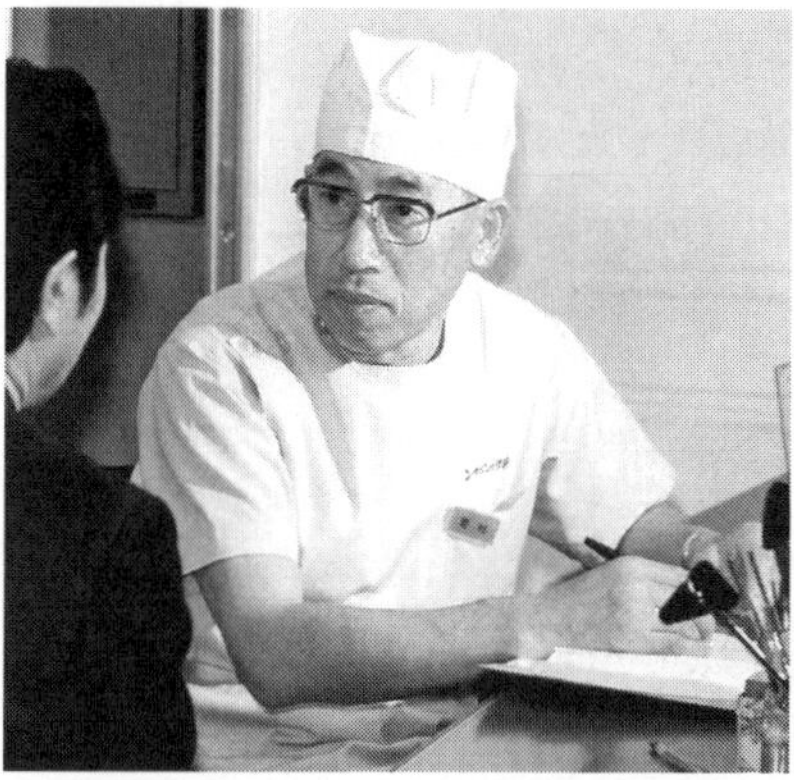

■どんなに忙しくても、丁寧な問診を行った。

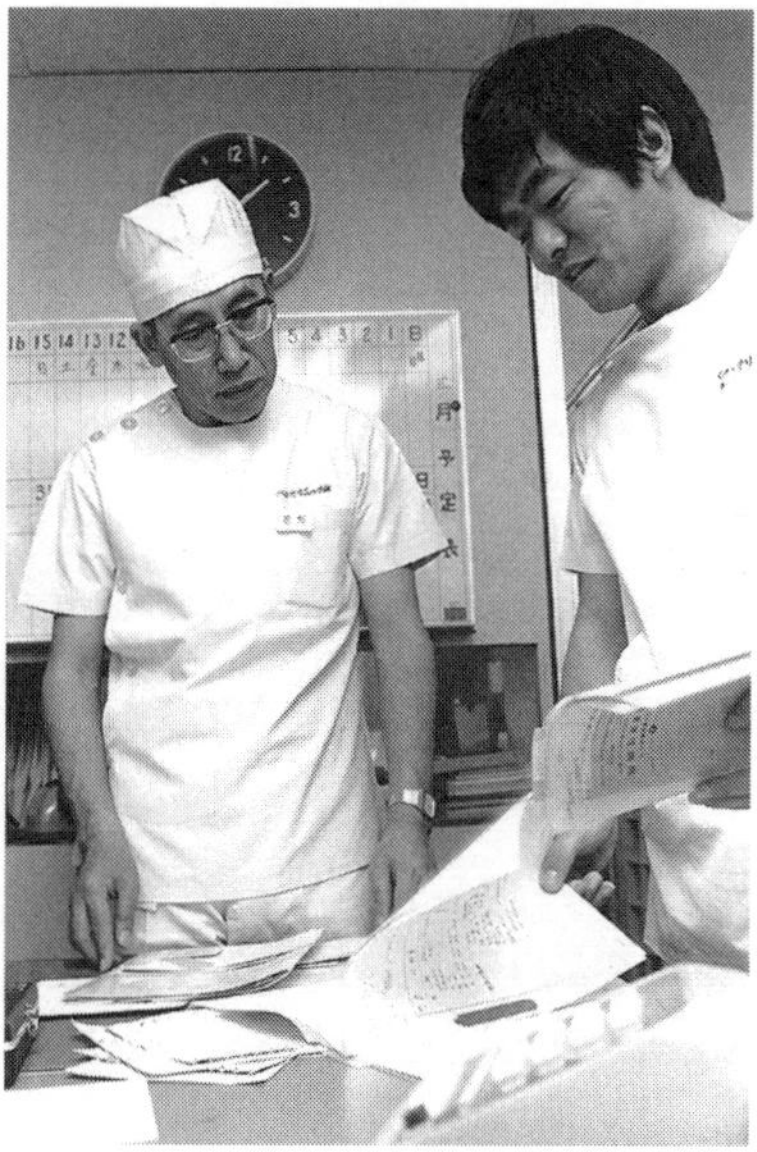

■たくさんの後輩医師に、ペインクリニックを教えた

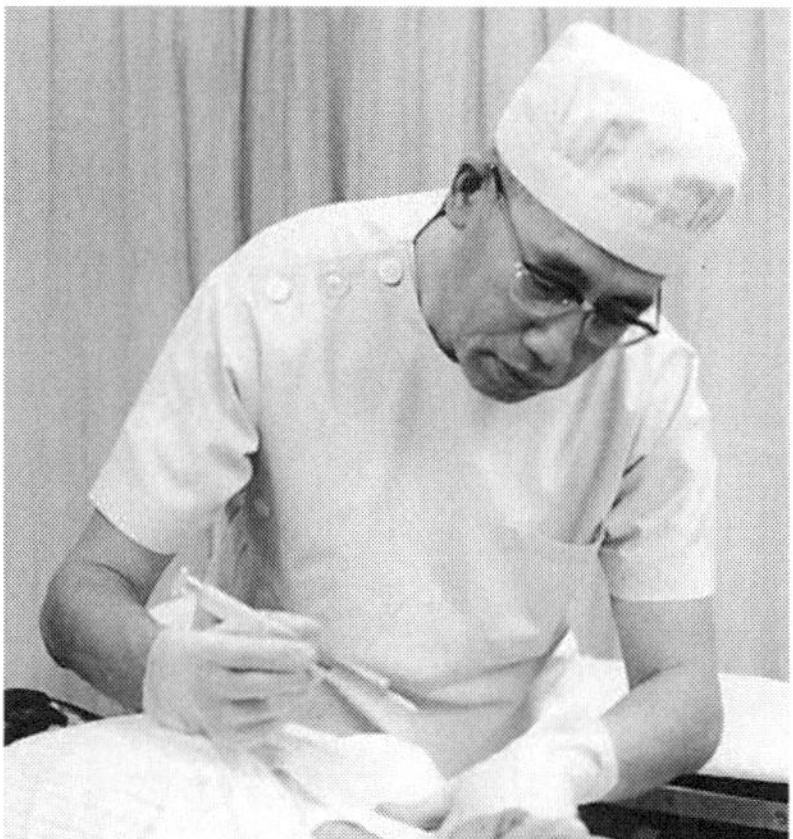

■神経ブロックでは星状神経節ブロックが最も多く、全体で30万件以上行った。

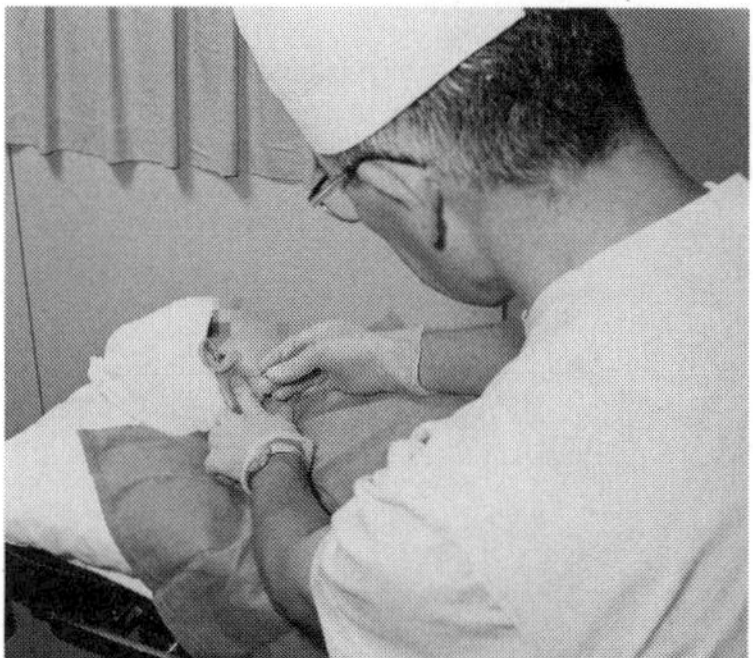

■忘れてはならないのが「顔面神経穿刺圧迫法」の開発である。

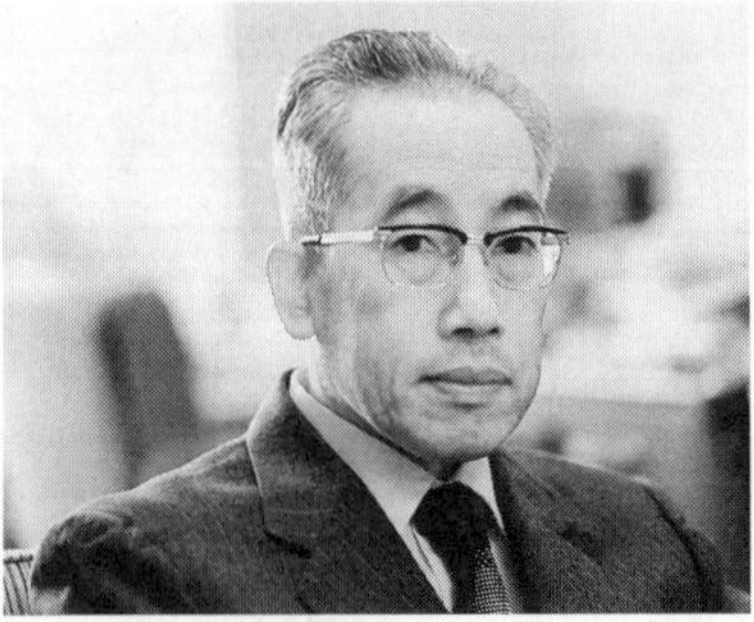

■日本で初めて麻酔科から
「ペインクリニック科」を独立させた。

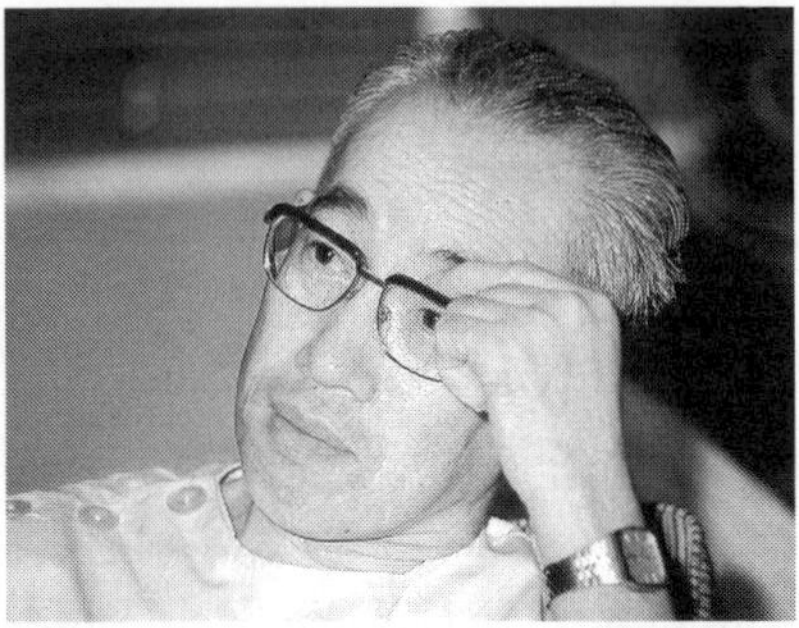

■手探りの中、ペインクリニック研究会を立ち上げ、学会へと発展させた。

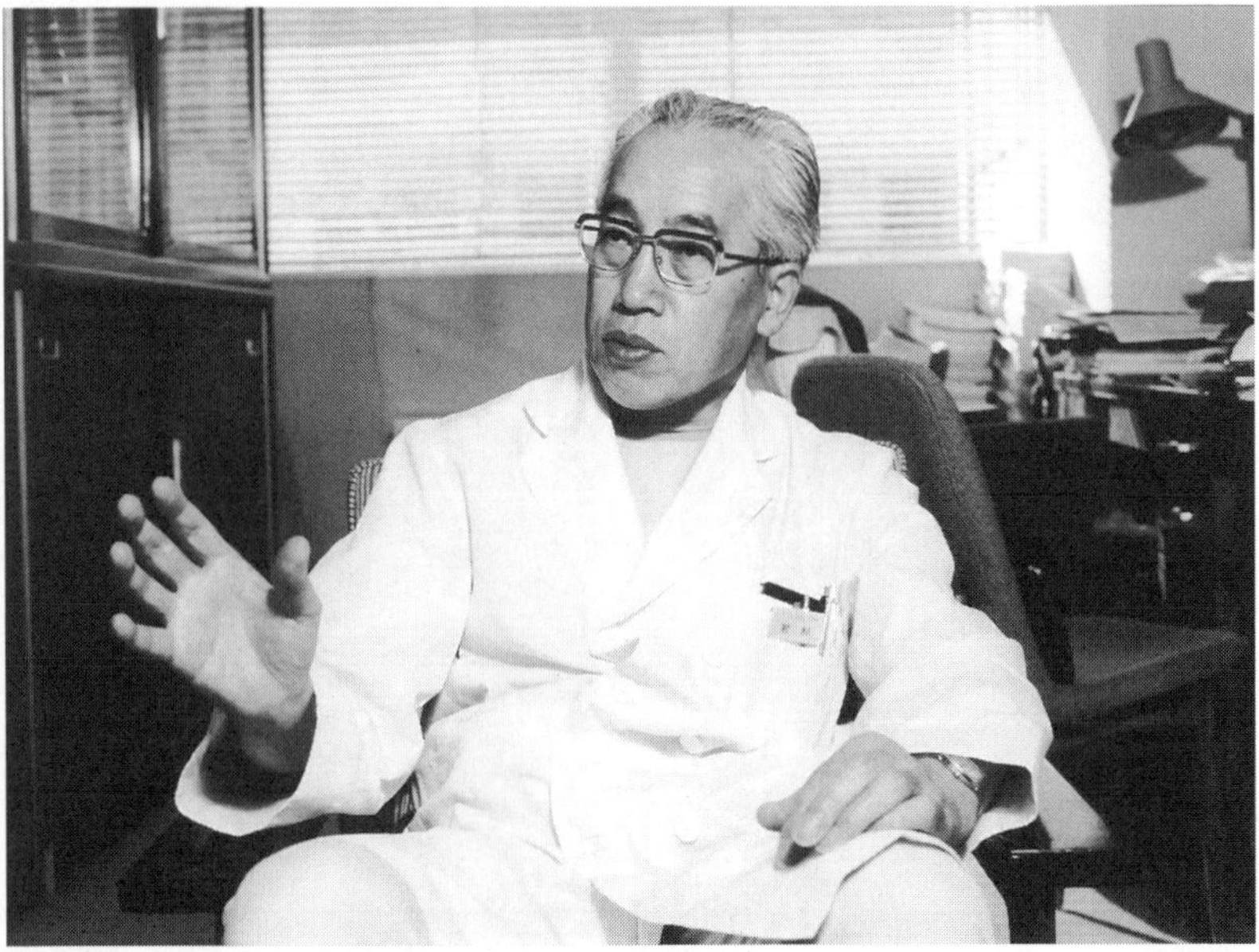

■講演会、テレビ出演、新聞・雑誌の取材も数多く受けた。

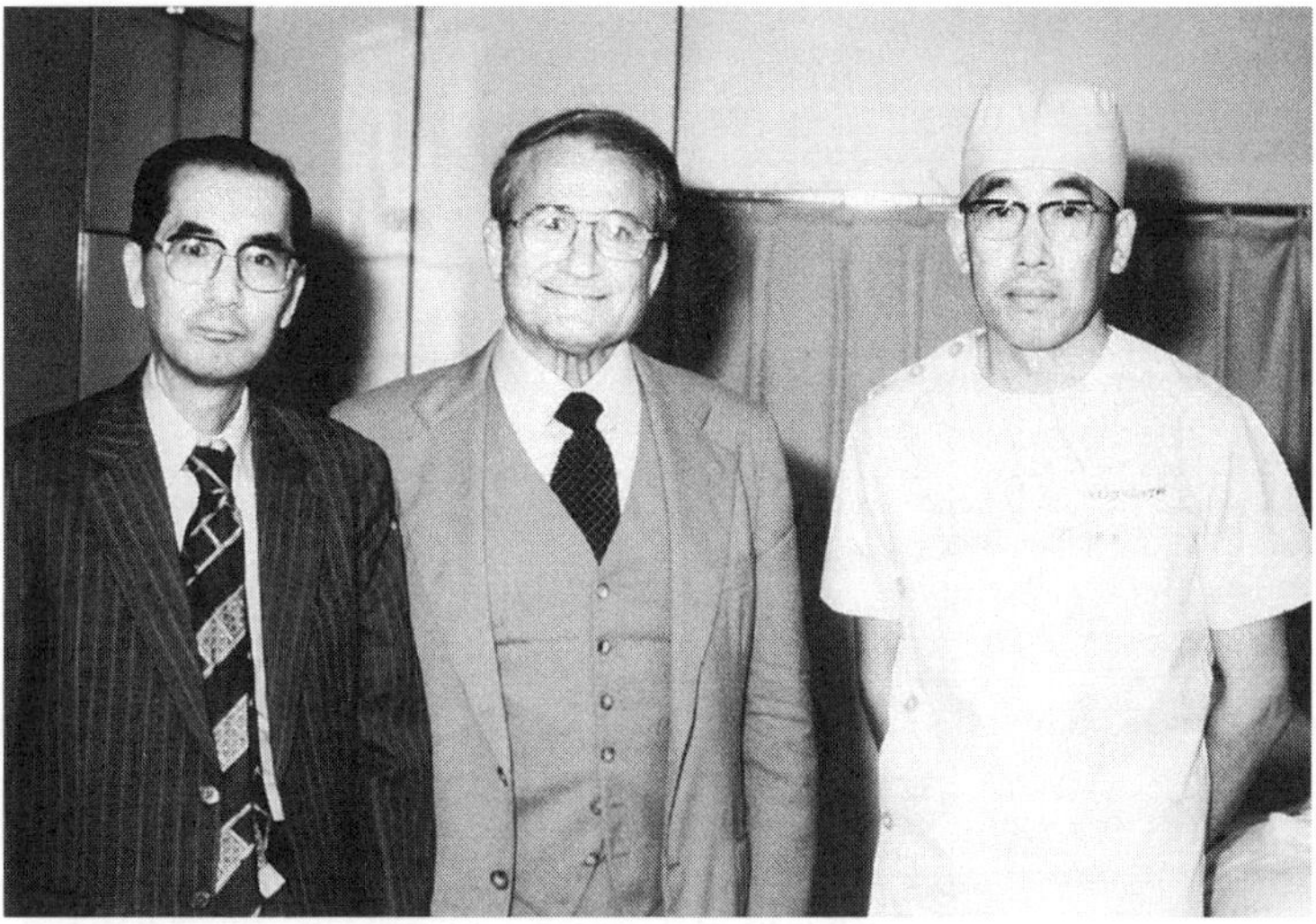

■ボニカが関東逓信病院を訪れ、その大きさ、熱心さに驚く。

中央：J.J.BONICA（ワシントン大学麻酔科初代教授、国際疼痛学会創立者）
左：山村秀夫（東京大学麻酔科初代教授、日本麻酔学会創立者）

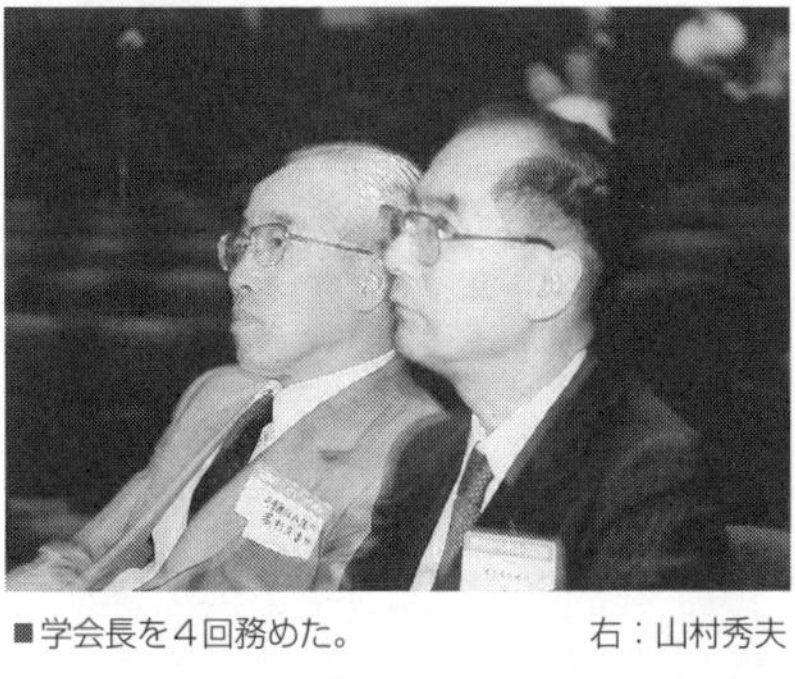

■学会長を４回務めた。　右：山村秀夫

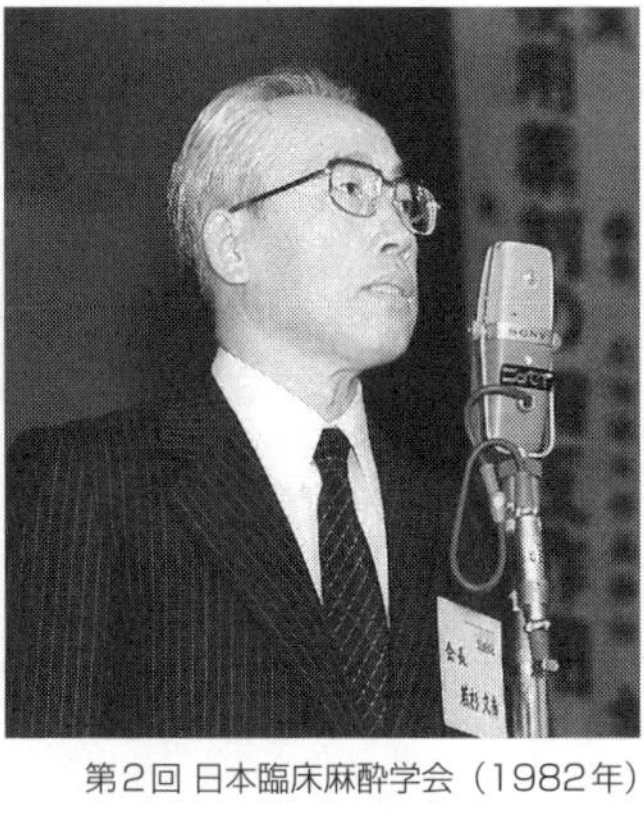

第２回 日本臨床麻酔学会（1982年）

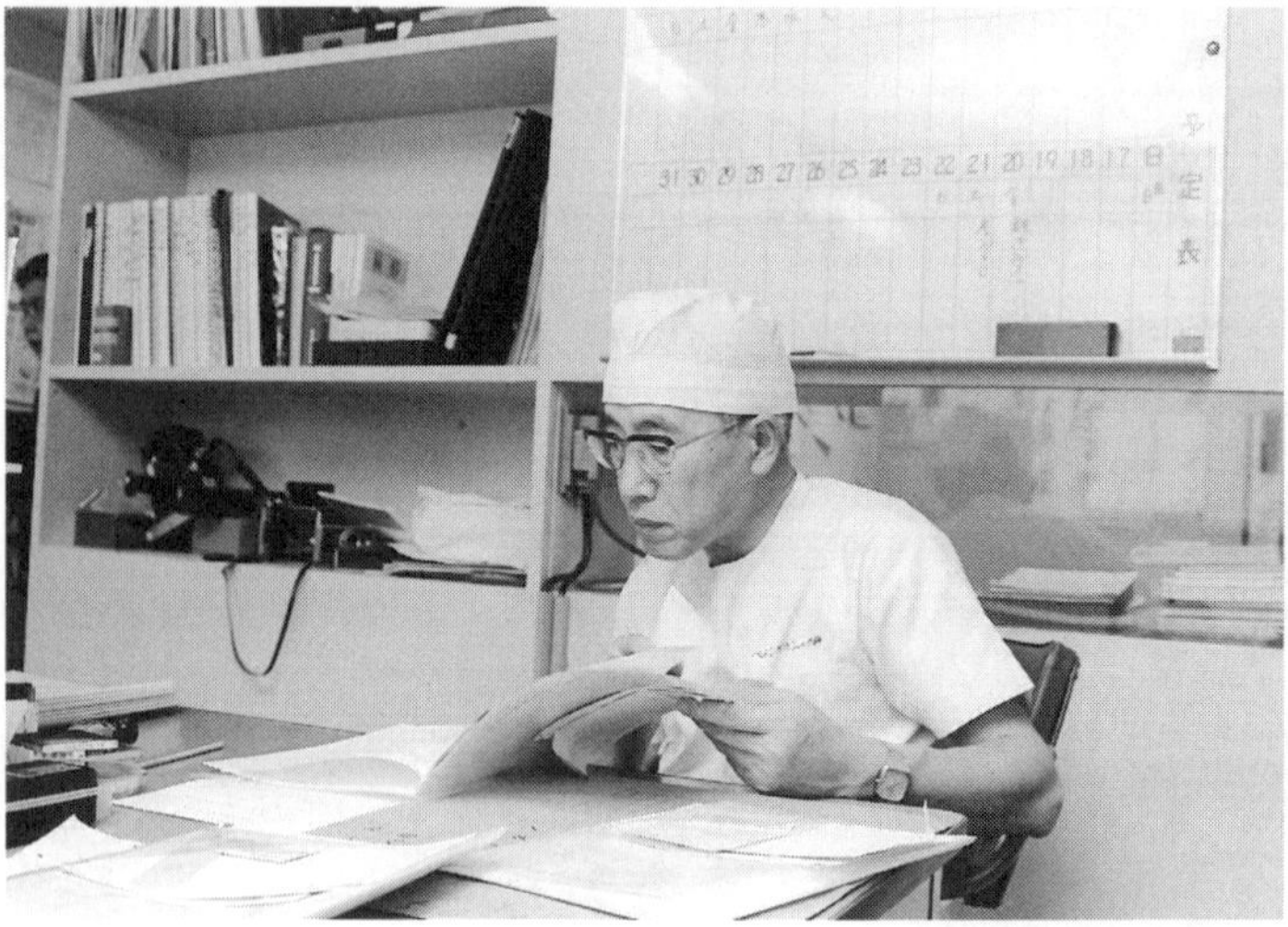

■ある患者の治療をした際、アレルギー性鼻炎に対する効果がわかり、臨床研究が始まった。

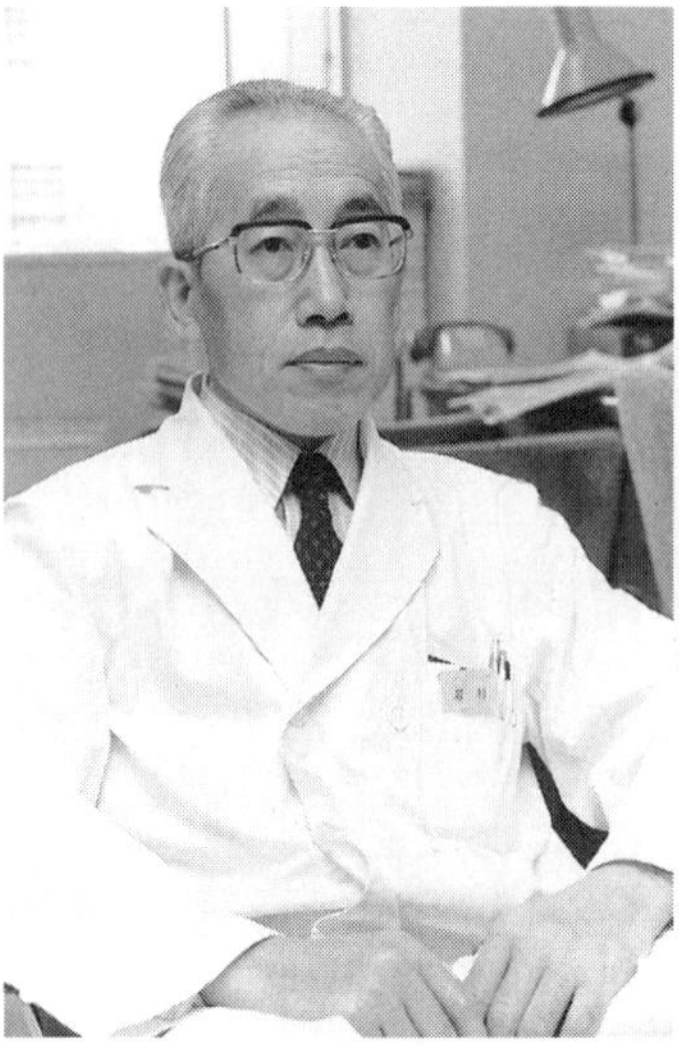

■しだいに「星状神経節ブロック療法」の効果に魅せられ、臨床研究に専心した。

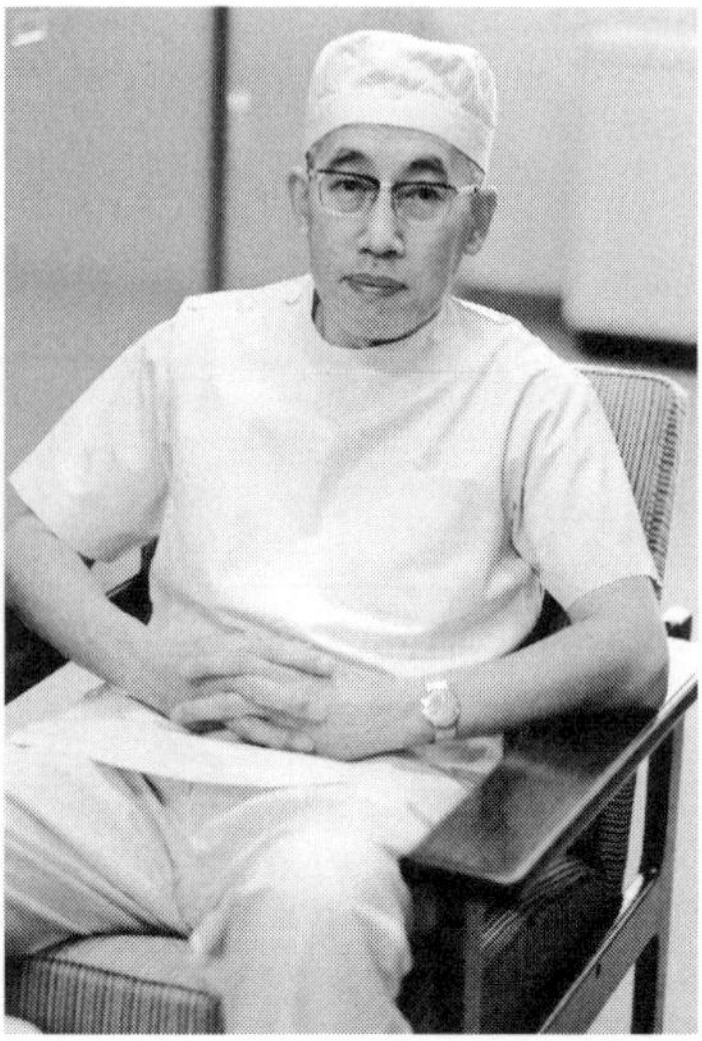

■患者の苦痛を取り除くことに邁進した。

神経ブロックの分類（1986年12月31日まで）

ブロック名	総件数	%
星状神経節ブロック	304,901	73.0
顔面神経ブロック	16,179	3.7
三叉神経ブロック	12,056	2.9
ガッセル神経節ブロック	839	0.2
舌咽神経ブロック	622	0.1
硬膜外ブロック一回法	34,547	8.3
持続法	3,888	0.9
浅頸神経叢ブロック	4,461	1.1
後頭神経ブロック	2,331	0.6
肩甲上神経ブロック	9,337	2.2
胸部交感神経節ブロック	549	0.1
腹腔神経叢ブロック	334	0.1
腰部交感神経節ブロック	1,179	0.3
くも膜下ブロックフェノール	1,348	0.3
局所麻酔薬	3,978	1.0
全脊髄麻酔	1,313	0.3
神経根ブロック	790	0.2
椎間関節ブロック	835	0.2
椎間板造影	351	0.1
硬膜外造影	372	0.1
その他	17,816	4.3
合　計	4,188,026	100.0

出典：「関東逓信病院の23年」（『研究論文集 若杉文吉部長退任記念』第1巻、1987.12.）一部改変

疾患別分類（1986年12月31日まで）

疾　患　名	総件数	%
顔面痙攣	6,249	18.3
顔面神経麻痺	4,883	14.3
頭痛・顔面痛	3,374	9.8
三叉神経痛	3,073	9.0
鼻アレルギー	3,730	10.9
腰下肢痛	2,848	8.3
帯状疱疹	2,327	6.8
頸肩上肢痛	1,830	5.4
悪性新生物	781	2.3
眼瞼痙攣	402	1.2
胸背部痛	365	1.1
頸肩腕症候群	337	1.0
耳鼻科疾患	317	0.9
末梢血管疾患	331	1.0
外傷性頸部症候群	277	0.8
慢性副鼻腔炎	204	0.6
反射性委縮症	212	0.6
腹部内臓痛	120	0.4
眼科疾患	77	0.2
舌咽神経痛	63	0.2
その他	2332	6.8
合　計	34,132	100

出典：「関東逓信病院の23年」（『研究論文集 若杉文吉部長退任記念』第1巻、1987.12.）
一部改変

3

若杉文吉が語る思い出

奥田泰久教授との対談（二〇一一年八月一日）

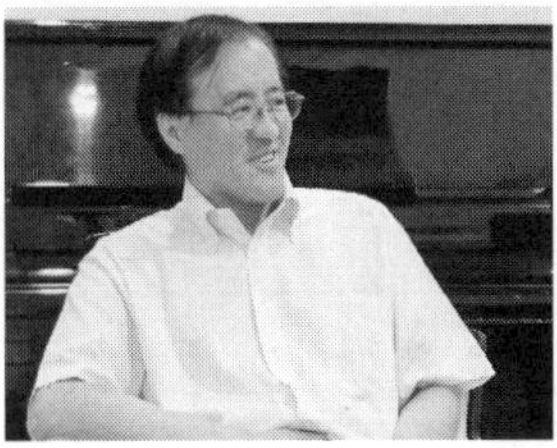

新潟大学から東京大学へ

奥田　先生、今日はお忙しいところすみません。

若杉　いいえ。

奥田　先生はもともと新潟大学の整形外科に入られたそうですね。

若杉　はい、僕たちが新潟大学の整形に入ったときにね。屈強な男性七人が同時に入局したんです。そのころ、最初は大学、二年目は出張の病院、三年目は大学に帰って、学位のための研究ができるということで、僕は本当に喜び勇んで大学に帰ったんですよ。そうしたら教授に呼ばれて「すまんけど君、東大の麻酔科に行って麻酔の勉強をしてきてくれんか」「あー嫌なこと言うなあ」と思ったのですが、ちょうど僕らが入るときに、子供の手術をやってね。麻酔が駄目で死んでしまったというんだ。当時は（東大以外）どこの大学にも麻酔科がなかったんです。ああいう時代があったということ、本当にあんなにがっかりしたことはなかったね。

東京大学麻酔科へ

奥田　東大の麻酔科に実際に行かれてみてどうでしたか。

若杉　東大の麻酔科に行ったらね。僕は麻酔の勉強をやるような気はなく「整形外科をやるんだ」という気持ちは変わらなかったけどね。東大では毎週抄読会をやっていたんだけど、あるとき、フローセンの血中濃度を測った論文を抄読会でやったんです。そうしたら山村教授が早速僕に「君ね、あの分析できるかね」って聞いてきてね。僕は「そういう測定器があればできると思います」って言ったんだよ。そうしたら山村教授は目を丸くしてね、喜んだわけですよ。というのは、次の学会での宿題報告をもっていたから。

早速東大の中を調べてね。工学部、工業試験場っていう所に、全国で二台しかないっていう大型の分析器のひとつがあったんです。結局そこで分析してもらったんだけどね。それをやるにはフローセンのガスを抜くことが必要。それが大変な仕事なんですよ。ガスを抜いて、それを試験場に持って行く。試験場の助教授は「いやあ、この中に持って来ればいつでも分析してあげる、簡単ですよ」と。ほお、大したもんだなと思ったね。そういうことがすべて揃ったから、僕はあそこで仕事をすることが

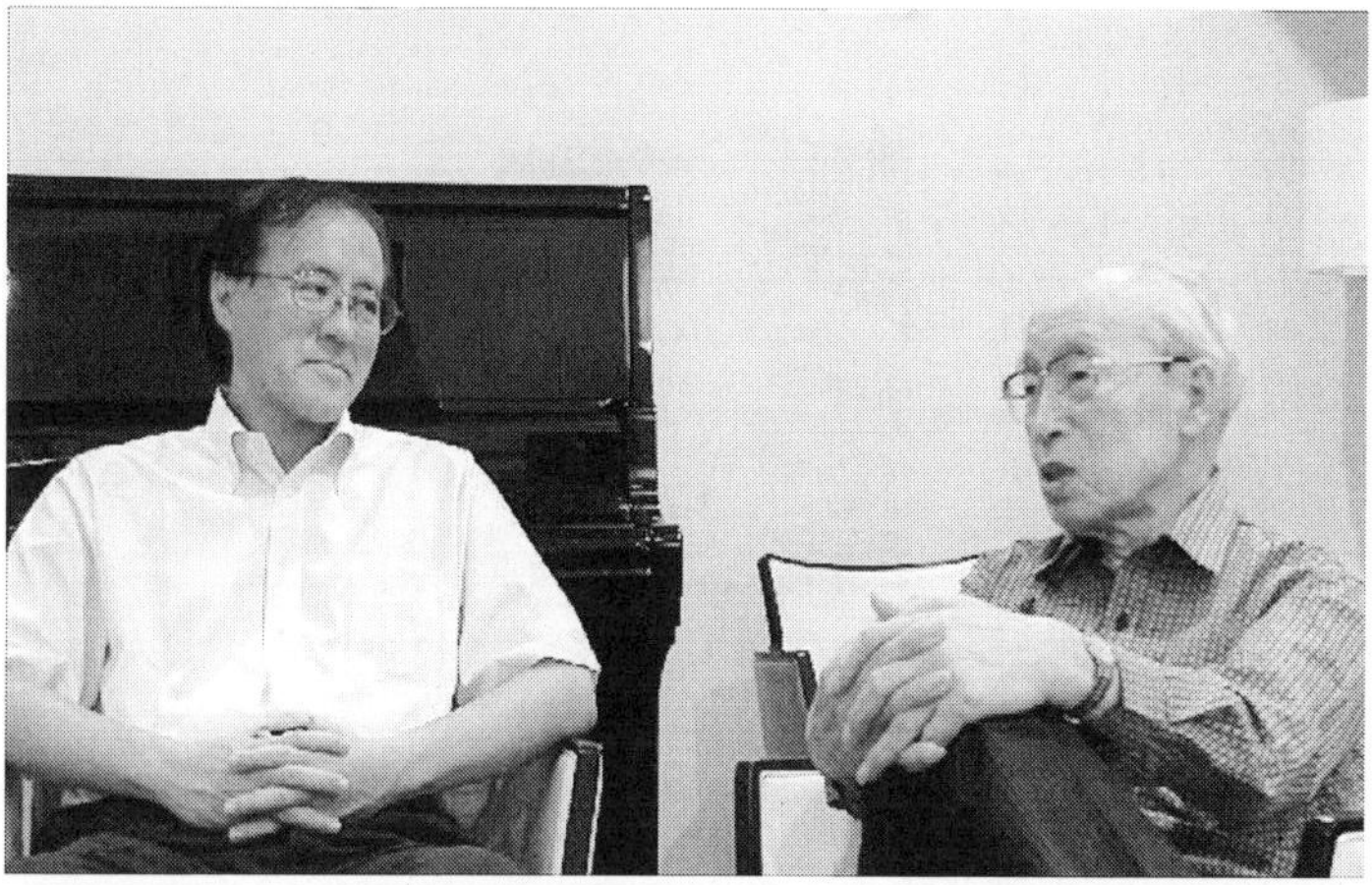

できたけど、そうでなかったら新潟大学の整形に戻ったと思うんですよ。そうしたら麻酔科がないから「麻酔係」になってえらい目にあったと思うんだよ（笑）。

奥田　そうですか。

若杉　その分析資料は、宿題報告のために使えたので、山村教授は喜んでね。そうしたらだんだん「ここでやったらどうか」と言うようなことを言われてね。新潟大学では「早う帰ってこい」って言うのに…。そうしてそこでそんなことを始めたら、もう抜けられなくなってしまって。

奥田　当時の東大麻酔科教授の山村先生が、先生を新潟大学の整形外科から正式に東大の麻酔科にいただくために、夜行で新潟に行かれたという話を聞いたことがあります。

若杉　いやあ…、そうかもしらんよね。

東大ペインクリニック外来

奥田　東大の麻酔科に「ペインクリニック外来」ができたじゃないですか。その時の経緯は？　あれは山村先生の発案なんですか？

若杉　いやあ、どうだったか…。とにかく東大で作りたいんだよね。

奥田　若杉先生が「ペインクリニック外来」に手を挙げられたわけではないんですか？　山村先生から「君、やってくれ」と言われたんですか？

若杉　そうそう。

ペインクリニック発足

奥田　当時どのようにしてペインクリニック外来を始められたのか、というのをお聞きしたいんですけど。

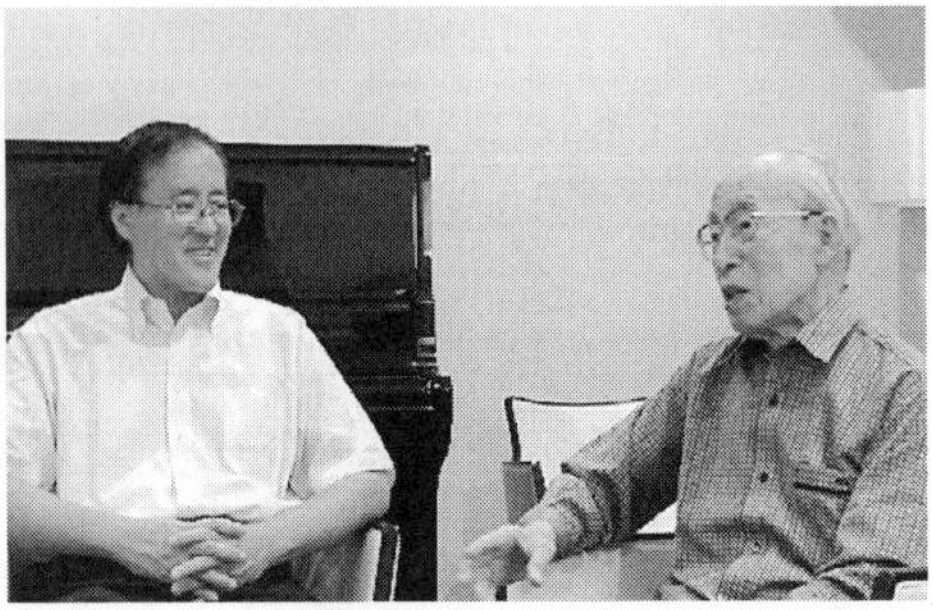

若杉　神経ブロック療法でね、こういう痛みの治療とか、可能性のあることを僕はよく抄読会の時に話したりしたから、あそこでやろうっていうことになったんじゃないかね。

奥田　何も教科書もない時代ですよね。先生は何を手本にしてペインクリニック外来をやられたんでしょうか？　ボニカですか？

若杉　うん、そうだね。

人工呼吸器の開発

若杉　東大に行ったらまぁ新人だから、「何病棟の何階で今患者の人工呼吸をやっているから、来て手伝ってくれ」ということもあるわけ。僕は下っ端だから言うこと聞いて行かんといかん。そうして行ってみて驚いたんですよ。ほら、手風琴があるでしょ。あの人工呼吸器ですよ。わかります？　見たことあります？

奥田　ないです。

若杉　（笑）それを「君やれ」って言う。あれはつらいのです。こうして押す時はいいけど、引っ張る時は力を入れて引っ張らないと駄目なんですよ。自然に膨らんでいくなんてものじゃないからね。

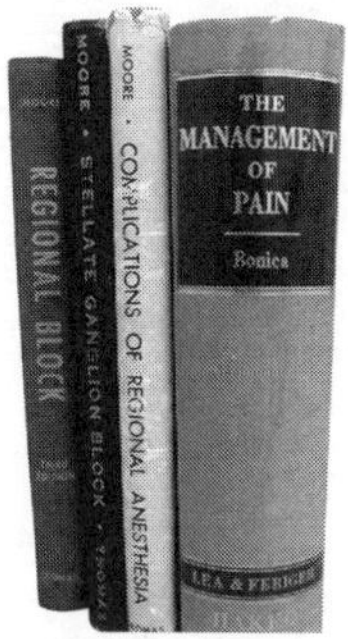

❖若杉文吉の大切な４冊

『REGIONAL BLOCK (MOORE)』
『STELLATE GANGLION BLOCK (MOORE)』
『COMPLICOTION OF REGIONAL ANESTHESIA (MOORE)』
『THE MANAGEMENT OF PAIN (BONICA)』

中にはたくさんの書き込みがある

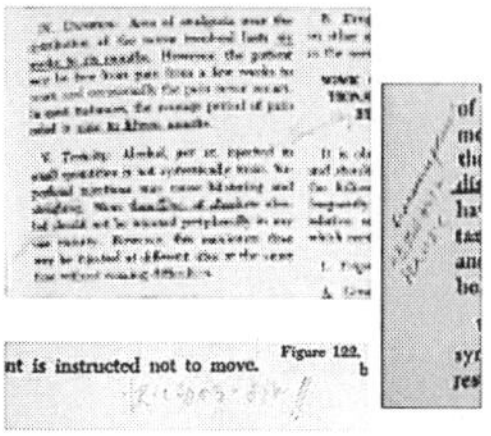

僕はあれを見て、東大でこんなことしてるんじゃ駄目だと。本当にあのときは腹が立ったね。手風琴の人工呼吸器を「もっと元気出してやれ」ってなことを言われてね。こんなことを大の医者がやってるんじゃ駄目だ。そこですぐにピンと来たんだ。何が来たかと言うとね。

奥田　何でしょう。

若杉　昔、僕は新潟高等学校の自動車部に入ってたんだ。その前のことだけど、新潟に行ったら、ものすごい数のジープがあるじゃない。そのときピーンと感じたのはね、アメリカ人は撤退するときにあれを置いていくだろうと思ったんだよ、沢山のジープだから。そうなったら、免許を持ってた方がいいな。そう考えたから、高等学校に入ったとき、自動車部に入ったんですよ。自動車部にはフォードの二九年型っていうのがあるんですよ。

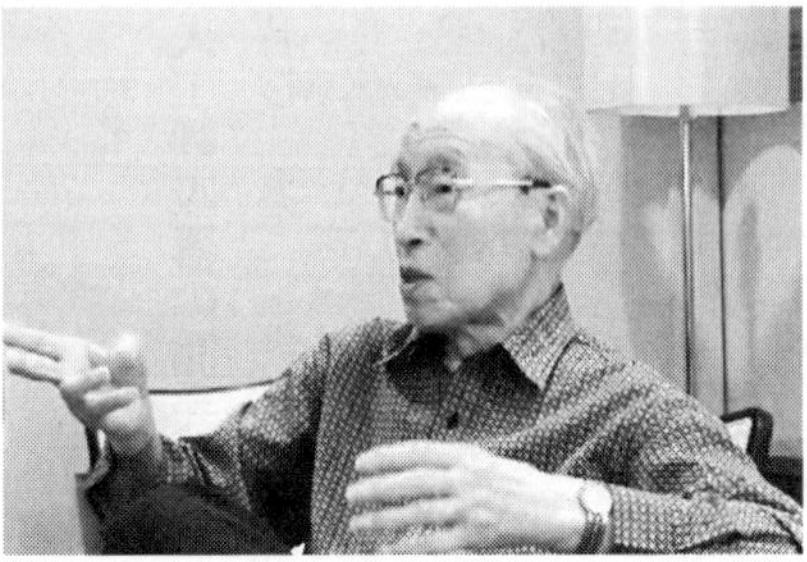

そこで免許を取った方がいいな、と五人の部員で試験を受けてね。僕だけが免許証をとれた。免許を持っていると車で街中へ行けるじゃないですか。だからだんだん上手くなるんですよね。結局僕はキャプテンになったんだけど、その時に車体検査を受けなきゃならん。その当時、なぜか車体検査の時にはクラクション以外に「ギュッ」と圧す警笛、あれがないと検査が受からないんですよね。それが頭にピンと浮かんだんですよ。手風琴なんかじゃなくて、なんでゴム球でやらんのだろう…と。いろんなことが役立つもんだなあ、と思ったね。

奥田　そういう経験がなければ、そういう発想はなかったですよね。
若杉　そうして早速、器械屋に頼んでそれを作ってもらったんですよ。手風琴なんかでなくゴム球のものをね。あの頃は面白かったなあ。東大でもこんなことやってるのか、と思うようなことがたくさんあったしね。

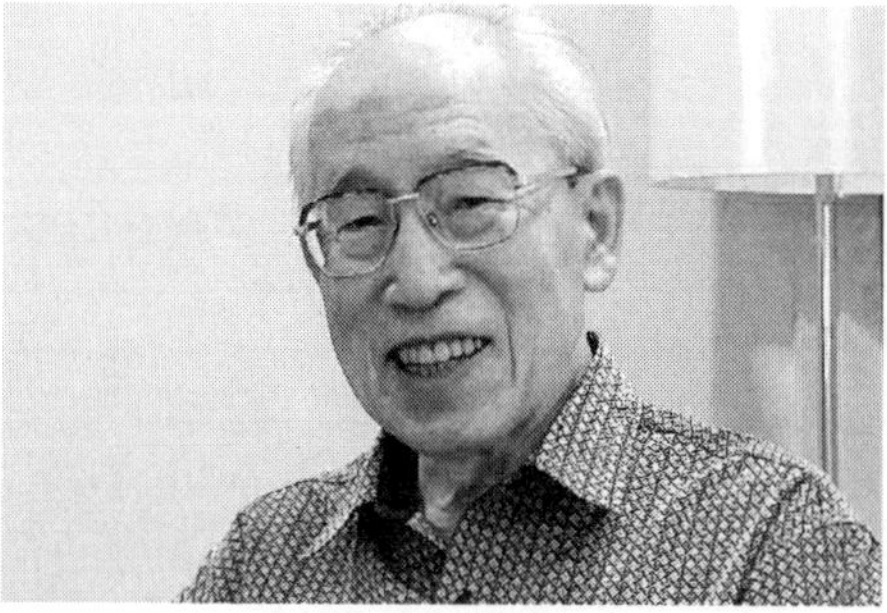

アレルギー性鼻炎について

奥田　アレルギー性鼻炎に対する星状神経節ブロックも、英語で世界に発することができたと思うんですよ。
若杉　そうだね。
奥田　あれはちょっと申し上げにくいんですが、やり方が少しうまくなかったかな、という気がいたしますね。
若杉　うーん、そうだね。
奥田　私、チャンスがあれば、ああいうことも今後やってみたいなと思います。

デルマトームについて

奥田　デルマトームですね。皮膚分節・硬膜外ブロックでやられたやつ、あれを何で英語にしなかったか、っていうのが今…。
若杉　うーん、そうね。
奥田　あれを英文で出してれば、世界を驚かすことができたんじゃないか、と。
若杉　うーん、本当にそうだね。
奥田　ええ…あれをちゃんとした論文にされてないんですよ。私から見ると、あれは非常に惜しかったですね。
若杉　あれ、顔のデルマトームなんて、あんなにクッキリとしてね。あんなの出ている本ないもんね。

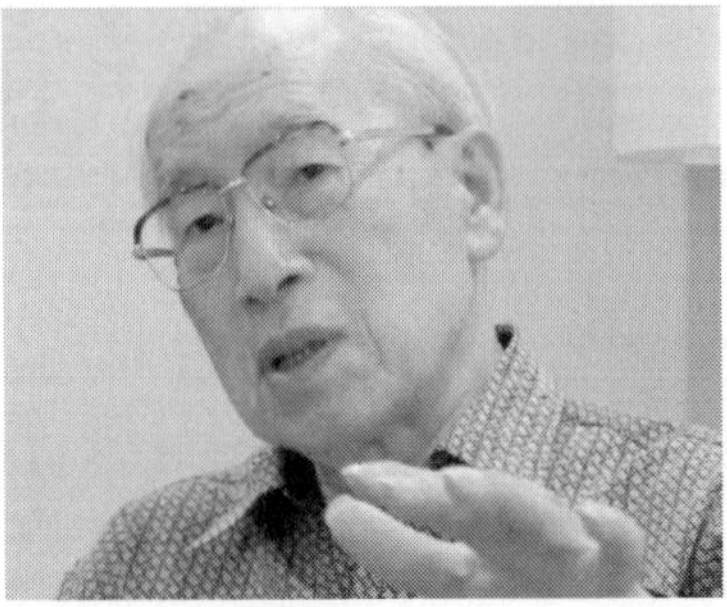

奥田　ええ、あれは先生、世界的な研究ですよ。いやあ、今からでも遅くないいんじゃないかと思うことがあります。
若杉　（笑）あれは関東逓信病院にいた時に作ったんだな。
奥田　ええ。あれだけの世界に類を見ないくらいの症例をやられていたわけですから、もっと世界にどんどん発信していただきたかったですね。もったいなかったですね。
若杉　そうだねぇ。

SGBについて

若杉　SGBについては、どんどん、どんどん、年を追うごとに皆、もう熱意を失ってきたな。

奥田　でも先生、いずれ復活すると思いますよ。SGBは…。

若杉　うーん…。

顔面神経麻痺について

若杉　僕はさっきも話したけどね、ペインクリニックをやってるのでさえもね。例えば顔面神経麻痺をね、治したって言ってるけれどどね、顔面神経麻痺はステロイドを使えば大体治ると。それに対して非常に危険性のあるSGBを使うっていうのは…といって結局、いいこと言わないわけですよね。それが、SGBを熱心にやってきた人がそういう発言をしているんだからね。今の空気は確かに、みんなそうだろうと思うんですよ。

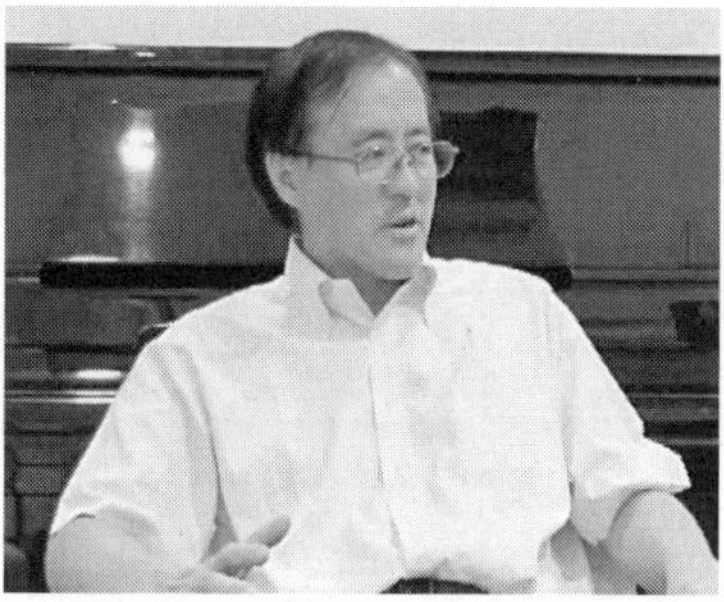

奥田　顔面神経麻痺の研究会っていうのがありまして、そこには、当然耳鼻科の先生が多いんですけれども、そのガイドラインの中にちゃんとSGBが入っているんですよ。

若杉　入っているの？

奥田　全員の方が否定しているんではなくて、その耳鼻科の先生が多く入っている研究会の中で、ちゃんとその治療の中にSGBが入っているんです。

若杉　へぇ、そうですか。

「若杉賞」について

奥田　日本ペインクリニック学会第四七回大会で、先生の賞、いわゆる「若杉賞」を出させていただくようにいたしましたので。

若杉　いやあ…光栄なことだけどね。過分じゃないかと思ってね。気になっているんですよ。

奥田　いえいえ、先生がご尽力されてできた学会でございますので、是非。麻酔学会には山村賞があるじゃないですか。臨床麻酔学会には小坂賞というのがありますよね。日本ペインクリニック学会には「若杉賞」を作らないといけないと思うのです。実は今年も学会賞を三つ出したんですね、でも名前がついてないんですよ。いくらなんでもそれは淋しい。他の学会はみんな名前がついておりますので。やはり日本ペインクリニック学会で、先生のお名前が付いた賞をいただくっていうのは、また賞の重さが変わると思いますので。

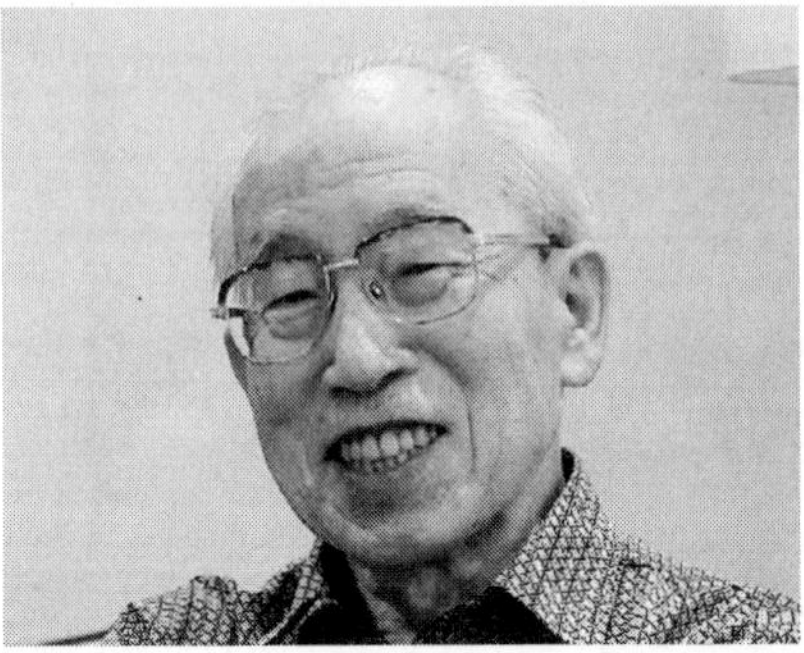

若杉　いやあ…、過分なんですよね。

奥田　本来だったら、もっと早く決めなきゃいけなかったんですけど、私の努力不足でちょっと遅れてしまいました。できたら学会賞として盾か記念品を出すつもりでおりますので、よろしくご了承していただきたいと思います。

若杉　いやあ…本当に恐縮です。

奥田　できれば先生から、受賞者にそれを渡していただきたいんですけれども。なにぶんにも二年後でございますので…。

若杉　ただ問題はね、その時まで生きられるかどうか…。

奥田　いや、先生そういうことをおっしゃらないで、是非お元気でいていただいて、お願いいたします。

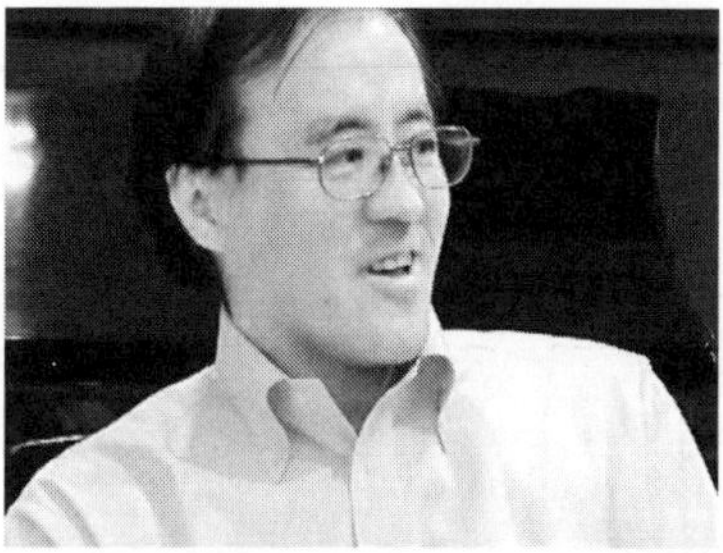

若杉　なにぶんにも過分で…。

奥田　とにかく二年後、やるということは総会で皆さんに宣言してまいりましたので。

若杉　え、もうお話しになったんですか？

奥田　はい、もう了承は得ましたので。先生のお写真も出させていただいて。もう理事会の方にも、それで承諾を取りましたので。

若杉　（笑）

奥田　日本ペインクリニック学会も大体四千数百の会員になりました。会員数がですね。

若杉　いやあ、そうですか。

奥田　ですから、一国の痛みに対する学会では、世界最大の学会になりました。世界的な学会は何千人と言うのがありますけれども、一つの国の「痛み」に関する学会としては、世界最大の学会になりました。

若杉　へえ…そうですか。

奥田　先生が始められたときは、まだ小さかったですけれども、今はそこまで大きくなってまいりました。

若杉　うーん。

奥田　本当はご講演をいただきたいんですけれど…。

若杉　いやあ、とても…。

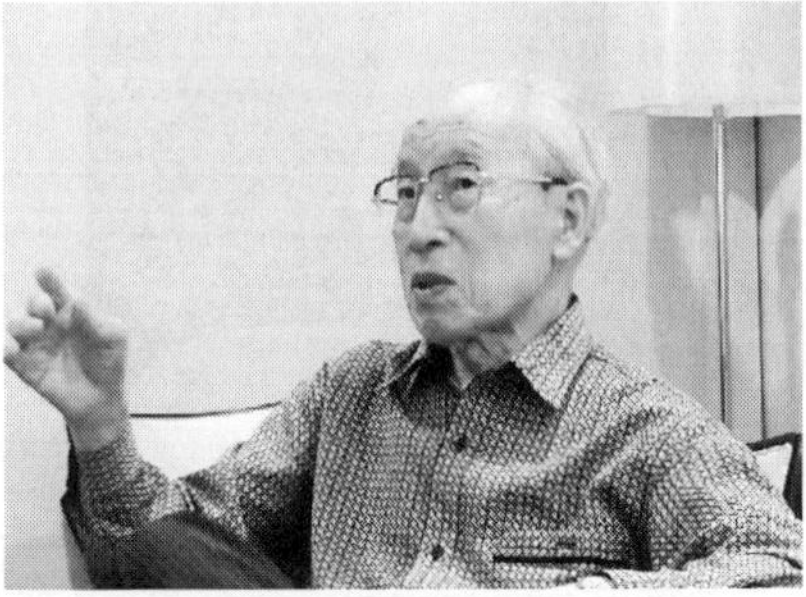

ヨット部の思い出

若杉　僕は、高等学校に入ったときは自動車部に入ったでしょ。大学に入った時は何をするかというと、陸上をやったから今度は海だ、ヨットだと。僕はヨット部に入ったんですよ。

奥田　でも先生、昭和二〇年代、その時ヨット部なんてあったんですか？

若杉　うんあった。学生の大会は、東京であるんですよ。僕はあれに出て、ビリになったことがあるんですよ。三〇分もビリで走るなんてものすごくつらくてね、精神的に。僕ら潮の流れも研究しな

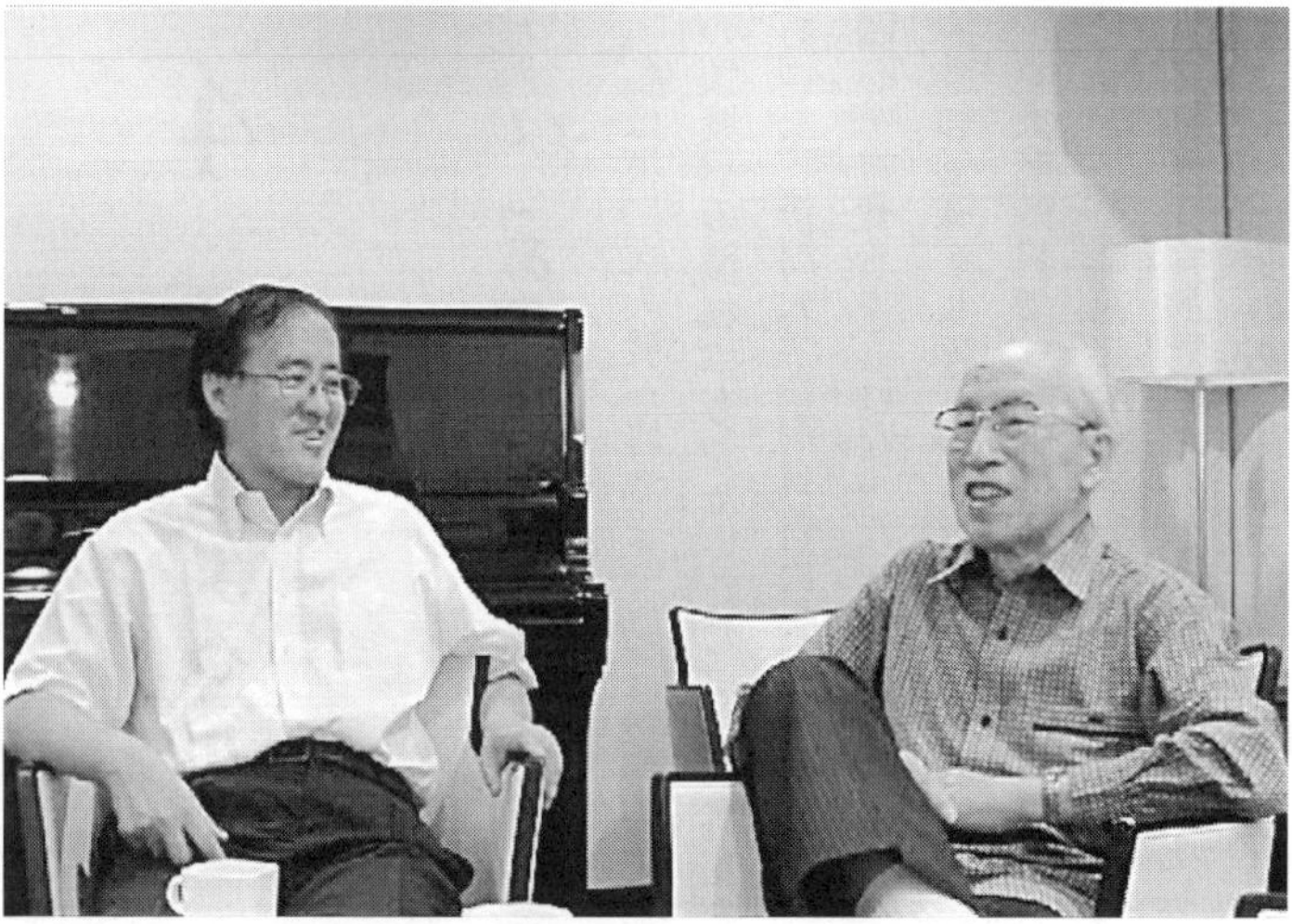

■このインタビューから9か月後に若杉文吉は帰らぬ人となった。

p.27～39写真：撮影 持田奈緒美

いで行くんだもの、当たり前だよね。でもヨットは楽しかったね。
奥田　そうですか。
若杉　だから僕はこの次はね、飛行機の操縦をやりたいなあと思ったんだけど、それは実現しなかった（笑）。
奥田　今日は非常に貴重なお話を聞かせて頂いてどうもありがとうございました。またお伺いしてよろしいでしょうか。麻酔科やペインクリニックをやる人間には非常に貴重なお話になると思います。
若杉　後輩の先生にはいろいろ話してあげたいね。

4

若杉による発明

「あの頃、必要に迫られて考案した」

私は第二次大戦が終るまでは、機械工学で身を立てたいと考えていた。医学部に進んでからも、この領域への憧れはもっていたし、整形外科を選んだのも、より多く〝器械を扱う〟が理由の一つであった。新潟大学整形外科に入局し、手術室へも出入りするようになると、手術台や手術器械に妙に関心を寄せるようになった。整形外科三年目に入った頃、河野左宙教授に呼ばれ、東大麻酔科で小児麻酔の勉強をしてくるようにと一年間の内地留学を命ぜられ、昭和三二年七月に上京した。

東大麻酔科では麻酔の研修が始まるとすぐ、翌年の麻酔学会における山村秀夫教授の宿題報告「笑気麻酔」の準備をお手伝いすることになった。この時、私の担当は「血中麻酔ガス分析」で、真空ポンプを使って水分とガスを分離、ガスだけを東大工学部総合試験所に運び、質量分析計で測定する非常にやり甲斐のある仕事であった。手術室で実際の麻酔が始まった頃は、何もかも珍しく、夢中であったが、その中に不可解、不便、不安のことも多く、これが駆け出しに幾つかの考案を迫った。

斯くして昭和三二年から昭和三六年までは麻酔の傍ら、器械、器具の創案、考案に没頭した。一時的にせよ製品になったものも数えると二三種にも及ぶ。人は誰でもその人生において灼熱の時代があると思うが、私にとっては、東大麻酔科におけるこの五年間がまさに〝**灼熱の時代**〟であった。

昭和三七年からは器械の考案はピタリと止んだ、そんな余裕はなかった。麻酔科外来医長を命ぜられ、前例のない仕事をどう展開したらよいのか、頭の中は「ペインクリニック」のことでいっぱいだったからである。

そこで今から四〇年も前の話になるが、当時どんな物の考案に、どうして夢中になったか、その幾つかを想い出して述べてみたいと思う。ご笑覧いただきたい。

手動人工呼吸器

昭和三二年頃は、手術室以外での救急人工呼吸は、胸を圧す用手人工呼吸が主であった。器具としては、Kreiselmanによる蛇腹の持ち運べる人工呼吸器だけだったように思う。

ある時、その人工呼吸器で救命する機会が一回だけあった。若かったのに、一生懸命やったら参った。非常に疲れたのである。無理もない、左手で患者の顎とマスクを支持し、右手で吸気時に押すが、呼気時も引張らなければならないからである。休みがない。これでは疲れる。終ったあとじっと考え込んだ。人工呼吸器に外から空気をとり入れるときも、力を入れて引かねばならないのが無駄である。これをself-expandingによるゴム球にしたら、という考えが浮んだ。それは次のような経験による。

私は戦後旧制高校の三年間、自動車部で部活動をした。当時高校には、南方戦線での捕獲品と伝え聞く一九二九年型六気筒のフォード車があった。勿論車体ナンバーはなく、県庁に掛けあって籍を作り、ガソリンの配給を受けた。このガソリンを半分ヤミで流して部の運営費にあて、部活動は楽しいものであった。

当時車検は不思議なことに、警報装置として、ボタンを押すと鳴る警笛と、ゴム球を押すと鳴るラッパの両方が完備していないと通らなかった。このゴム球はただ押すだけである。これが先に述べた人工呼吸で疲れ果てた時に頭に浮かんだのである。すなわち弁を工夫すれば、ゴム球を押せば肺に空気を送り、離せば自然に空気をゴム球に取り入れるという考えである。山村秀夫教授にそのことを話したら、「それはよいかもしれない、泉工医科に、試作の件を話してあげましょう」ということになった。

青木社長は大変に乗り気で、早速試作が始まった。マスクとゴム球を接続する金具の中の弁機構は比較的早く完成した。しかしゴム球に難渋した。それはゴム球のゴム質の選択、ゴム球の大きさ、形、厚さ、硬さなど多項目にわたって検討しなければならなかったからである。すなわちゴム球を一回圧せば、十分の量の空気を送り、しかも軟らかく、そして離せばすぐself-expandingが可能であることが必要条件だったからである。

❖手動人工呼吸器

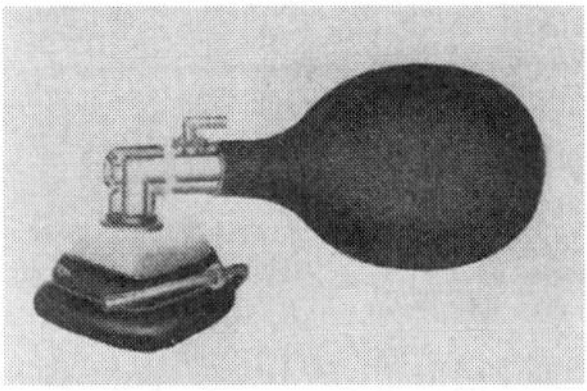

❖酸素と空気の取り入れ部分

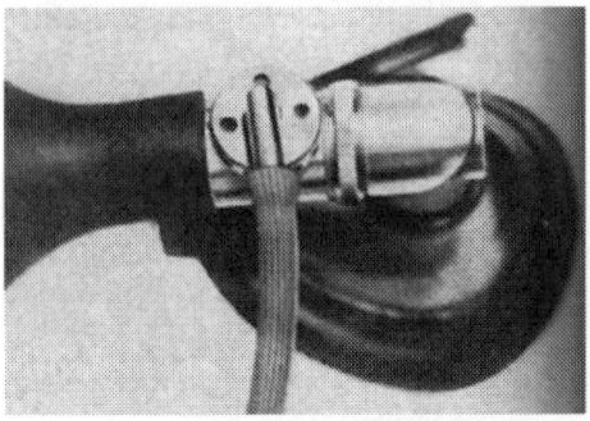

出典：「私達の救急人工呼吸対策」若杉文吉（『手術16(5)』、1962年、p.367-370）

❖人工呼吸器３種の弁機構

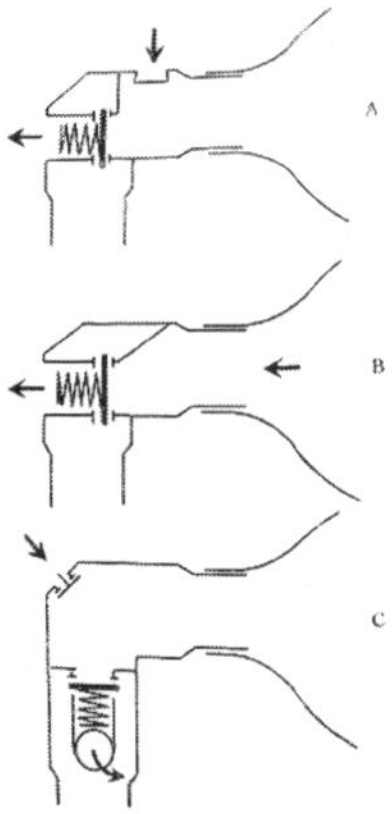

出典：「麻酔管理に必要な新しい器具の考案(2)」若杉文吉（『手術2(10)』、1958年、p.845-855）

❖人工呼吸器使用図

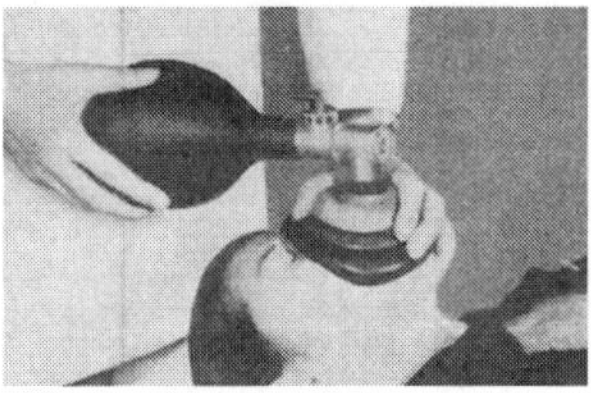

❖MASK金具

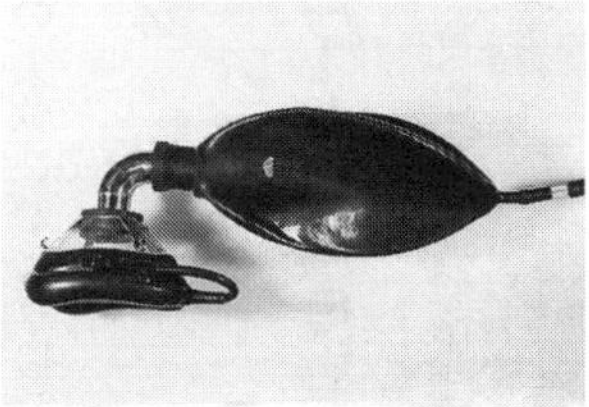

マスクとバックがあればすぐ接合できる

❖MASK金具

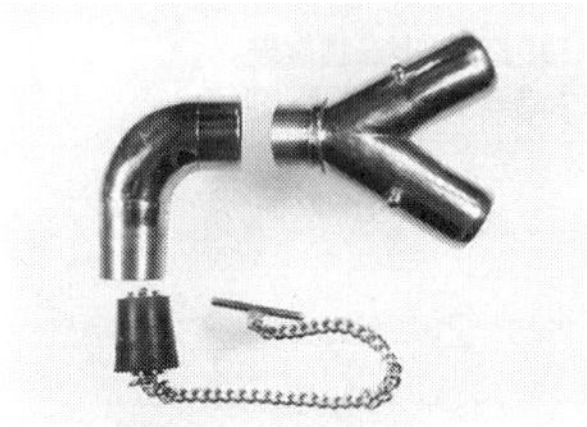

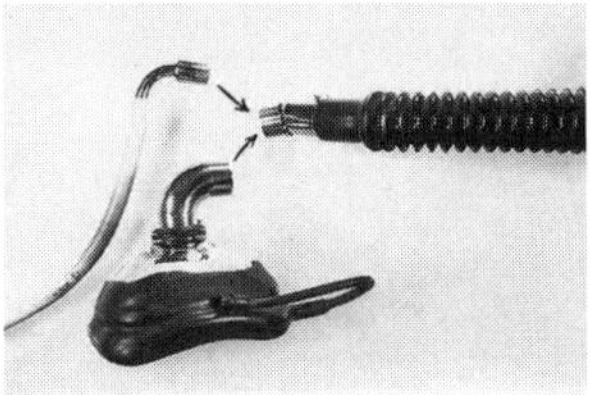

蛇管を付け替える必要はない

やがて試作が完了し、手術室、医局にも常備し救急にも役立った。『医科器械学雑誌（Vol.30：No.2・一頁）』、『手術（Vol.16：No.5・三六七頁）』にも発表し、泉工医科でも「若杉式手動人工呼吸器」で大々的に売り出した。事実かなり売れた。

丁度その頃、中外製薬のある社員が、ヨーロッパから帰国、山村教授に「向こうではアンビューという人工呼吸器が開発されました」と報告に来られた。やがて、実物が日本にも入って来た。原理は同じであるが、ゴム球の柔軟性がより優れていた。

エーテル、フローセン濃度表

昭和三二年頃、全身麻酔はエーテルの半閉鎖、あるいは閉鎖循環麻酔が主であった。私としてはエーテル麻酔は、徐々に深くなり、うっかりして

❖クロロフォルム濃度表
東京大学教授　山村秀夫　指導
東京大学麻酔科　若杉文吉　考案

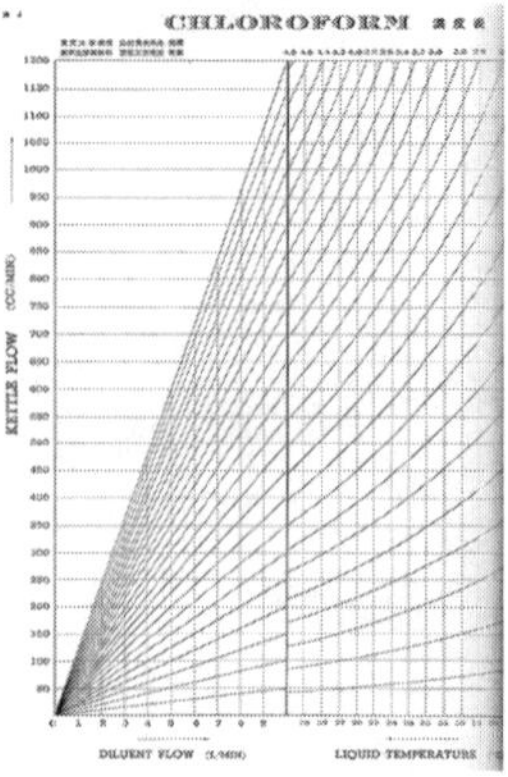

❖エーテル 濃度表
東京大学教授　山村秀夫　指導
東京大学麻酔科　若杉文吉　考案

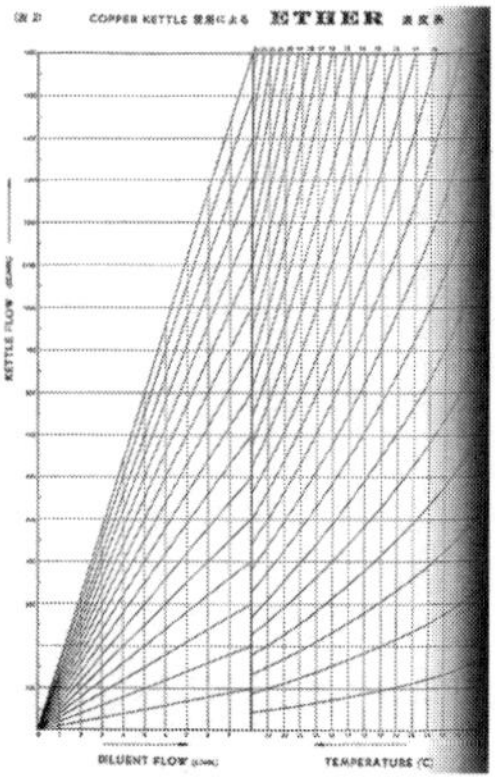

出典：株式会社市河思誠堂パンフレット

いればやがて心停止に至るのではないかという不安が常につきまとっていた。ことにハイドプリンクの燈芯型ガラス瓶の気化器のぶら下がっている麻酔器では、その調節は不安であった。私より一年早く東大麻酔科で仕事をしておられたO先生に尋ねたら「時々循環回路内のガスを嗅ぎ、エーテルの匂いの程度で判断する以外にない」と自らバッグのしっぽのペアンを外して嗅いでみせた。これにはいささかびっくりした。いかにも非科学的であるし、そのためにエーテルを嗅ぐなど麻酔科医の身体にもよくない。

　それからこの濃度を科学的に知る方法はないのか、麻酔をかけながら思索が続いた。

　ハイドプリンクの燈芯型はあきらめるとして、フォレーガーのカッパーケテルタイプでは出来そうである。その場合kettle flowがそのエーテル液温におけるエーテルの飽和蒸気を含むという前

❖フローセン濃度表
東京大学教授　山村秀夫　指導
東京大学麻酔科　若杉文吉　考案

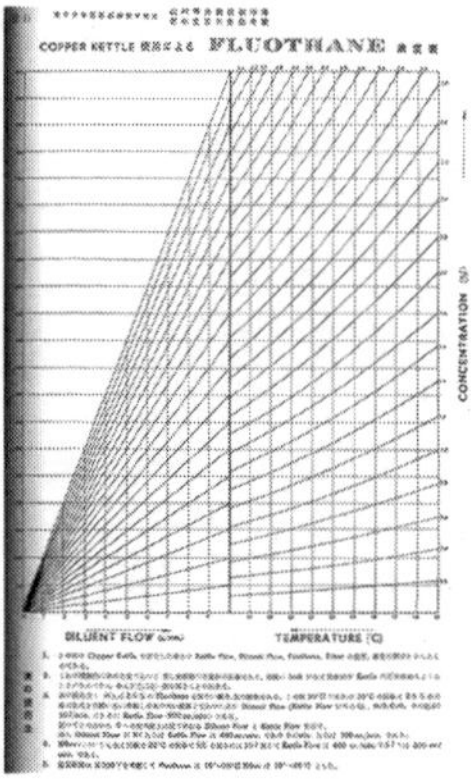

❖トリクロルエチレン濃度表
東京大学教授　山村秀夫　指導
東京大学麻酔科　若杉文吉　考案

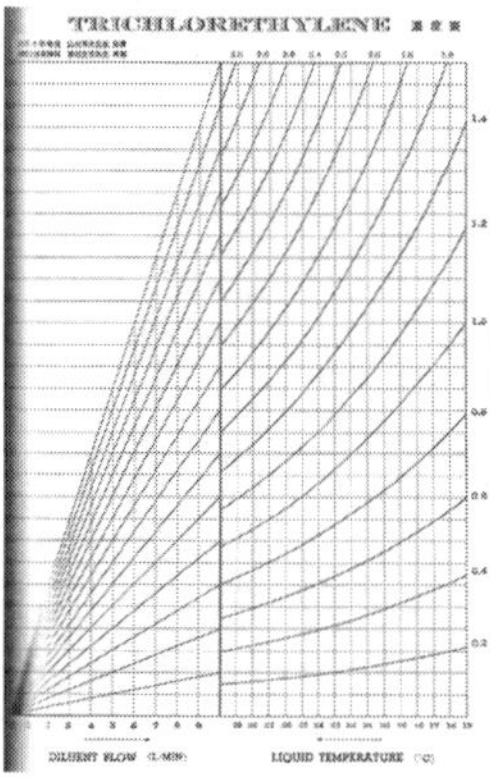

提が必要となる。よくみればkettle flowの酸素はbronze porex discを通り細かい泡となってエーテル液中を立ち上る。ここで飽和されるとなれば、その温度における蒸気圧曲線により、麻酔器から出るガスのエーテル濃度は容易に算出できる。

すなわちkettle flow, diluent flow、エーテルの液温から、麻酔器より麻酔回路に送り出されるエーテル濃度が読みとれることになる。事実、理論値と測定値（ガスクロマトグラフィー、質量分析計で測定）はかなり一致した。これは非常に嬉しかった。そこでkettle flow, diluent flow、エーテルの液温から濃度をよみとれる濃度表を作製した。

丁度その頃フローセンが入ってきたので、この濃度表も併せ、『麻酔（Vol. 8：No. 6・三九六頁）』に発表した。この濃度表を作るのに、秋のよく晴れた日曜日の三日を費し、医局で計算に熱中した。

計算といえば今では簡単であるが、当時は電動計算機によるしかなかった。これは手廻しの計算機をただモーターで廻転させるだけで、非常に騒音が高く時間を要した。

この濃度表を使うにはエーテル、フローセンの液温を知る必要があるので、東機貿に話して、フォレーガーのカッパーケテルには、いずれもそののぞき窓には温度計を取りつけて貰い、各麻酔器にこの濃度表をぶら下げた。

私自身、この濃度表による麻酔が楽しくなったと思った頃、やがて「フローテック」が開発され普及してきた。そして濃度表の意義は失われた。

❖Ayre'tube 安全器

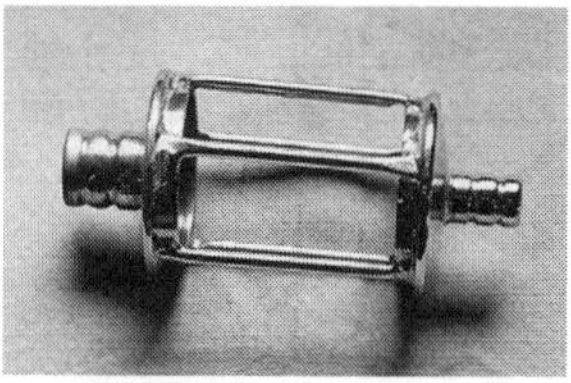

❖Insufflation mask (Ether)

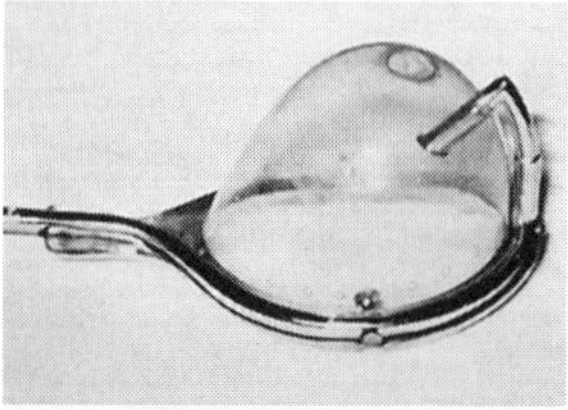

❖Insufflation mask　使用例

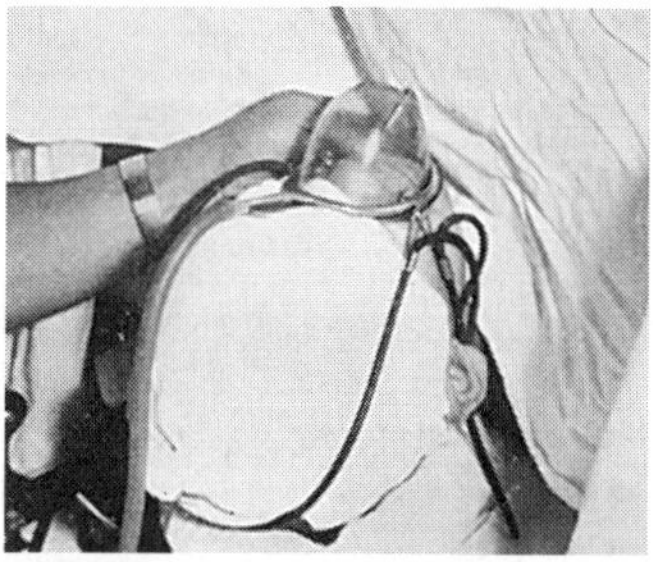

唇の色などよく観察できる

出典：「麻酔管理に必要な新しい器具の考案(4)」若杉文吉（『手術 14(4)』、1960年、p.319-326）

❖麻酔用聴診器

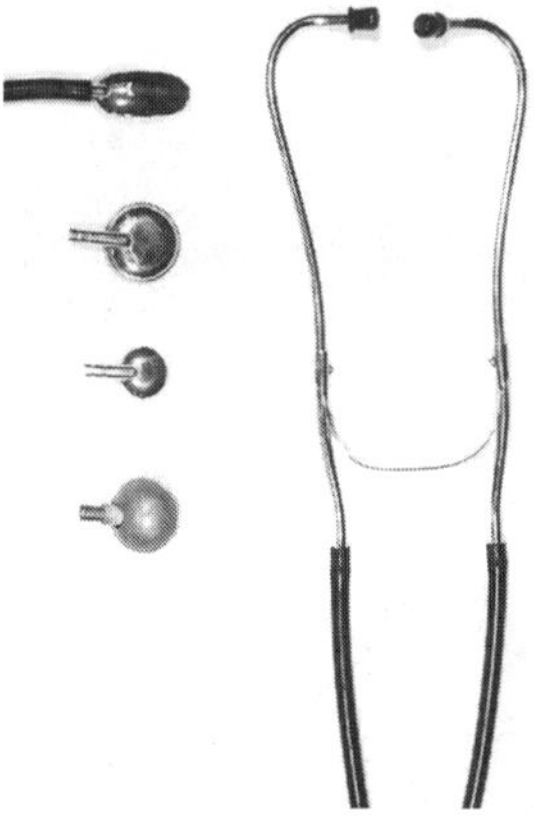

・片手で装着脱が可能である

・ゴム管と接続する部分の金属管を長くしてある

❖血圧測定用集音コップ

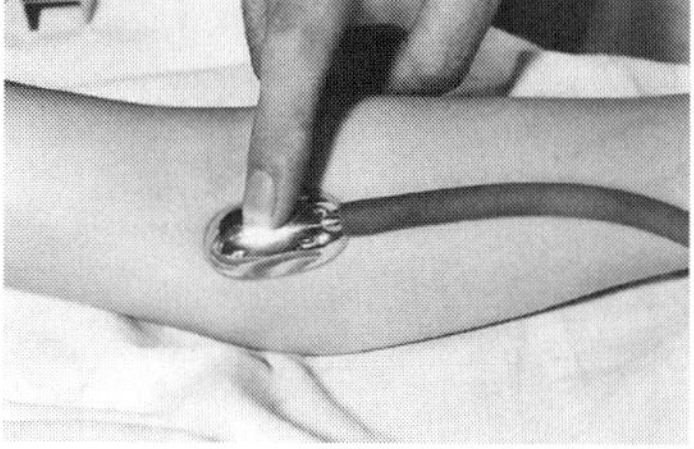

❖点滴用三方活栓と静脈留置針

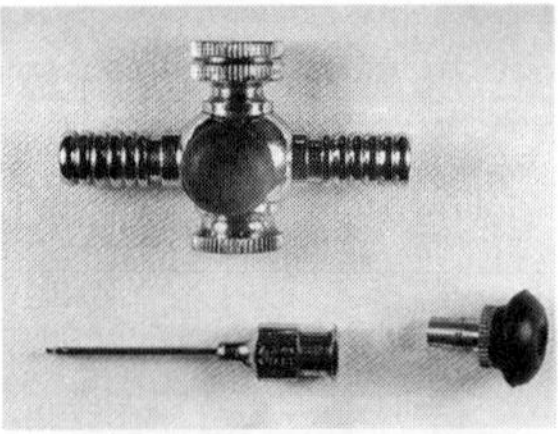

❖静脈留置針

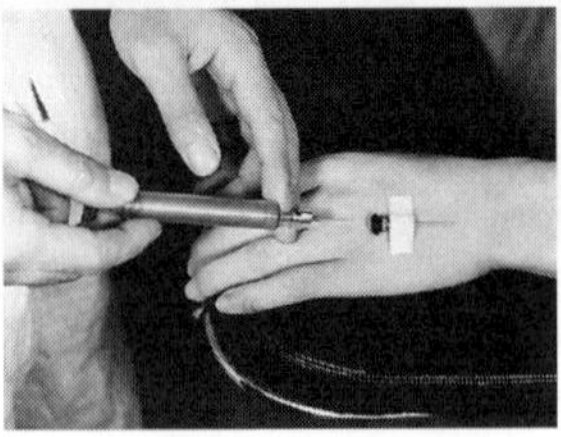

❖点滴用三方活栓使用図

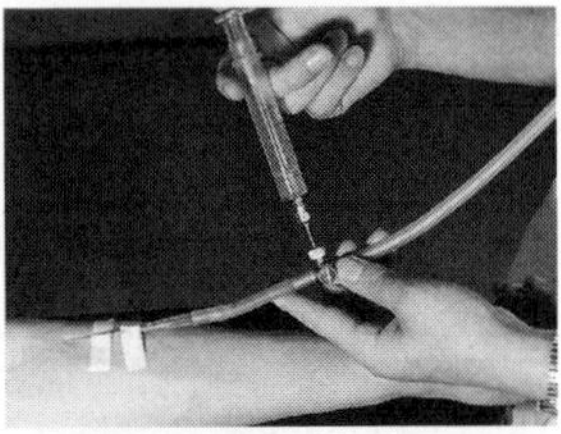

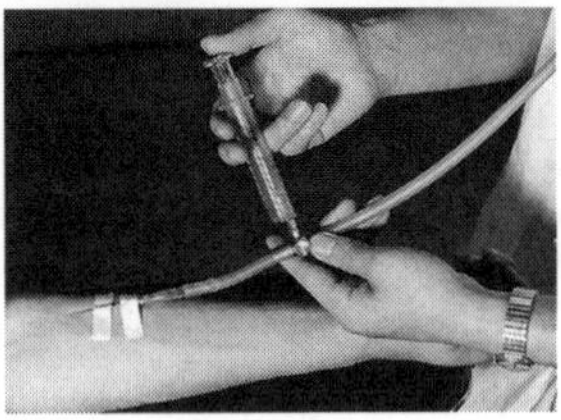

❖点滴促進器（ローラー型）

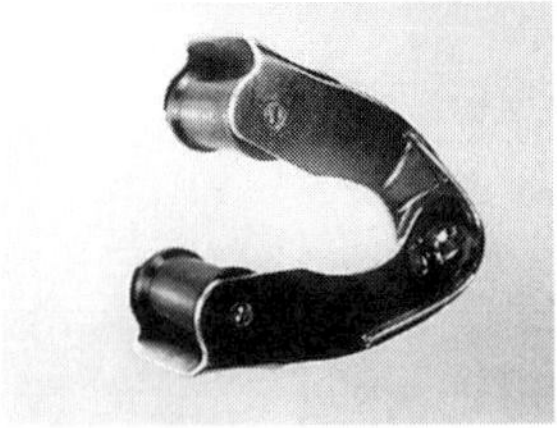

❖点滴促進器（圧縮型）

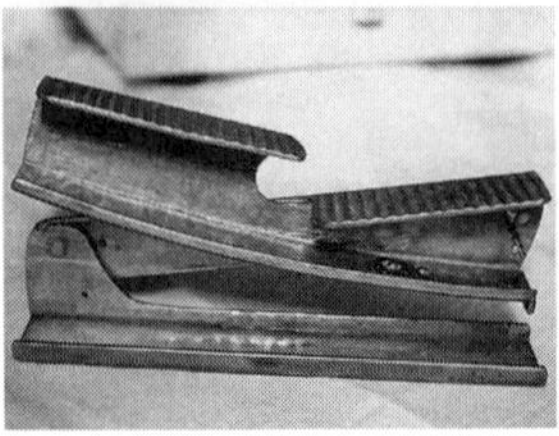

❖心音集音器（吸着型）

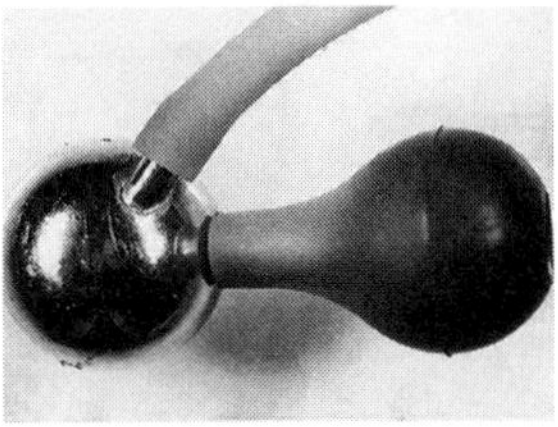

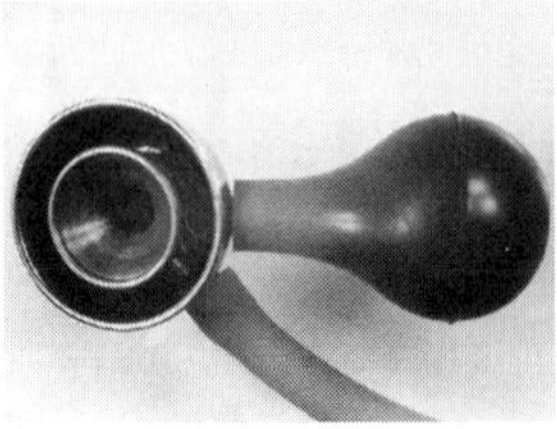

❖Irrigatorのゴム管掛けクリップ

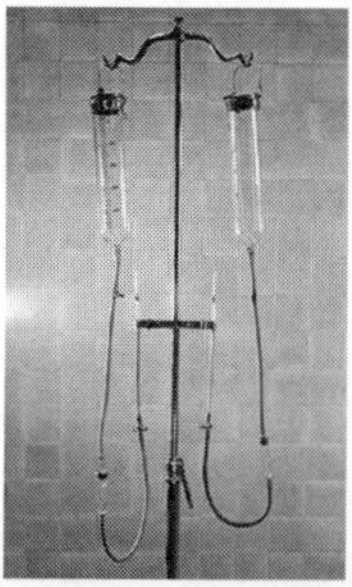

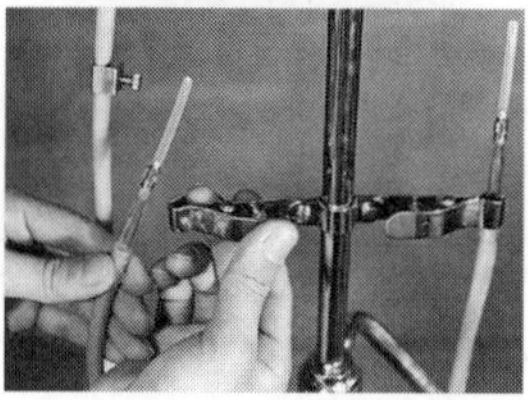

❖血圧測定用送気装置（足踏み式）

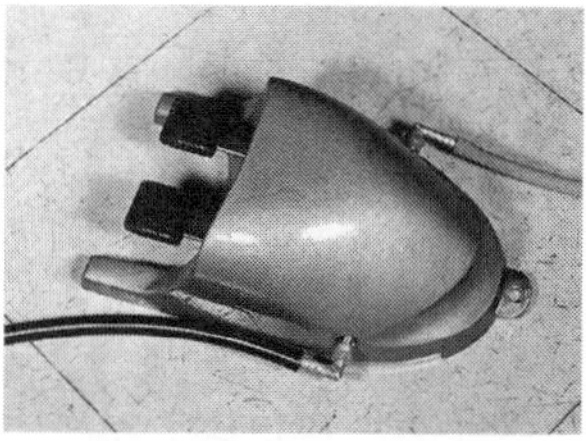

❖血圧測定用送気装置（手動式）

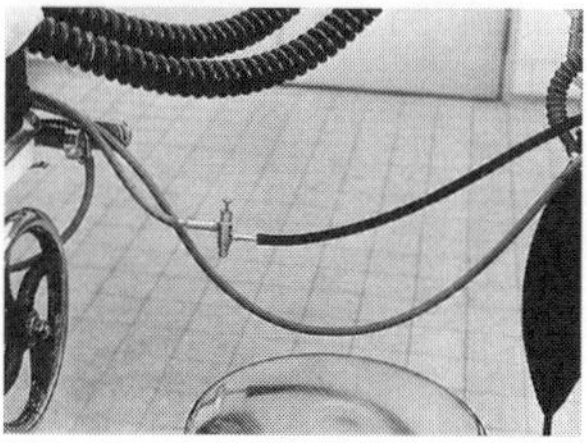

❖脈搏と呼吸数を数えるためのバンド

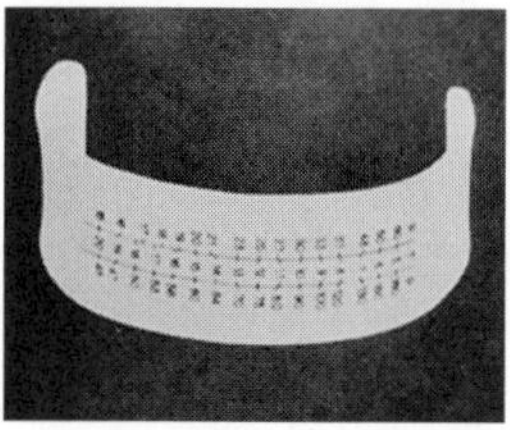

❖バンドの使用図

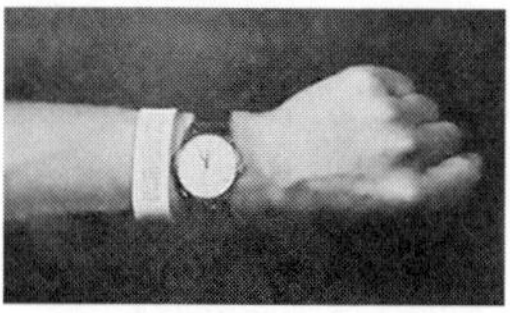

例えば脈搏を、15数えるのに9秒を要したとすれば1分間の脈搏数は100であり、5回の呼吸に10秒要したとすれば、呼吸数は毎分30である

❖Irrigatorに付属する載せ台

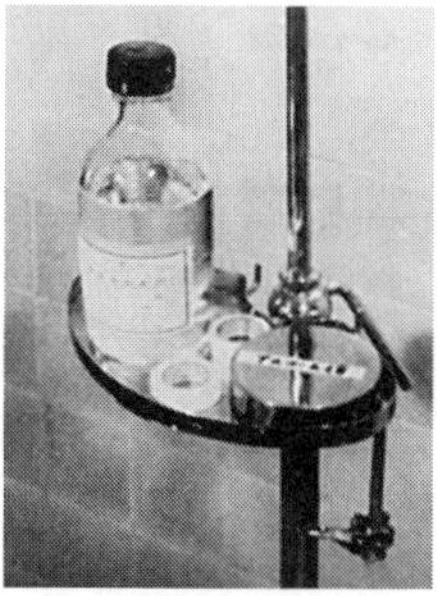

出典：「麻酔管理に必要な新しい器具の考案(4)」若杉文吉（『手術14(4)』、1960年、p.319-326）

光の点滅による血圧測定装置

整形外科から麻酔科に移って、長時間麻酔を行う様になると、血圧測定は重要ではあるが、五分毎の血圧測定はかなり苦痛であった。ことに血圧が低かったり、まわりが騒々しい時は、自分の呼吸も止めて聴きとらねばならなかった。外科教授の手術のときは比較的静かであるが、外科医局の手術では時に弥次馬連が大勢集まり、ああでもないこうでもないと騒々しく、非常に聴きとりにくく、腹立たしいことがあった。

血圧測定で血管音を耳で聴こうとするから、全神経を集中しなければならない。この音を電気信号にかえ、これを光の点滅で確認したらどうであろう。

早速、山村教授にこの発想を話してみた。教授は「それなら東大工学部電気工学科に話してみましょう」ということになった。ある日教授と一緒に阪本捷房教授にお会いし、主旨を説明し指導をお願いしたところ、「それは可能でしょう、やりましょう」ということになった。阪本教室では、高木末夫助手が担当となり、熱心に試作を進めてくれた。当時、血管上に直接マイクを置くことは特殊な構造が要求され高価で、かつ汗など湿気に弱いということで、聴診器の途中でマイクに接続することにした。すなわち集音コップで集められた音は、ゴム管で防音筒内のマイクに導かれ、ここで電気的な信号に変換する。これを弁当箱三つ重ねた様な箱の中で増幅と感度の調整がなされ、最後にネオン管を点滅する。すなわち血圧計の目盛を見ながら、光の点滅開始を最高血圧、点滅の終了を最低血圧とした。今思うと驚くことであるが、この装置の増幅はトランジスターではなく真空管であった。

当時私は麻酔が割当てられると、必ずこの装置を手術室に持参、聴診器なしの血圧測定を行った。結構予想通りの出来であった。

この装置の電気回路図などを含めた詳細は、電気工学科との連名で『医科器械学雑誌（Vol.29：No.6・一頁）』に発表した。実用化のめどがついた段階で、製品化は三栄測器で進められることになった。そして〝閃光血圧計〟という名称で、タイコス型血圧計の左上にランプが組込まれ製品化された。閃光血圧計については、『呼吸と循環（Vol.8：No.7・五二九頁）』に製品の写真入りで発表した。ところがそれからどうして先へ進まなかったのか、三栄測器はなぜこれを止めたのか、今でも全くわからない。当時私は麻酔科外来医長としてペインクリニックに専念し、そのことで頭が一杯で血圧計のことなど念頭になかった。それにしてもどうなったか尋ねてみるべきであった。

というのは電気工学科での試作が完成した段階で、医局でも考案の権利を保有した方がよいとの勧めで、医局費で実用新案を願い出ていたからである。本郷の千ガ崎弁理士に出願を依頼、やがて許可がおりた。その書面には有効期間一〇年とあった。結局その一〇年後には電子血圧計が広く普及し始めていた。

私の発想が早すぎたのかも知れない。

❖閃光血圧計使用図

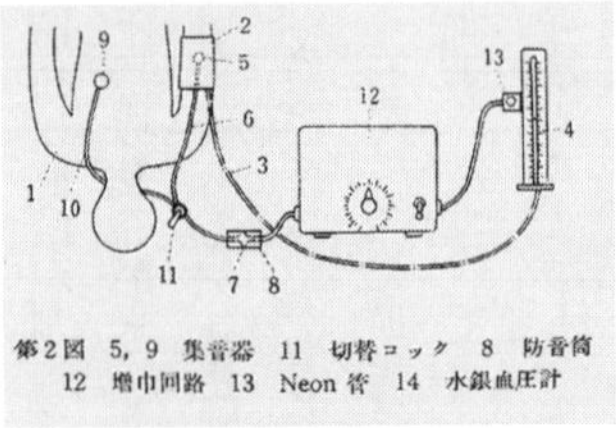

出典：「麻酔管理に必要な新しい器具の考案(1)」若杉文吉（『手術2(8)』、1958年、p.673-682）

❖閃光血圧計

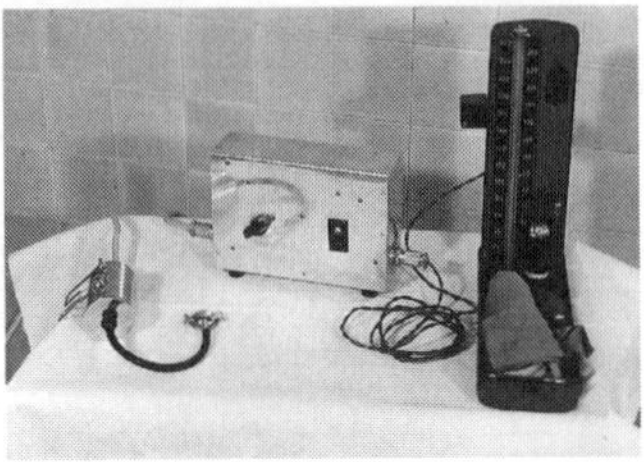

❖増幅器回路図（閃光血圧計）

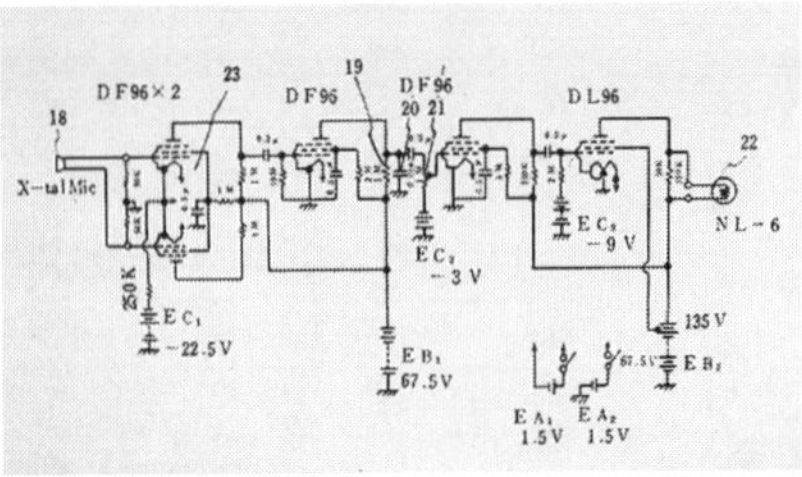

出典：「麻酔管理に必要な新しい器具の考案(1)」若杉文吉（『手術12(8)』、1958年、p.673-682）

❖閃光血圧計

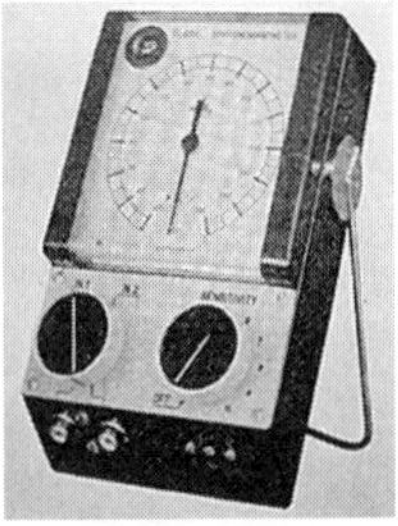

❖閃光血圧計

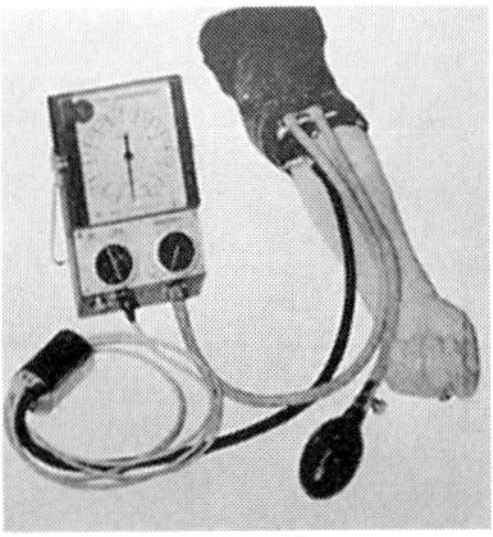

出典：「麻酔管理における血圧測定―閃光血圧計とその使用法―」山村秀夫、若杉文吉（『呼吸と循環8(7)』、1960年、p.529-535）

❖血圧心音切り替えコック

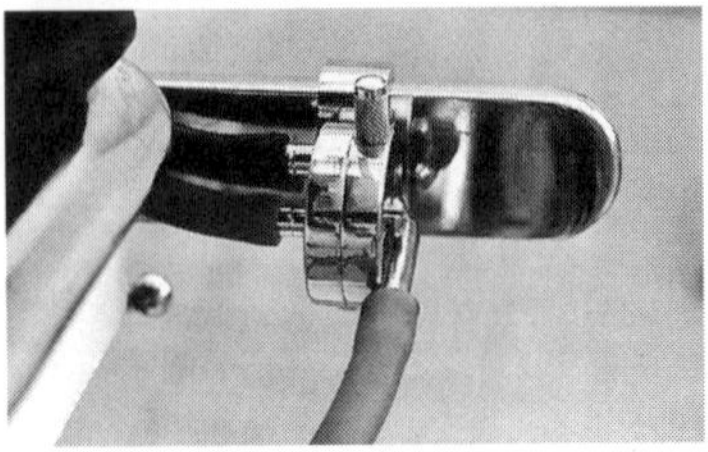

骨折整復器

私は新潟の整形外科時代に、すでに「骨片固定用金属釘セット」を考案していた。それは、上腕骨顆部骨折などにおいて観血的手術を行う場合、骨片の固定を容易にする金属釘と打込器と抜釘器である。これを考えた動機は、ある日、上腕骨顆部骨折患者の術後治療に、打ち込んだ金属釘を抜くよう命ぜられた経験による。

これは小手術、とひとりで始めたが、釘頭を結合織が被い、それを探すのに大変苦労をした。その釘は普通釘で打ち込めば釘頭の触知が容易でないからである。そこで釘頭を五㎜の円柱にし、打込器の先端にはめ込んで手術の際に打込む。したがって、抜去の時は触れるので容易に位置がわかり、抜釘器で容易につまみ抜くことの出来るセットを考案した。

その頃、よく骨折手術の助手を勤めた。そして不思議に思うことがあった。例えば、脛骨の斜骨折を整復位にもってきて、固定手術の間、整復位を維持するようにいわれた時などである。大変な力で鈎を引張っていなければならないことがある。大腿骨骨折を整復位にもってくるのも、大変な力を必要とする。大の男が手術で、このように力を入れねばならないなど、かなわないというのが私の不思議であった。

これは何とかネジ機構に託し省力化すべきである。このことについては、ほぼ新潟時代に構想を練り試作に入っていたが、東大麻酔科に来てから完成にこぎつけた。当時は自ら使って改良を試みなければと、東京で数例の大腿骨骨折手術の機会を得た。東京にも器械好きの医師がおり、ある時はその手術を行うから実演してみせてくれとの依頼もあった。

ある時は自分で腰椎麻酔を行い、大腿骨折整復術を行い、ギプスを巻いたこともある。今考えてみると、よくそんなことが出来たと感心している。

したがって、当時医局にいても、常にこのような試作器械をあれこれひっくり返し検討していた。

これをいつも目撃していた山本亨医局長は、後に日大麻酔科主任として赴任した。ある時整形外科手術の麻酔を担当された。その時すでに準備されていた整形外科手術器械をみて、「これは若杉式骨折整復器でしょう」と指さして言ったそうである。廻りにいた整形外科医は一様に〝麻酔科主任というのは、こんな手術の器械の名称まで知っているのか〟と舌を巻き尊敬した、とのことである。

この骨折整復器は、開創器の機構を応用したものであるが、整復の際、出来るだけ軟部組織、骨膜への侵襲を少なくして容易に整復できることを目的としたものである。即ち開脚、閉脚が交叉してなしうること、脚先端の鉤固定機構に特徴がある。即ち、脚が交叉しうることは皮層切開を出来るだけ小さくして整復できることである。皮切がaセンチメートルであれば、脚を交叉してaセンチメートルで鉤をかければ、開脚まで2aセンチメートル整復できる。これは自分でも名案だと思っている。

この骨折整復器、そして骨片固定用金属釘セット、針金通し器、Rush Pin押込引抜器押込引抜器、金属線締結器などの考案は、併せまとめて『手術（Vol.13：No.6・五一七頁）』に発表した。それは昭和三四年六月で、その頃から医局では、麻酔科医の活躍の場を手術室の外にも拡げるべきであるとして、漸く麻酔科外来、即ちペインクリニックの開設の気運が高まってきた。

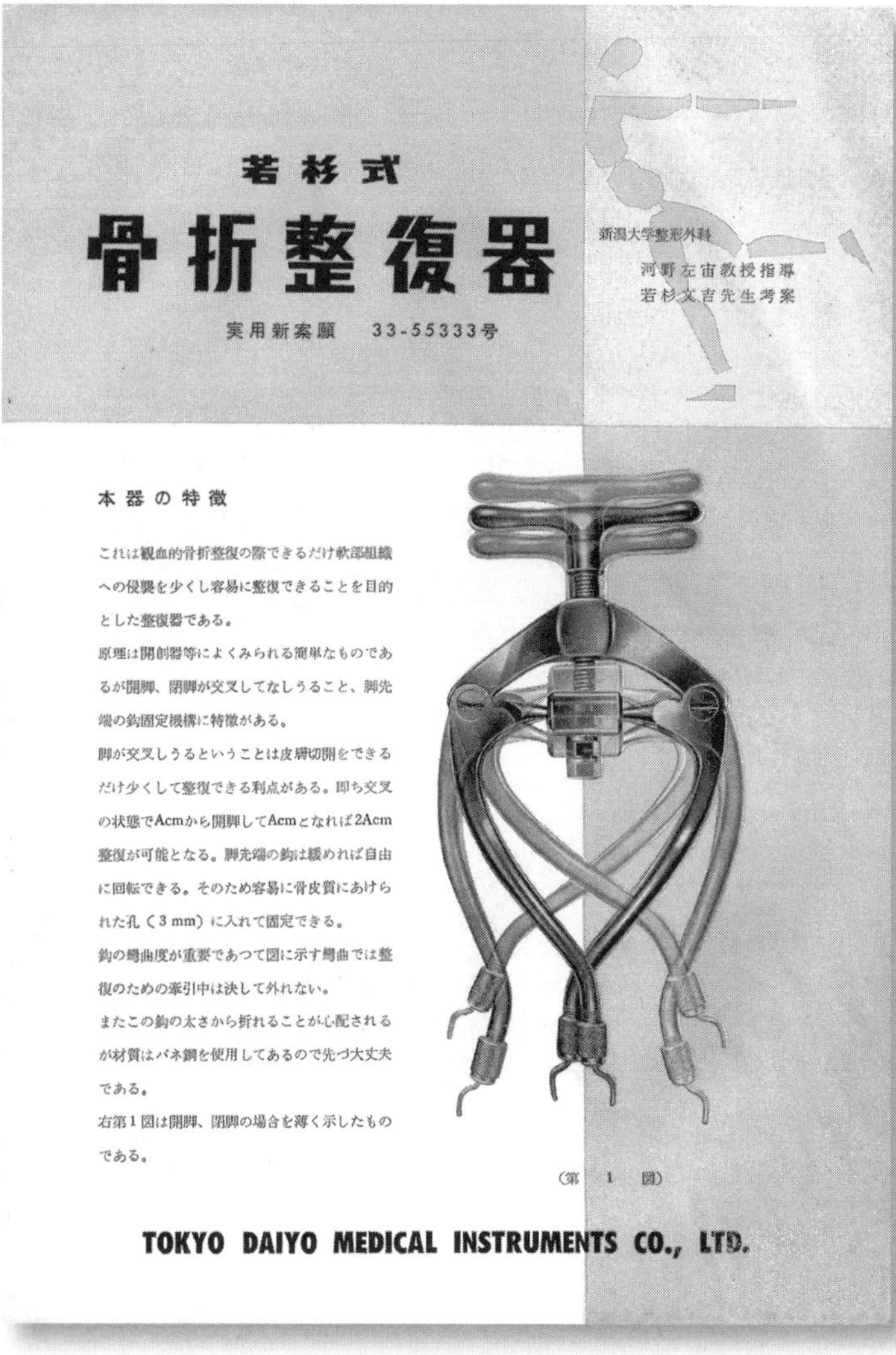
若杉式
骨折整復器
実用新案願　33-55333号
新潟大学整形外科
河野左宙教授指導
若杉文吉先生考案
本器の特徴
これは観血的骨折整復の際できるだけ軟部組織への侵襲を少くし容易に整復できることを目的とした整復器である。
原理は開創器等によくみられる簡単なものであるが開脚、閉脚が交叉してなしうること、脚先端の鈎固定機構に特徴がある。
脚が交叉しうるということは皮膚切開をできるだけ少くして整復できる利点がある。即ち交叉の状態でAcmから開脚してAcmとなれば2Acm整復が可能となる。脚先端の鈎は緩めれば自由に回転できる。そのため容易に骨皮質にあけられた孔（3 mm）に入れて固定できる。
鈎の彎曲度が重要であつて図に示す彎曲では整復のための牽引中は決して外れない。
またこの鈎の太さから折れることが心配されるが材質はバネ鋼を使用してあるので先づ大丈夫である。
右第1図は開脚、閉脚の場合を薄く示したものである。
（第　1　図）
TOKYO DAIYO MEDICAL INSTRUMENTS CO., LTD.

骨折整復器（出典：株式会社東京ダイヨー器械店パンフレット）

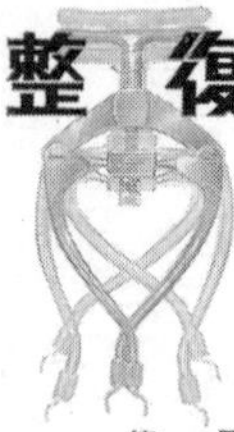

整 復 器

使　用　法

実際に使用した例について説明すると症例は第2図のごときレントゲン写真の成人左大腿骨横骨折である。

まず第3図のごとくできるだけ皮膚軟部組織の侵襲を少くして両骨折片の一部を露出する。

次に第4図のごとく両骨片に 3mmの孔をあける。この写真では右の骨片は左の骨片の下に重なつているが影となつてあたかも骨端があらわれているようである。しかし第8図（整復位）での孔の位置を比較すればよくわかる。

本器を使用して整復する場合術者に対する両骨片の位置的関係はどのようであつても可能である。即ち第9図 aのように左の骨片が上になつても、又右の骨片が上になつても、更に左右何れかの骨片が術者に近く位置してまつたく重なつてもよい。二つの孔が同じ深さになくても整復器の鈎が入るよう自由に傾けることができるからである。

第5図は本整復器をかけた図である。この場合左の骨片が上にあるので整復器脚は閉ぢながら牽引することになる。(第9図) もし右の骨片が上にあれば開脚で整復する。この場合開脚によつて第6図のごとく過牽引する。この位置で両骨折面をしらべると両骨片の嵌合される位置がよくわかる。この位置では Rotation が容易なのでよく合わせて第7図のようにゆるめて本装置を取除くと第8図に示すごとく整復は完璧である。もし Plate で止めるならば整復のためにあけた孔の一つを利用できる。

また髄内固定の際は本器を取外し骨鉗子で把持して操作すればよい。

最も便利なのは斜骨折で任意の位置に固定して操作のできることである。

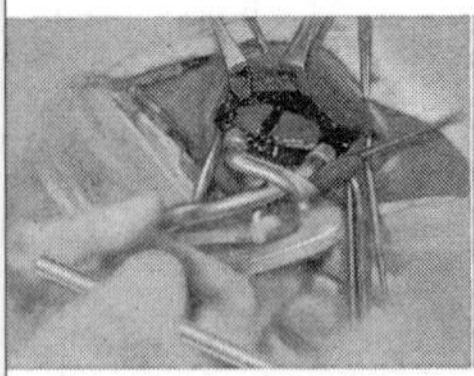

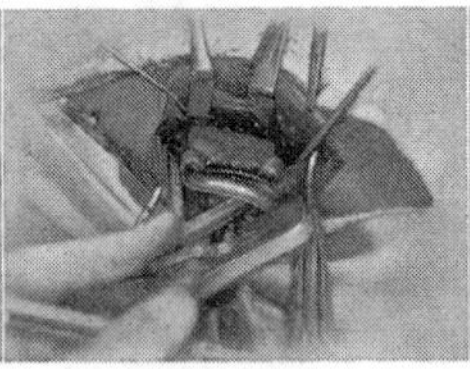

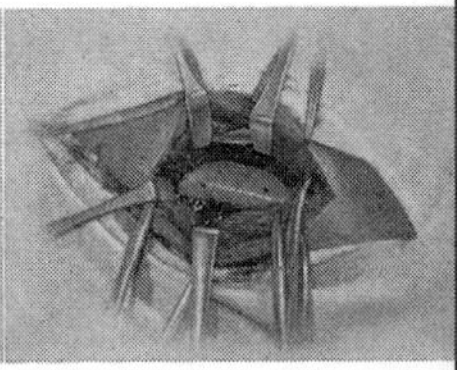

第 6 図
この場合は閉脚しながら両骨片をひき過牽引の状態にする。

第 7 図
介在するものを取除き合わさる面を確かめてから除々にネヂをゆるめる。

第 8 図
本器を取外すと整復は完璧である。
孔の位置を第4図と比較すれば整復された距離、Rotation の関係がわかる

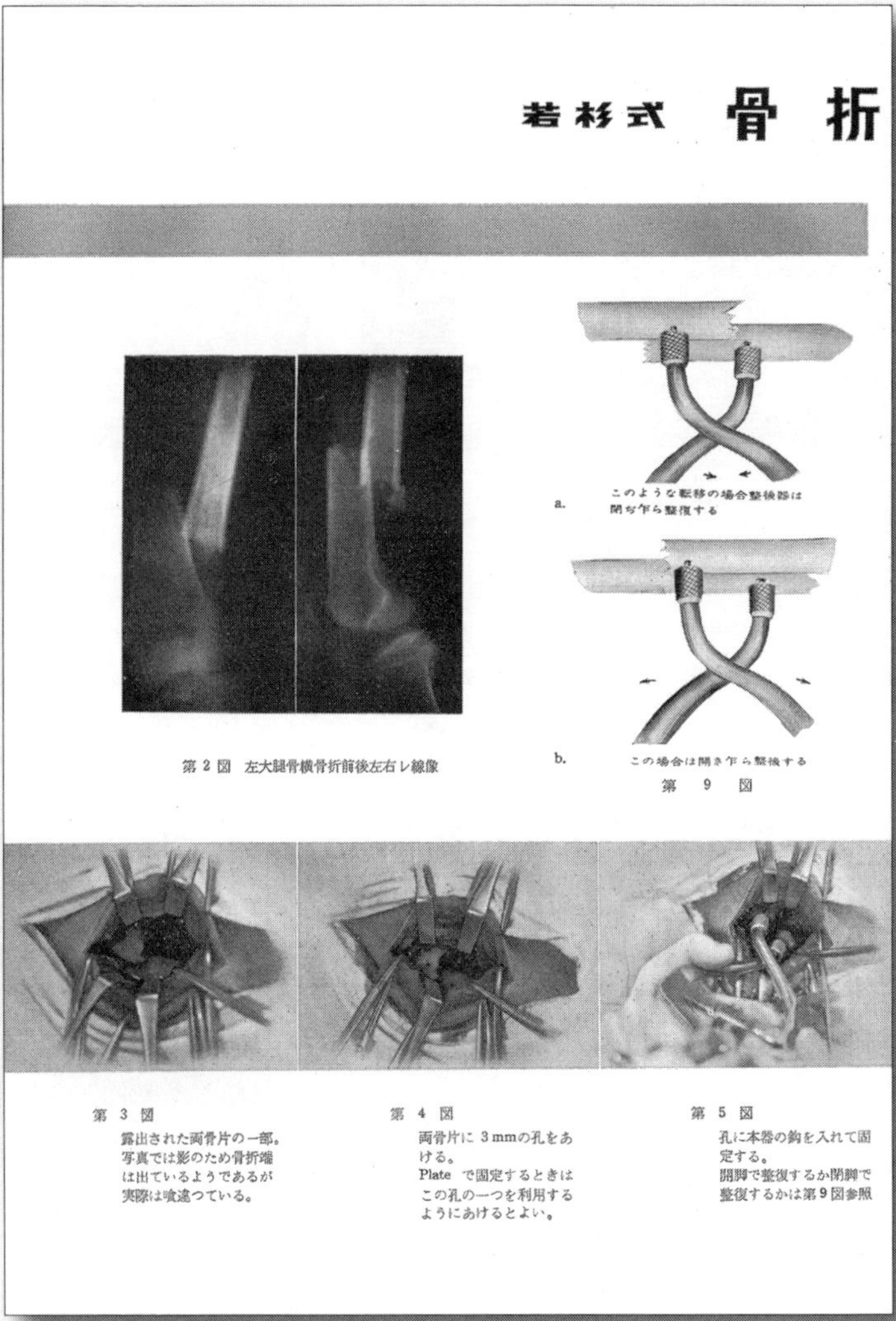

若杉式　骨折

第 2 図　左大腿骨横骨折前後左右レ線像

a.　このような転移の場合整復器は閉ぢ乍ら整復する

b.　この場合は開き乍ら整復する

第　9　図

第 3 図

露出された両骨片の一部。写真では影のため骨折端は出ているようであるが実際は喰違つている。

第 4 図

両骨片に 3 mmの孔をあける。Plate で固定するときはこの孔の一つを利用するようにあけるとよい。

第 5 図

孔に本器の鉤を入れて固定する。開脚で整復するか閉脚で整復するかは第 9 図参照

骨折整復器（出典：株式会社東京ダイヨー器械店パンフレット）

若杉式 骨片固定用金属釘セット

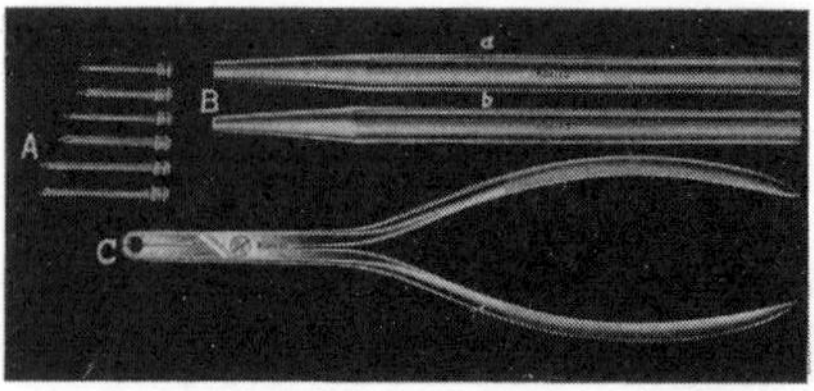

A：釘　太さ　1.5mm, 2.0mm
　　　長さ　20mm, 25mm, 30mm　B：打込器 a. b　C：抜釘器

第1図　骨片固定用金属釘セット

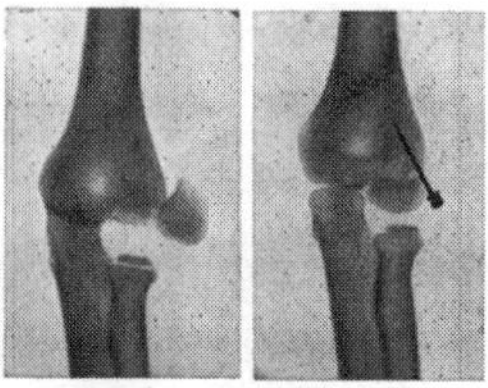

a　術前　　b　術後

第2図　上腕骨外顆骨折に対する使用例

特　徴

(1) このセットは第2図のような上腕骨顆部骨折等における手術に最も便利である。

(2) 打込みには釘頭と打込器 a を嵌合させるだけで釘を支える必要はない。打込器と釘の中心線はほゞ一致するので打込器の操作により釘の方向を確実にしまた自由に移動させることができる。(第 3 図) 打込みの最后には打込器 b で釘頭を軽く叩く。

(3) 釘頭により固定が確実で且めり込むことがないからKirschner氏鋼線で止めるよりも効果的である。

(4) 抜釘に際してはまづ皮膚上から之を確めることができる。次いで僅かな切開で抜釘器を釘頭の凹部にかけると滑ることなく容易に抜くことができる。(第 4 図)

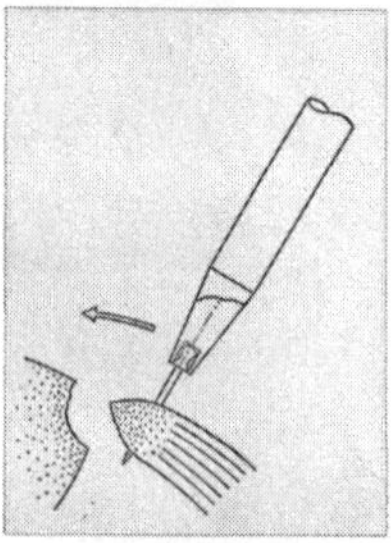

第3図　打込器 a 使用図

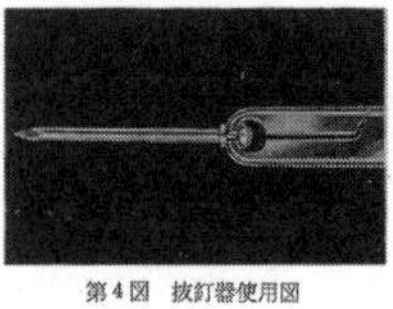

第4図　抜釘器使用図

特約店

骨折固定用金属釘セット（出典：株式会社東京ダイヨー器械店パンフレット）

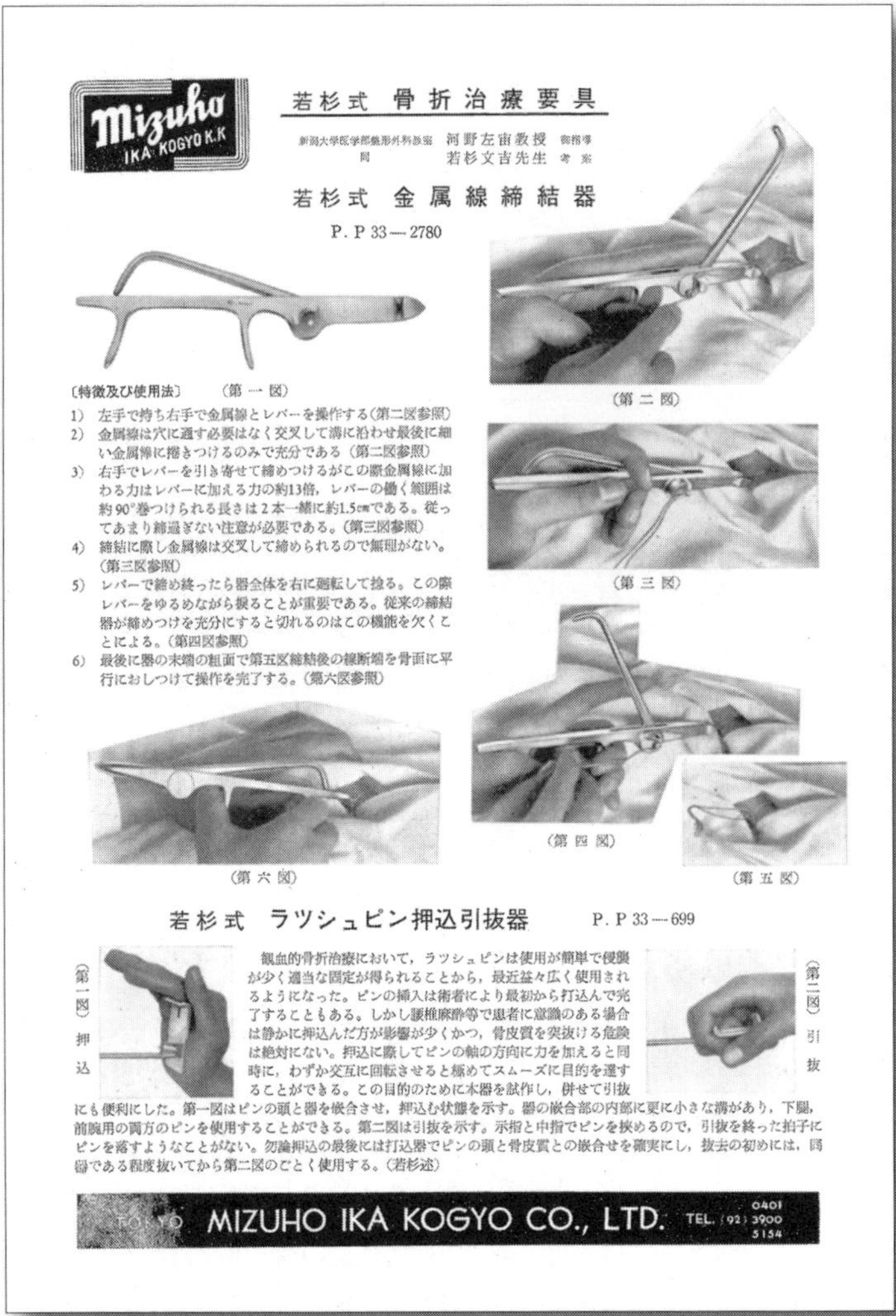

Mizuho IKA KOGYO K.K

若杉式 骨折治療要具

新潟大学医学部整形外科教室 河野左宙教授 御指導
同 若杉文吉先生 考案

若杉式 金属線締結器

P. P 33 — 2780

〔特徴及び使用法〕 （第一図）

1） 左手で持ち右手で金属線とレバーを操作する（第二図参照）
2） 金属線は穴に通す必要はなく交叉して溝に沿わせ最後に細い金属棒に捲きつけるのみで充分である（第二図参照）
3） 右手でレバーを引き寄せて締めつけるがこの際金属線に加わる力はレバーに加える力の約13倍，レバーの働く範囲は約90°巻つけられる長さは2本一緒に約1.5㎝である。従ってあまり締過ぎない注意が必要である。（第三図参照）
4） 締結に際し金属線は交叉して締められるので無理がない。（第三図参照）
5） レバーで締め終ったら器全体を右に廻転して捻る。この際レバーをゆるめながら捩ることが重要である。従来の締結器が締めつけを充分にすると切れるのはこの機能を欠くことによる。（第四図参照）
6） 最後に器の末端の粗面で第五図締結後の線断端を骨面に平行におしつけて操作を完了する。（第六図参照）

（第二図）

（第三図）

（第四図）

（第五図）

（第六図）

若杉式 ラツシュピン押込引抜器 P. P 33 — 699

（第一図） 押込

（第二図） 引抜

観血的骨折治療において，ラツシュピンは使用が簡単で侵襲が少く適当な固定が得られることから，最近益々広く使用されるようになった。ピンの挿入は術者により最初から打込んで完了することもある。しかし腰椎麻酔等で患者に意識のある場合は静かに押込んだ方が影響が少くかつ，骨皮質を突抜ける危険は絶対にない。押込に際してピンの軸の方向に力を加えると同時に，わずか交互に回転させると極めてスムーズに目的を達することができる。この目的のために本器を試作し，併せて引抜にも便利にした。第一図はピンの頭と器を嵌合させ，押込む状態を示す。器の嵌合部の内部に更に小さな溝があり，下腿，前腕用の両方のピンを使用することができる。第二図は引抜を示す。示指と中指でピンを挟めるので，引抜を終った拍子にピンを落すようなことがない。勿論押込の最後には打込器でピンの頭と骨皮質との嵌合せを確実にし，抜去の初めには，同器である程度抜いてから第二図のごとく使用する。（若杉述）

TOKYO MIZUHO IKA KOGYO CO., LTD. TEL. (92) 0401 3900 5154

骨折治療要具等（出典：瑞穂医科工業株式会社パンフレット）

全油圧駆動手術台

私が医師になり、手術室に出入りするようになってから、異常なまでに関心をもったのは手術台である。機械工学は進んでいるにもかかわらず、手術台の機構は極めて幼稚であった。東大の手術室にはもっと進んだ手術台があるに違いないと大きな期待をもって上京したが、やはり同程度であった。

何がよくないか。テーブルの昇降は、一応油圧駆動であるが、その都度ストッパーを操作しなければならない。テーブルの縦転、横転は、ハンドル回転による歯車動力伝達であるが、ガタがあった。術中誰かが寄りかかれば僅かに動いてしまう。さらに手術の進歩により要求されるさまざまな体位がとりにくいなどであった。ある日、経験のありそうなナースに「この手術部の手術台で、どれが操作しやすいか、どれが好きか」を尋ねてみた。示された手術台はいずれもハンドルが軽いものであったが、そのかわり回転数をうんと必要とするものであった。術中テーブルの縦転などを行うにも、しばらく廻さないと方向がわからない手術台もあった。総じてハンドル操作の軽い手術台はガタもあり、ガタをなくすればハンドルは重いものになった。これはハンドルによる駆動の宿命でもあった。

当時すでに建築・土木機械が油圧駆動を縦横に駆使しており、手術台も全油圧駆動にすべきであると私は考えていた。

このことを瑞穂医科工業の根本正男氏（当時専務）に話したところ、是非それをやりたい、力になって欲しいと、非常に強い情熱を示された。油圧駆動は僅かな油漏れも許されない。何時間も静止の状態で使用される手術台にそのようなことがあれば、大変なリスクを負うことになる。この様な常識から、そう簡単にやるとは言われまいと思っていただけに、この情熱は私にとって驚きであった。

それならばと、私はまず工学図書の書店を歩き、その著書から日本で油圧駆動の権威はどなたかを探した。そして阿武芳郎氏（後に東工大教授）と決め、早速、手術台の全油圧駆動化についてお話を伺いたい旨の手紙を書いた。氏は快諾され、当時勤めていられた日立製作所に伺った。すると氏は「その可能性は十分ある。しかし私は今非常に忙しい、とてもそれに協力する余裕はない、ついては私の父が、丁度日立製作所の工場長を停年になったから、父に頼んでみてくれ」ということであった。

そこで一二月のある雪の降る夜、根本氏と二人で、阿武芳輔氏を私邸に訪ねた。お会いしてまず私が手術台の全油圧駆動化の必要性を述べ、協力してくれるよう依頼した。それに対して非常に快く引き受けてくれた。

早速、瑞穂医科の工場で全油圧駆動方式による手術台の基本設計、試作が始まった。手術台は他の土木機械や工作機械などとはかなり趣を異にしている。まず第一に安全性、そして騒音があってはならないし、手術台テーブル幅の制約、それをはみ出して術者や助手の邪魔になる機構は許されないなど医学的に多くの制約があった。それを一つ一つ検討し、まず手術台の基本であるテーブルの昇降、縦転、横転、背板の九〇度立ち上がりの油圧駆動機構が完成した。そして本体は、初期には足踏みによる油圧駆動から、やがて電動へと進んでいった。

私が苦心したのは本体試作と同時に進めた手術台附属器具の考案であった。従来の取付けをネジによるのをさけ、できるだけワンタッチで引き金を引く、あるいはレバーを引くなどで解決するようにした。

なお、手術台ならびに附属器具の設計考案には、私の短期間ではあるが麻酔科医としての経験が役立ったと思われる。しかしこの全油圧駆動手術台の完成は阿武氏の協力が得られなかったらあれ程早く実現しなかったかもしれない。

この研究に関しては「全油圧駆動方式による手術台」として『手術(Vol.14:No.12・一〇三八頁)』に「全油圧駆動手術台の機構と機能」として『外科治療(Vol.5:No.1・一〇六頁)』にそれぞれ発表した。後者は昭和三六年七月号であった。

出典:「あの頃、必要に迫られて考案した」(『平成10年度同窓会だより』6号、東京大学医学部麻酔学教室)

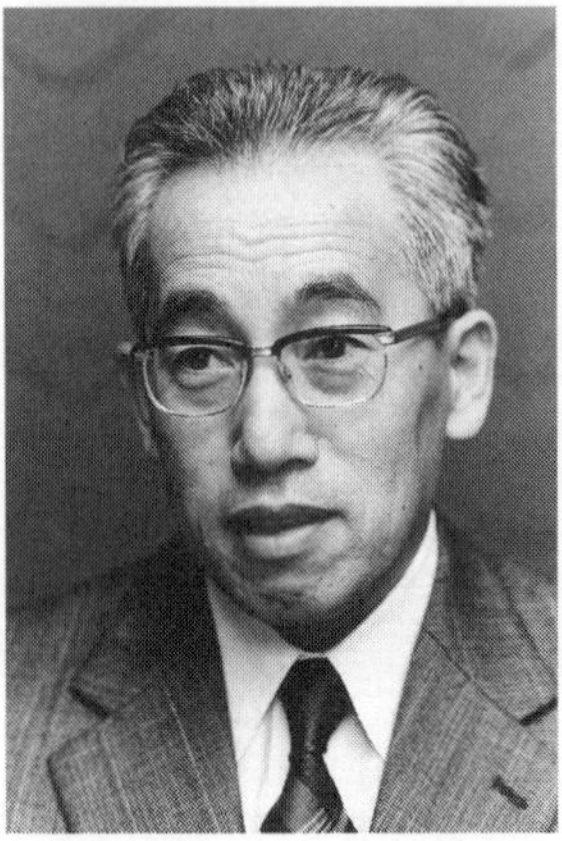

❖ 電動油圧手術台

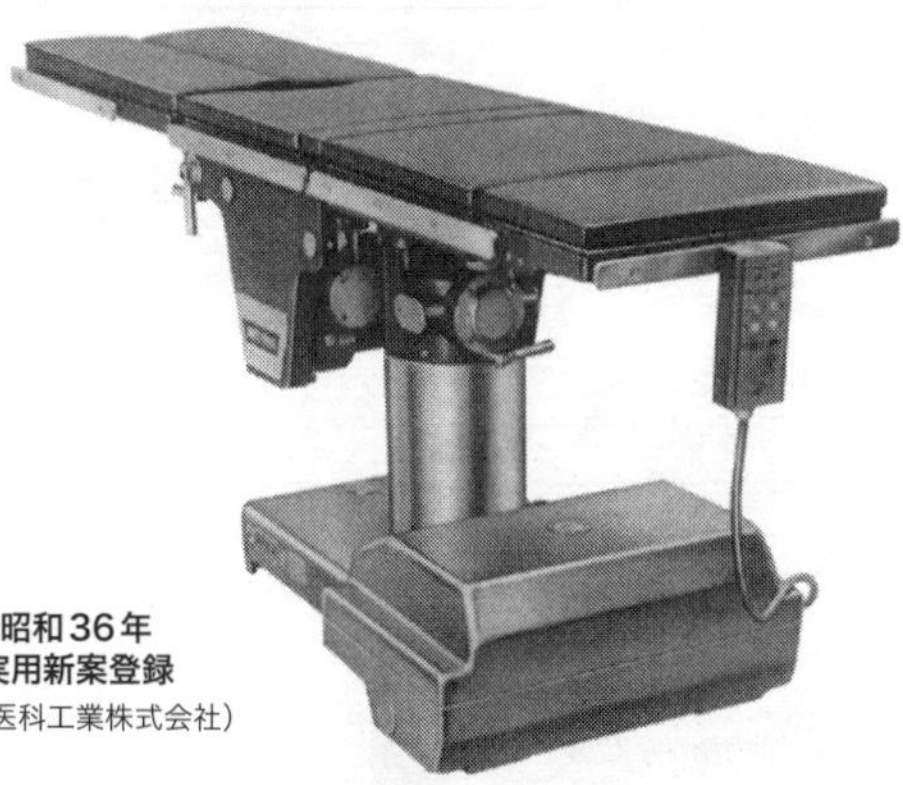

昭和36年
実用新案登録
（瑞穂医科工業株式会社）

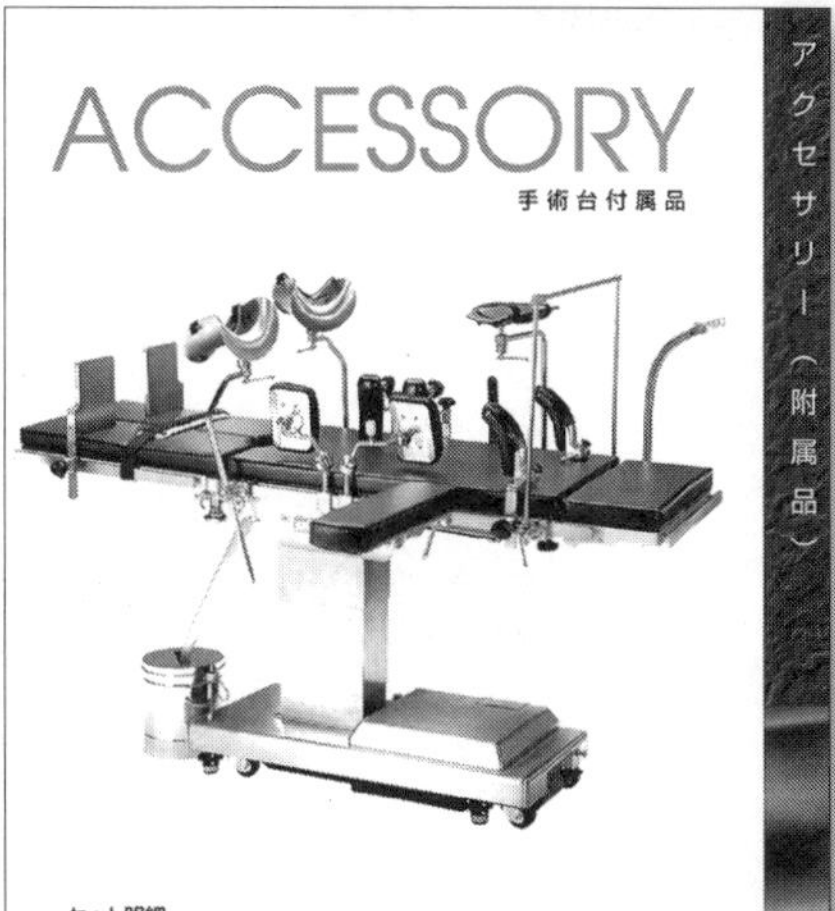

セット明細

製品コード	製品名	Aセット	Bセット
	マットレス（頭部、背腰部、脚部左右 各1）	1	
08-057-02・03	ソフトパッド（頭部、背腰部、脚部左右 各1）		1
08-060-02	若杉氏スクリーン掛	1	1
08-065-06	上肢台	2	2
08-066-00	若杉氏上肢台		1
08-068-00	肩支持器（2個組）		1
08-069-00	若杉氏側部支持器		3
08-070-00	両支脚器（2個組）		1
08-071-00	足部支持器（2個組）		1
08-075-01	M式頭部支持器		1
08-079-00	若杉氏柔軟性前腕支持器		1
08-081-01	付属品移動車		1

■手術台付属器具の開発は数多く、未だに若杉式の名前が付けられている。

■きめ細やかな手術台付属器具は、海外でも称賛された。

出典：瑞穂医科工業株式会社パンフレット（上下とも）

手術台付属器具（出典：瑞穂医科工業株式会社パンフレット）

❖若杉氏万能上肢台

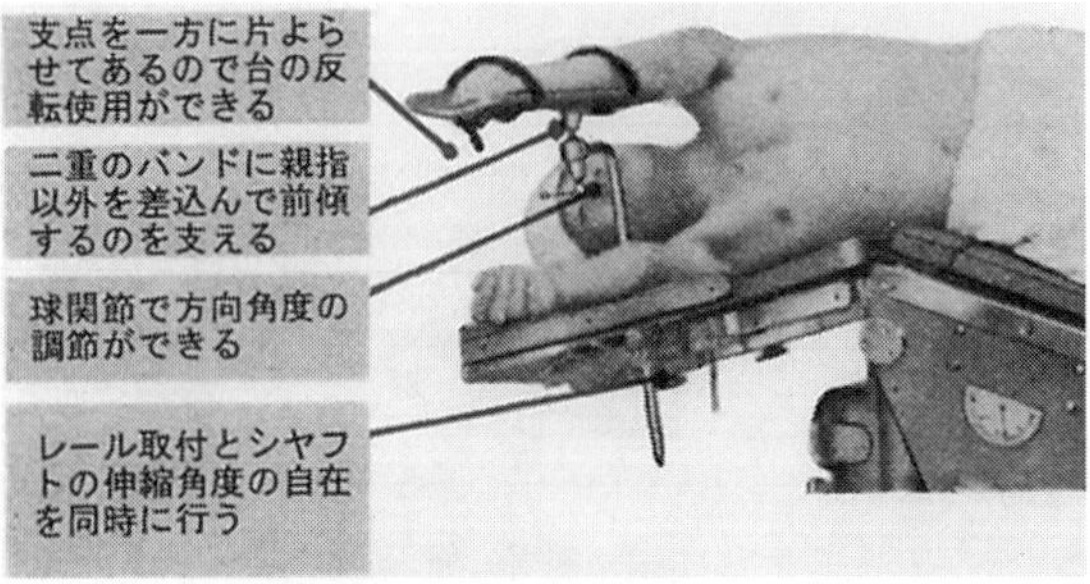
支点を一方に片よらせてあるので台の反転使用ができる
二重のバンドに親指以外を差込んで前傾するのを支える
球関節で方向角度の調節ができる
レール取付とシヤフトの伸縮角度の自在を同時に行う

❖万能上肢台

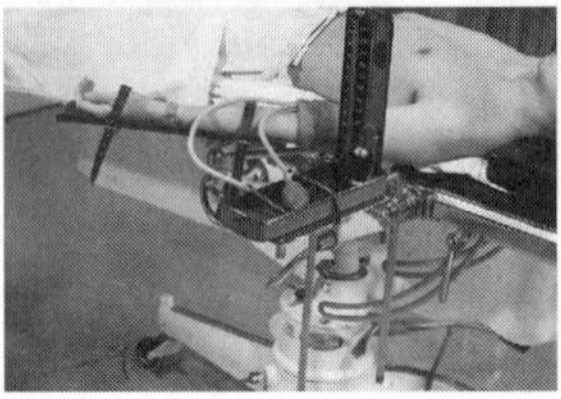

万能上肢台には血圧計他、色々な計器をのせることができる。

❖若杉氏上肢台

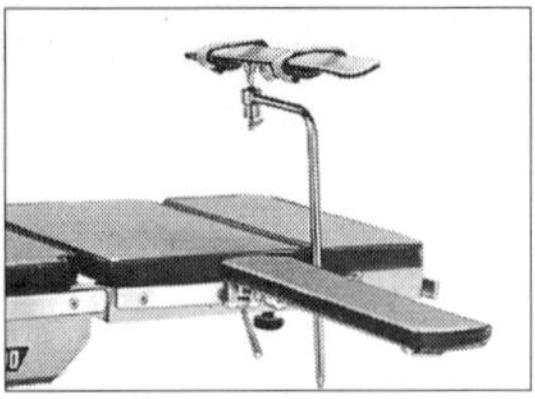

❖若杉氏足踏吸引器

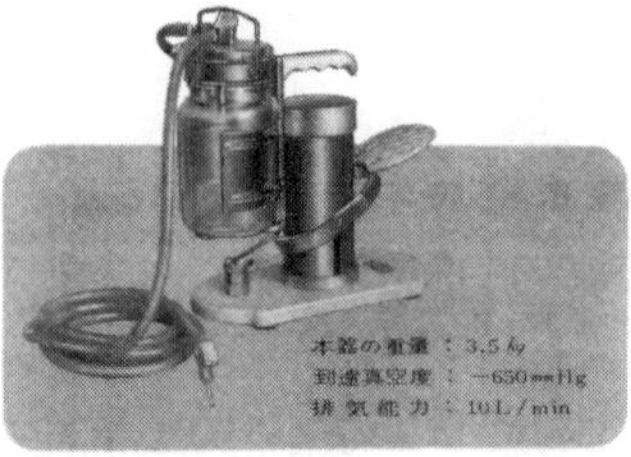
本器の重量：3.5kg
到達真空度：−650mmHg
排気能力：10L/min

昭和38年実用新案登録
（瑞穂医科工業株式会社）

①小型で持ち運び操作ができます。

②足で踏むとき、即ちピストンが下るとき吸引するので吸引力が強い。

③足踏の力を加減することで調節でき、また足踏が挺子のため疲れません。

④全身麻酔は吸引の設備なくして行ない得ないし、救急の場合気道の確保、殊に睡眠薬中毒、溺水等の救護、気管切開後の処理に必要です。

⑤手術野からの吸引にも十分使用できるため溢水防止装置付吸引瓶を付属します。

❖若杉氏骨盤支持器

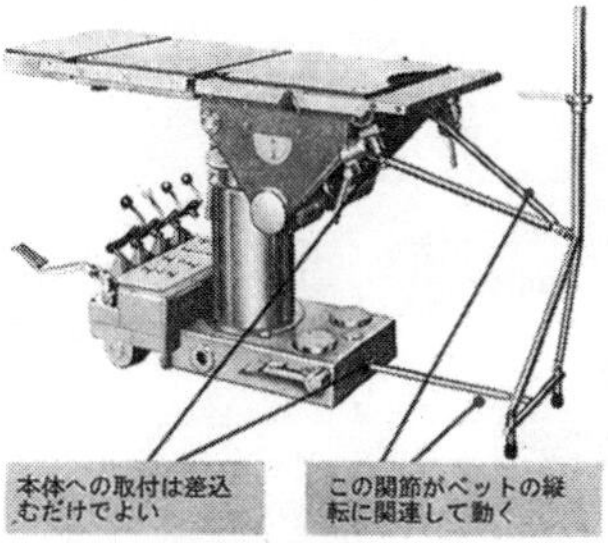

術後の患者をズラして骨盤を支持しギブス繃帯を行う。術中骨盤高位の体位も遅滞なくとれる。補助板をスライドさせて小児のギブス繃帯も可能である。この支持台の下方は全く空間で施術が極めて容易でありまた汚損の心配もない。ギブス繃帯を行う時の手術台の高さは80cm位が適当である。

❖若杉氏坐位頭部支持器

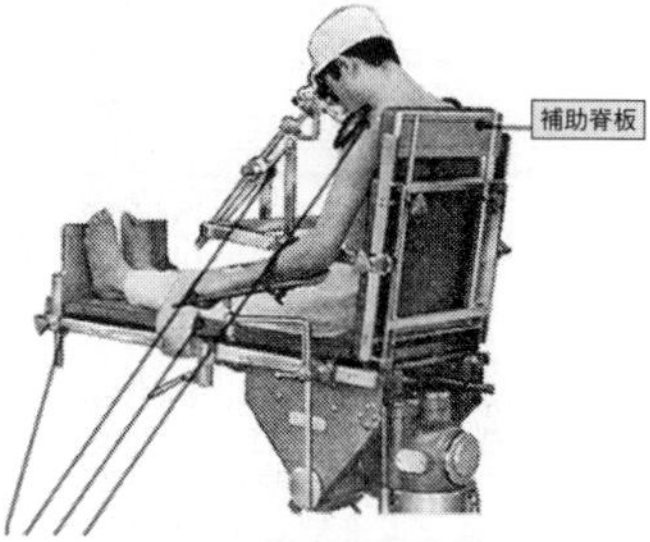

肩、膝、足の三点を固定すれば体位は長時間にわたっても安定して崩れない。次に対面金具に絆創膏で頭部をしっかりと固定し、そのアームを前方一杯にひいて固定すれば、頸部及び後頭部は理想的な手術位となり特に顎の固定を必要としない。肩を円椀で押えたのは周囲の血管を避けて血圧測定等の支障を除くためである。

❖若杉氏側部支持器

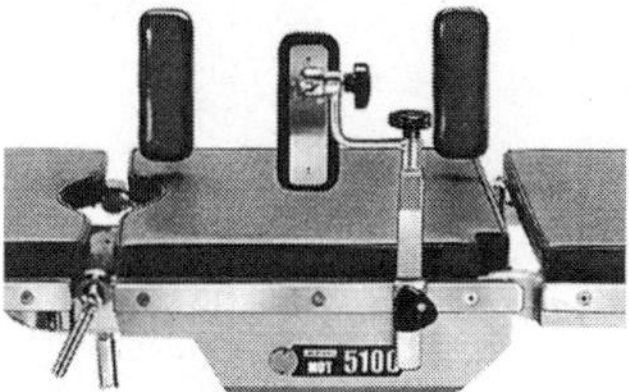

側臥位の支持をするのに、対格によってその距離がかなり相違するため、この支持器は2支点で屈折し又上下も調節でき必要な体位を支持することができる。この支持器は術者の邪魔にならないように作ってある。

❖若杉氏頭部支持器

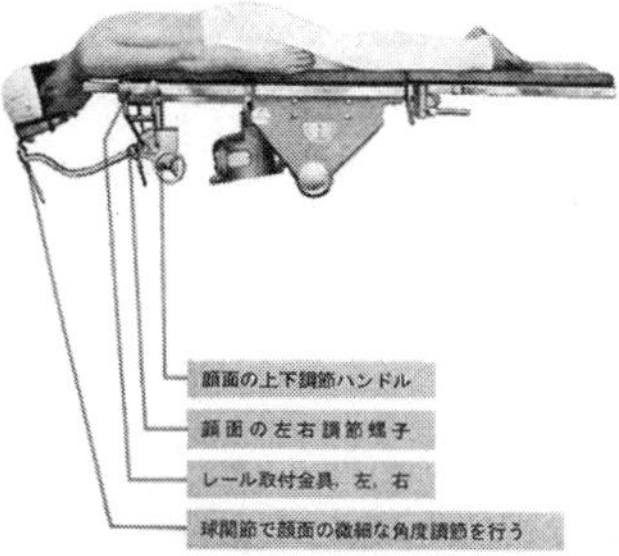

❖若杉氏手の外科上肢台

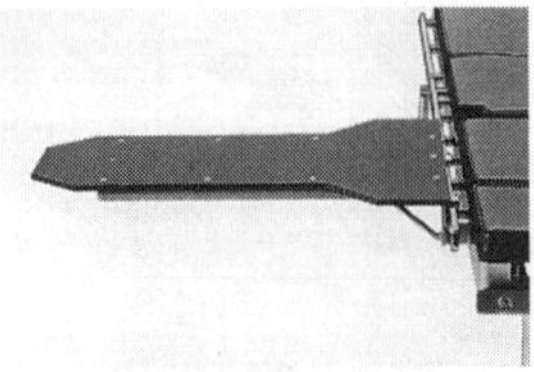

この上肢台には脚台がなく術者の邪魔にならない。又、取付が完全で、しかも安定していることを特徴とする。使用しない時の格納も容易である。

❖若杉氏柔軟性前腕支持器

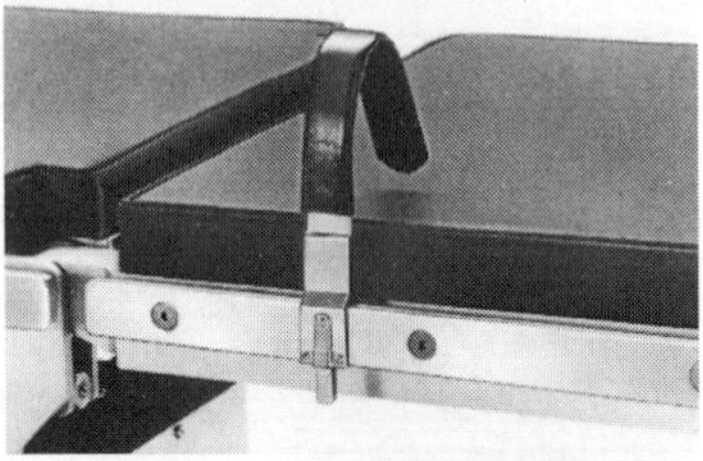

患者さんの前腕に合わせて自由に曲げて使用できます。

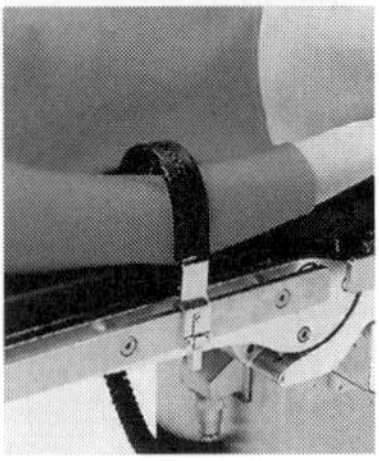

❖若杉氏スクリーン掛

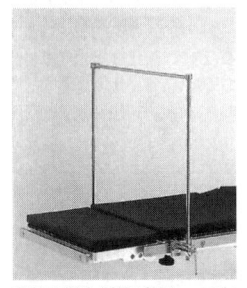

麻酔の導入挿管が終わってから、蛇管の一方をはずすことなく、点線のように横線を引き上げ渡すことでスクリーンをかけることができるので、極めてスムーズに準備ができます。

❖脊椎腹臥位用上肢台(若杉タイプ)

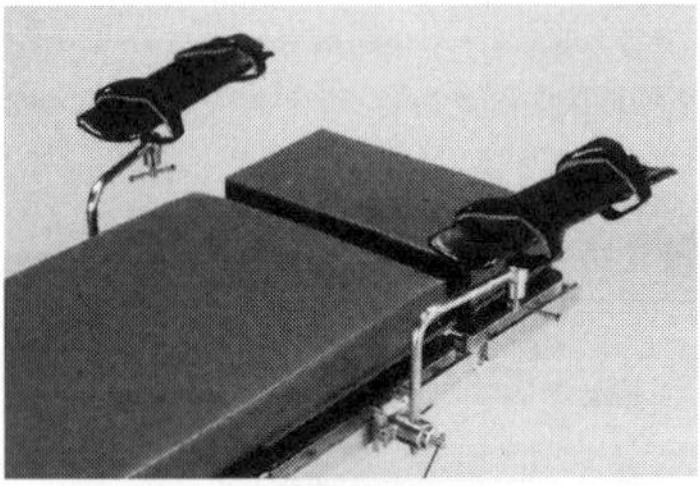

腹臥位のポジションで、患者さんの手腕を支持します。

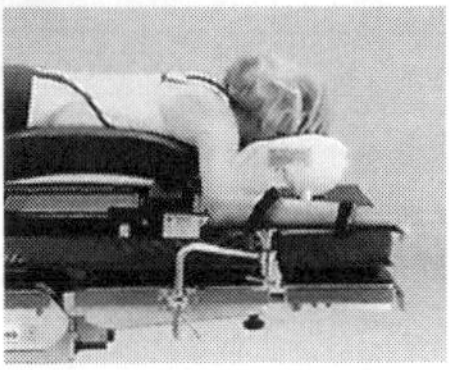

❖胸部保護器

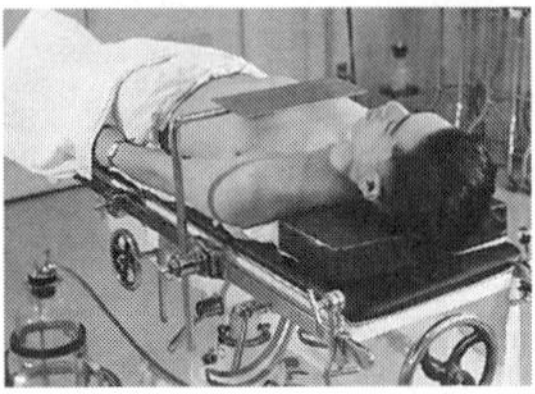

左写真：
若杉文吉所蔵

Mizuho
IKA KOGYO K.K

麻酔管理の手術台附属器具

東京大学教授　山村秀夫先生　指導
東京大学麻酔科　若杉文吉先生考案

若杉式　万能上肢台 P.P

外科手術の進歩に伴ひ，手術台並びに其の附属器具もそれぞれの要求に応じて考案製作された為に非常に手術がやり易くなっている。然しながら簡単なことであって絶えず遭遇する不便に対して何ら検討を加えられてないことも多い。

この万能上肢台は以上の観点と麻酔管理上から考案されたもので，以下に其の特徴と，使用法を記して御撰定に資したい。

1. **血圧測定**　側臥位においては下になる方の上肢に静脈点滴注射をすることが多いので，血圧測定は主として上になる上肢で行われる。上肢の固定が不十分で，肘関節が屈曲したり動いたりすると，血圧測定が困難であったり不正確になったりする。この肘関節屈曲等により末梢静脈のうっ血がある場合に，最高血圧は20～30％以上の上昇を来すか，最高血圧のよみを誤らせたりする。従って従来の様に上側の上肢が不安定な位置では Stethoscope に心音が伝わって血圧測定の音が聞えるかどうか時にまぎらわしいことがある。これは左側が下になっても云えることでこれらの防止のためにもこの上肢台は便利である。

2. **静注点滴注射**　側臥位で特に上になる上肢の前腕部並びに，手背部で血管が良くでる場合，又は他の部位で静注が巡く失敗したような場合，固定が十分であるので，点滴静注も可能である。然も上肢で点滴静注の場合は圧迫を受けていないから血液の入りが良く，又麻酔医の位置に近いため必要に応じてすぐ薬液を注入できる利点がある。

3. **理想的体位の維持**　側臥位並びにこれに近い体位は上体を夫々前胸部，背部，腰部を支持器で支えるが，前胸部の圧迫は呼吸を抑制することがあるのでできるだけこれは使用しない方が良い。第四図の様に特別な手部の固定法に依り，上肢が前方に逸脱しない為上体が前方に傾かない為前胸部を圧迫する支持台を使用する必要がない。一般手術に於ても，支持桿の上下，回転，傾斜更に球関節を中心としての回転により術者の必要とする凡ゆる体位が可能である。

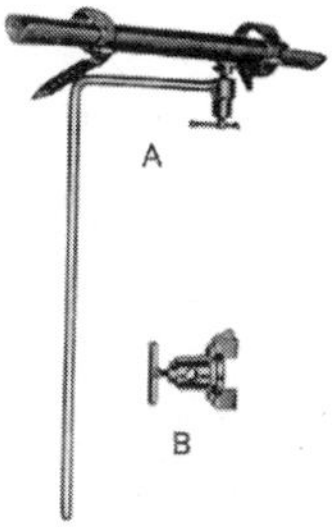

第一図
A：万能上肢台　B：固定

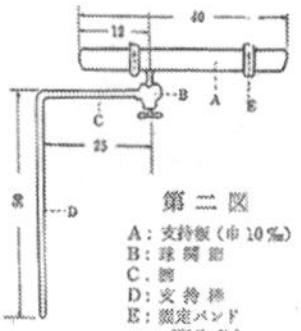

第二図
A：支持板（巾 10％）
B：球関節
C．腕
D：支持棒
E：固定バンド
（単位 ％）

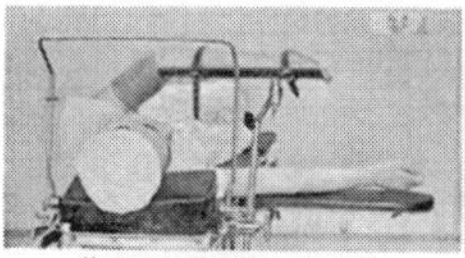

第三図　手が前に行らない為胸部受を使用しない

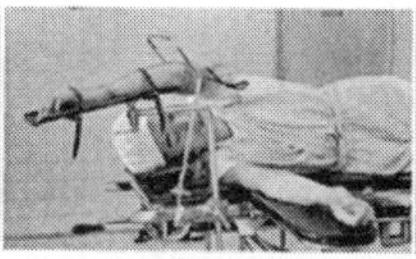

第四図

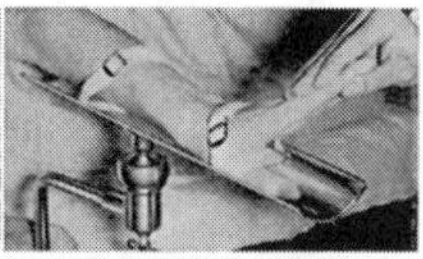

第五図　手部の固定

TOKYO　MIZUHO IKA KOGYO CO., LTD.　TEL.(92) 0401 3900 5134

万能上肢台

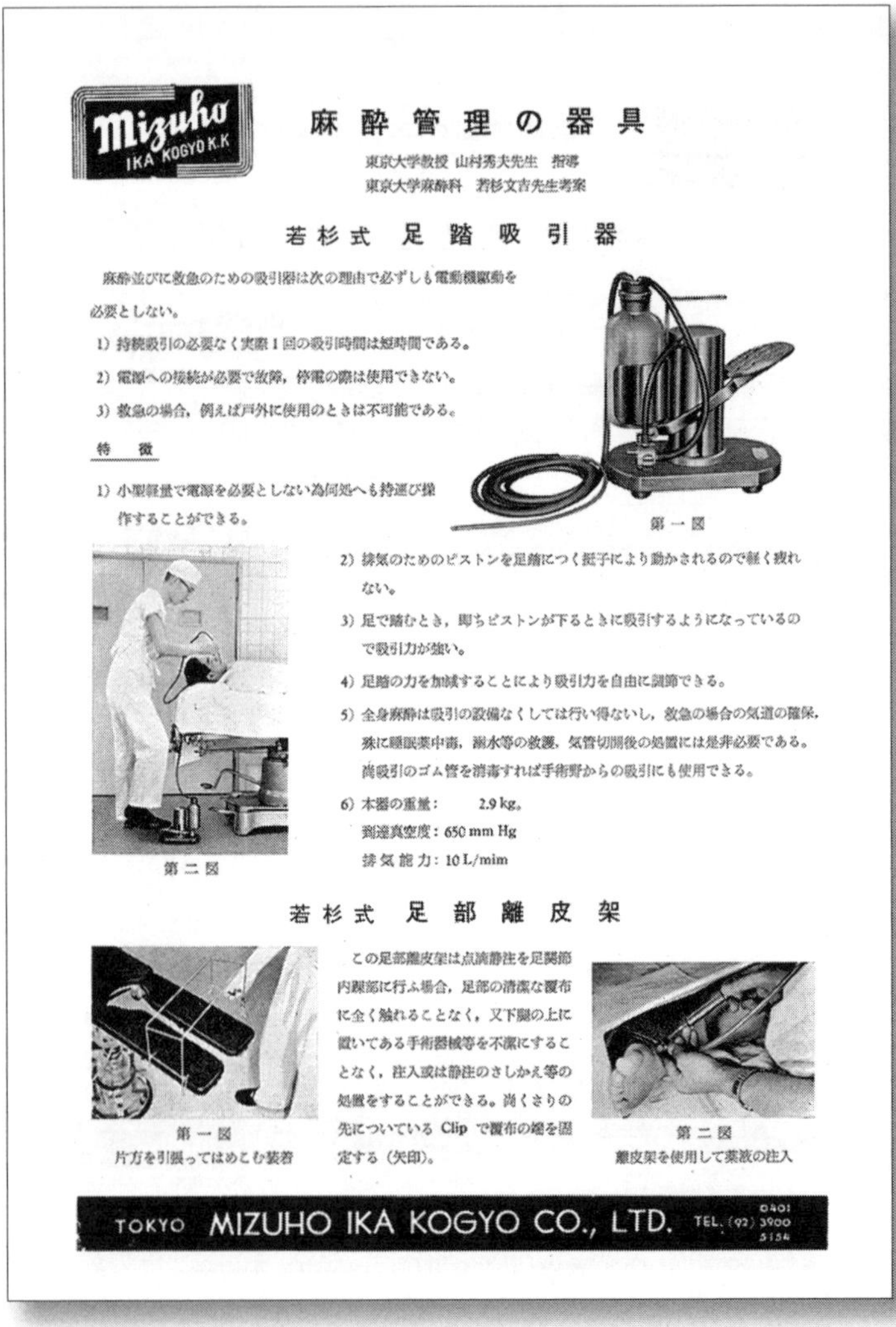

Mizuho IKA KOGYO K.K

麻酔管理の器具

東京大学教授 山村秀夫先生 指導
東京大学麻酔科 若杉文吉先生考案

若杉式 足踏吸引器

麻酔並びに救急のための吸引器は次の理由で必ずしも電動機駆動を必要としない。

1) 持続吸引の必要なく実際1回の吸引時間は短時間である。
2) 電源への接続が必要で故障，停電の際は使用できない。
3) 救急の場合，例えば戸外に使用のときは不可能である。

特　徴

1) 小型軽量で電源を必要としない為何処へも持運び操作することができる。

第一図

2) 排気のためのピストンを足踏につく挺子により動かされるので軽く疲れない。
3) 足で踏むとき，即ちピストンが下るときに吸引するようになっているので吸引力が強い。
4) 足踏の力を加減することにより吸引力を自由に調節できる。
5) 全身麻酔は吸引の設備なくしては行い得ないし，救急の場合の気道の確保，殊に睡眠薬中毒，溺水等の救護，気管切開後の処置には是非必要である。尚吸引のゴム管を消毒すれば手術野からの吸引にも使用できる。
6) 本器の重量：　2.9 kg。
到達真空度：650 mm Hg
排気能力：10 L/mim

第二図

若杉式 足部離皮架

この足部離皮架は点滴静注を足関節内踝部に行ふ場合，足部の清潔な覆布に全く触れることなく，又下腿の上に置いてある手術器械等を不潔にすることなく，注入或は静注のさしかえ等の処置をすることができる。尚くさりの先についている Clip で覆布の端を固定する（矢印）。

第一図
片方を引張ってはめこむ装着

第二図
離皮架を使用して薬液の注入

TOKYO MIZUHO IKA KOGYO CO., LTD. TEL. (92) 0401 3900 5154

足踏吸引器等

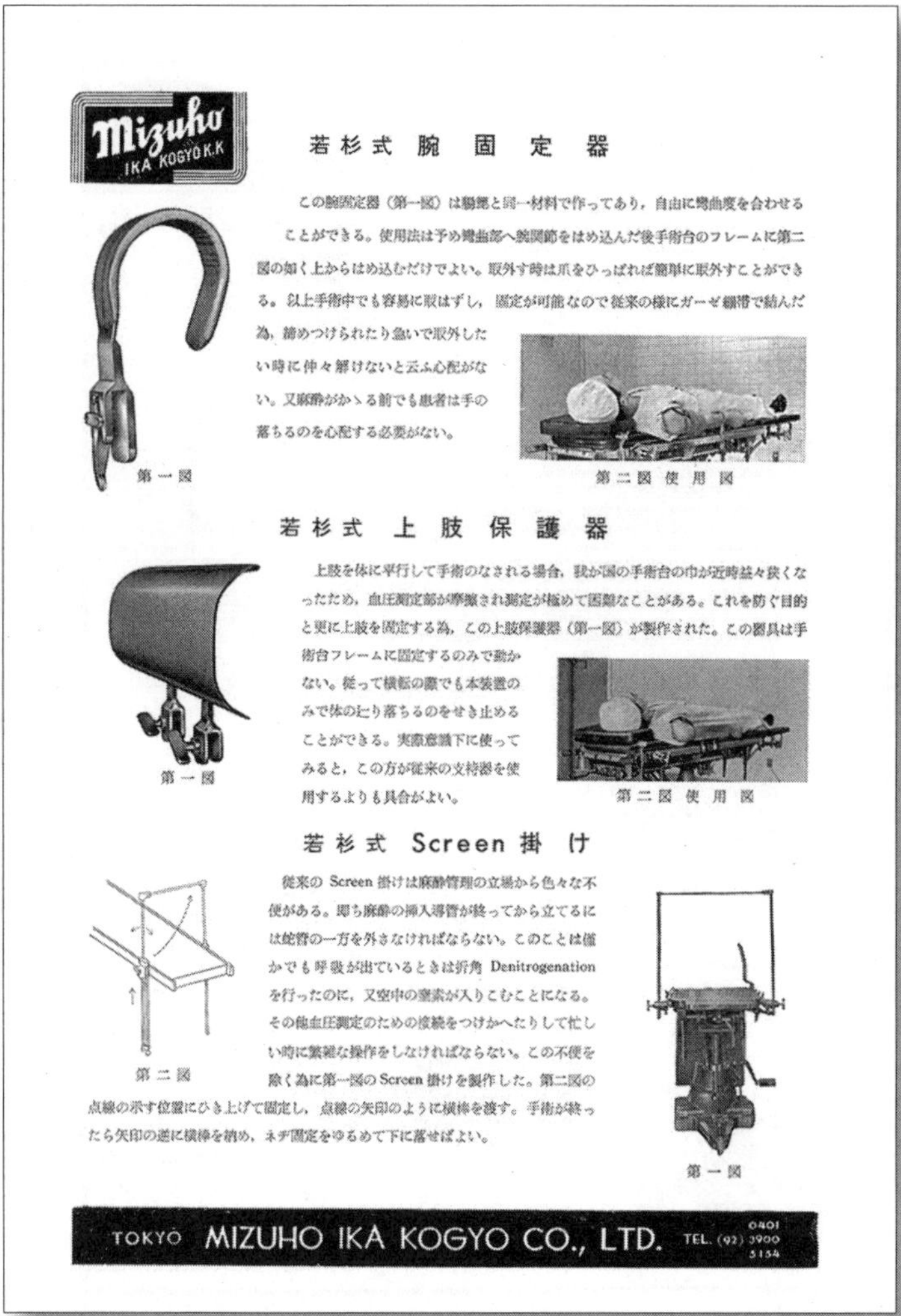

Mizuho
IKA KOGYO K.K

若杉式腕固定器

この腕固定器（第一図）は鍋蝶と同一材料で作ってあり，自由に彎曲度を合わせることができる。使用法は予め彎曲部へ腕関節をはめ込んだ後手術台のフレームに第二図の如く上からはめ込むだけでよい。取外す時は爪をひっぱれば簡単に取外すことができる。以上手術中でも容易に取はずし，固定が可能なので従来の様にガーゼ繃帯で結んだ為，締めつけられたり急いで取外したい時に仲々解けないと云ふ心配がない。又麻酔がかゝる前でも患者は手の落ちるのを心配する必要がない。

第一図

第二図使用図

若杉式上肢保護器

上肢を体に平行して手術のなされる場合，我が国の手術台の巾が近時益々狭くなったため，血圧測定部が摩擦され測定が極めて困難なことがある。これを防ぐ目的と更に上肢を固定する為，この上肢保護器（第一図）が製作された。この器具は手術台フレームに固定するのみで動かない。従って横転の際でも本装置のみで体の辷り落ちるのをせき止めることができる。実際意識下に使ってみると，この方が従来の支持器を使用するよりも具合がよい。

第一図

第二図使用図

若杉式 Screen 掛け

従来の Screen 掛けは麻酔管理の立場から色々な不便がある。即ち麻酔の挿入導管が終ってから立てるには蛇管の一方を外さなければならない。このことは僅かでも呼吸が出ているときは折角 Denitrogenation を行ったのに，又空中の窒素が入りこむことになる。その他血圧測定のための接続をつけかへたりして忙しい時に繁雑な操作をしなければならない。この不便を除く為に第一図の Screen 掛けを製作した。第二図の点線の示す位置にひき上げて固定し，点線の矢印のように横棒を渡す。手術が終ったら矢印の逆に横棒を納め，ネヂ固定をゆるめて下に落せばよい。

第二図

第一図

TOKYO MIZUHO IKA KOGYO CO., LTD. TEL. (92) 0401 3900 5154

腕固定器等

若杉考案　医療器具・器械パンフレット

東東大学医学部教授　山村　秀夫　博士　指導
麻　酔　学　教　室　若杉　文吉　先生　考案

❶ 若杉式　**手動人工呼吸器**

本器は Mask と Bag の間に特殊な弁を装置し，Bagを押すと呼気排出弁か閉じBag をはなすと弁かひらくと同時に Bag の Self-expandingにより自動的に新しい空気かとり入れられる様になつております。したかつて従来のBellows type（蛇管状ゴム）のものと異つて疲れずに長く続けることか出来，しかも極めて小型で軽く携帯に至便です。

応用……腰椎麻酔・抗菌性物質・手術時・外傷等のショツク，薬品中毒による仮死，窒息，溺水による窒息，虚脱昏睡。

❷ 若杉式　**ガート・ハンガー**（Gato hanger）

1)　輸血液を濾過するときはガーゼを横から載せるだけでよく，通す必要かない。
2)　従来のものは弱い材質を使用していたため破損か多かつたか本器は材料を充分に吟味してある。

❸ 若杉式　**ガート・クリツプ**（Gato clip）

従来輸血する場合穿刺針の置場に困り，時には人手を要したり，又無菌を保つに非常に不便を感じ て おりました。本器は極め て簡単に 従来の ガートル台 に 取付られて図の如く安全に且無菌に保持することか出来ます。

❹ 若杉式　**蛇　管　つ　り**

L字型に折曲げることにより，
1)　支えられる蛇管の高さを自由に調節することか出来る。
2)　門構にかけられた覆布を本器の基部迄おしやることにより顔面をよく観察出来る。

❺ 若杉式　**Ayre's tube 安全器**

1)　Ayre's　側枝に取りつけることにより側枝端か覆布等に閉塞される危検かない。
2)　聴診器のゴム管を接続することにより呼吸の状態をよく観察出来る。従つて僅かな呼吸の変化，咳，分泌物をも容易に知ること出来る。
3)　爆発性の高い混合ガスがはき出されるときは吸引器に接続することにより濃度をうすくすることか出来る。

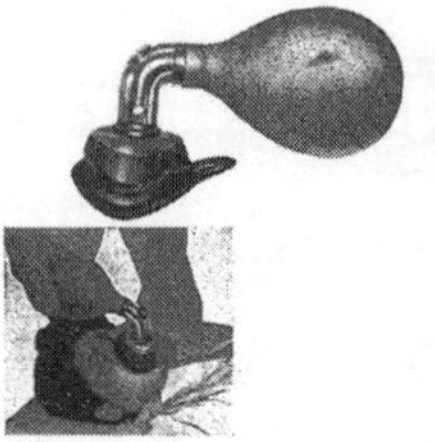
❶

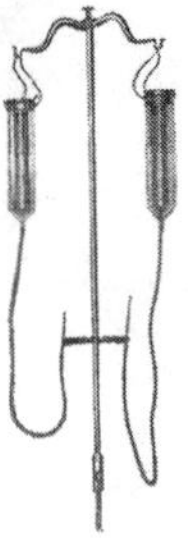
❷

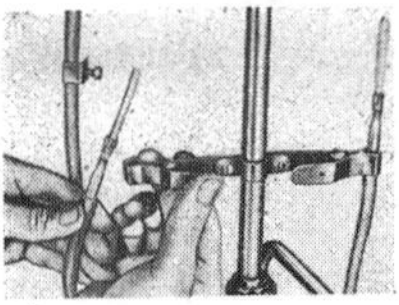
❸

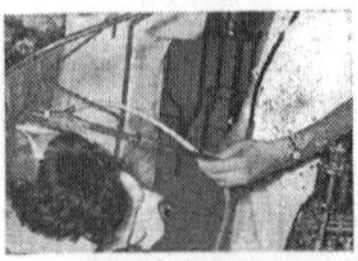
蛇管つり安全器使用の図

❺

❹

東　京・文　京・金　助　町 73　**泉工医科工業株式会社**　電話（92）7319・5332・3870

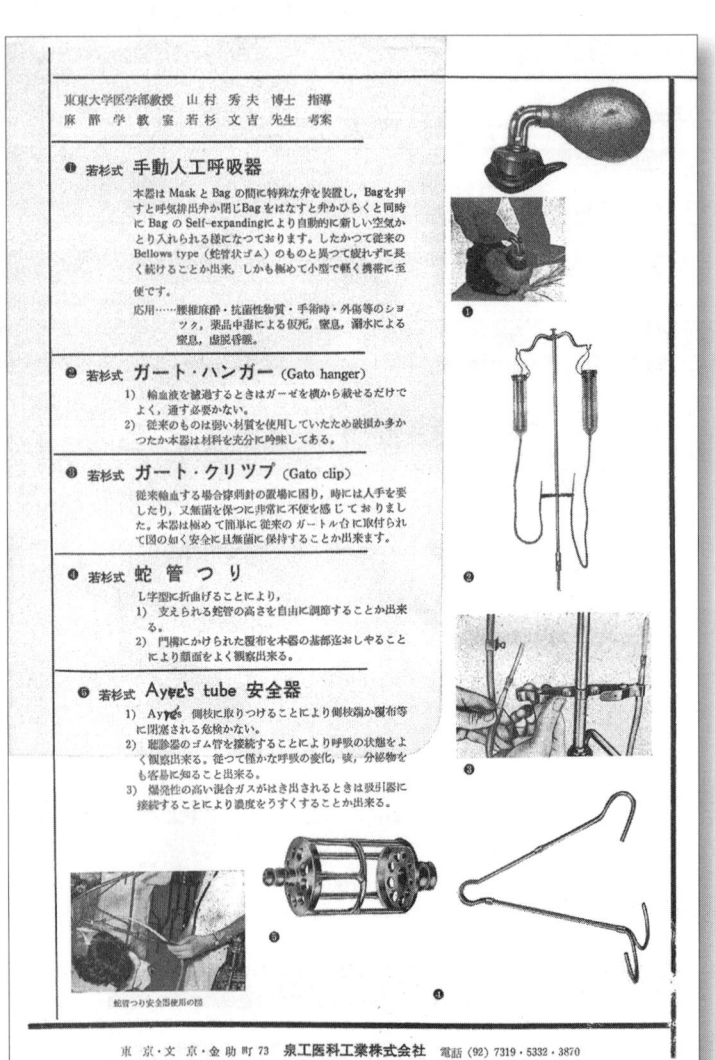

手動人工呼吸器等（出典：泉工医科工業株式会社パンフレット）

第8図に示す如く，トランクの蓋をあけると，蓋の裏側には**透明なプラスチック板**を介して，全身麻酔に必要な器具，即ち喉頭鏡，チューブ，アングルピースキシロカインゼリー，絆創膏，バイトブロック，静脈麻酔剤，筋弛緩剤，救急薬品等を収めることが出来，従って**点検に便利**であります。トランク内には麻酔器が一部，分解されて収められます。

このトランクを**第7図**のように持運び先方に**500ℓ入酸素ボンベ**と**吸引器**さえあれば，何時でも**気管内挿管による全身麻酔**が可能であります。

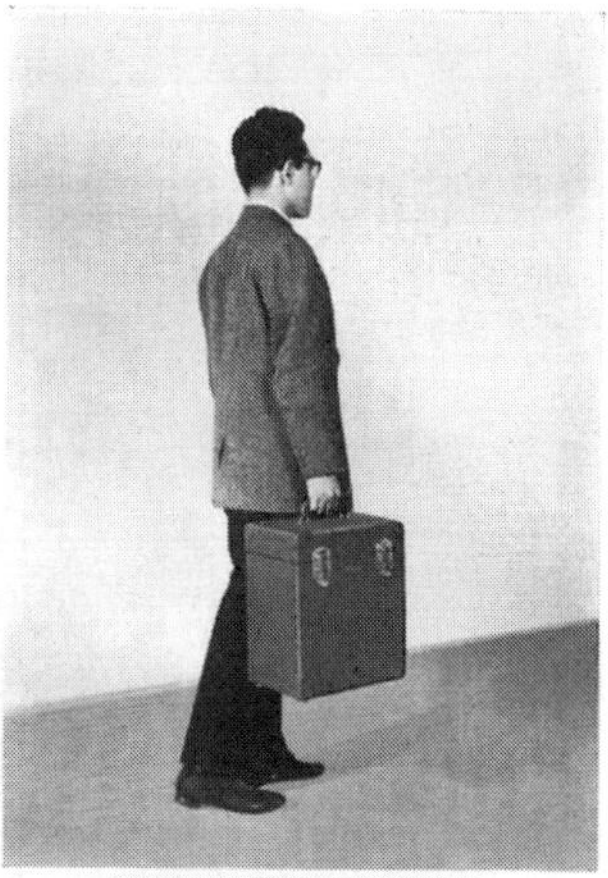

第7図　トランク携行図

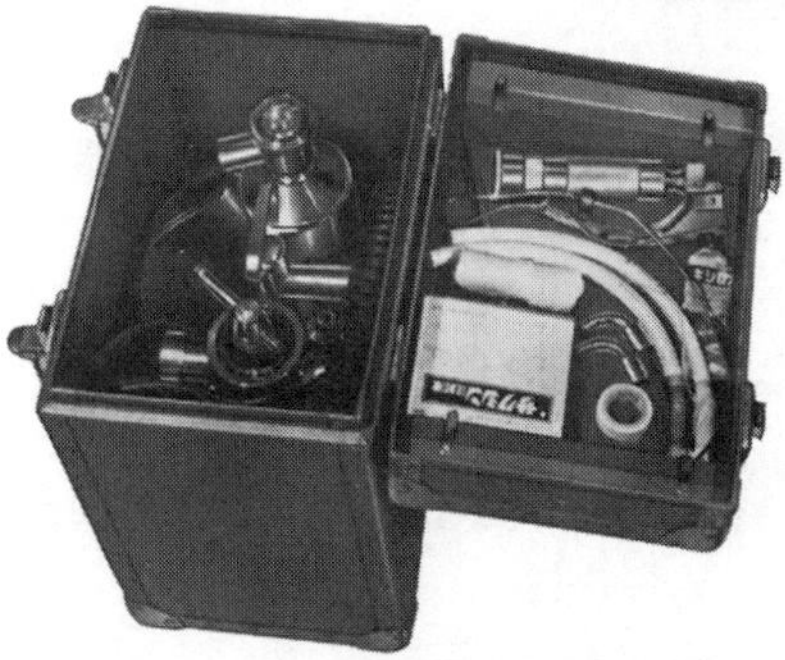

準備する内容の一例

1. 喉　頭　鏡
2. 気管内チューブ
3. チューブ用 アングルピース
4. スタイレット
5. バイトブロック
6. 絆　創　膏
7. 静脈麻酔剤
8. 筋 弛 緩 剤
9. 救 急 薬 品
10. キシロカインゼリー

第8図　トランクの内容

7

ICHIKAWA SHISEIDO & CO., LTD.

ポータブル麻酔器　（出典：株式会社市河思誠堂パンフレット）

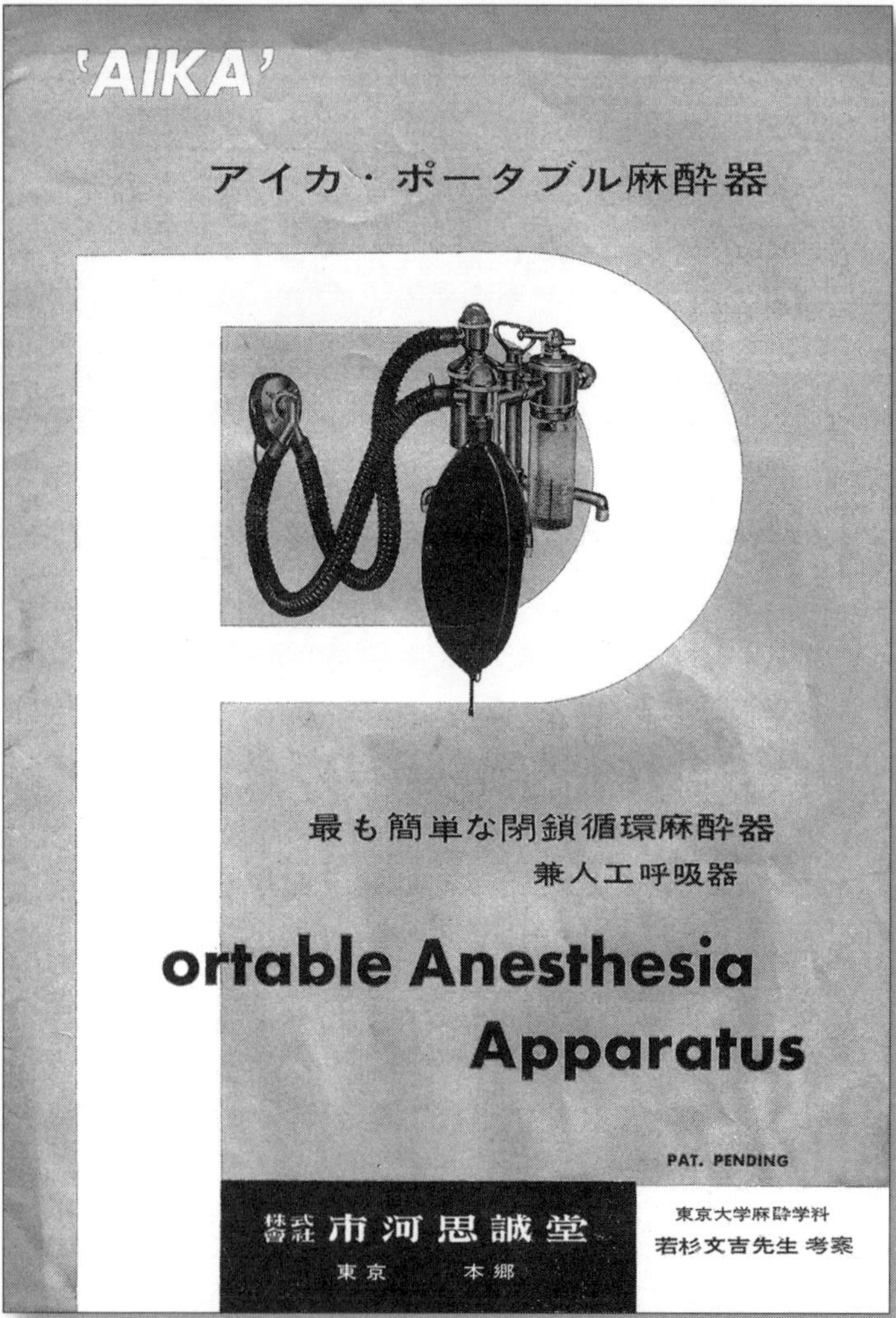

ポータブル麻酔器 （出典：株式会社市河思誠堂パンフレット）

若杉式　**点滴静注用三方活栓**

静脈内に麻酔剤を注入する場合，点滴静注のゴム管に注射針を刺して行ふ方法が愛用される。然しこの方法も注入が頻繁であったり，注射針が太かったりすると直ぐゴム管を取換えねばならぬ欠点がある。以上のことから第一図Aの如き，ゴムキャップをもつ三方活栓を第二図のように比較的注射針に近くこれをとりつけて使用することにより，注入薬液が早く血管に達すること又活栓をOFの位置で静注すれば注射器で行うと同様に血液の逆流があり確かめることができる等，非常に便利に使用できる。

輸血を注射器で促進するときは，キャップを除き注射器を直接活栓に嵌合させて使用する。キャップがあるので無菌的であり，キャップを介しての時は酒精綿で消毒すればよい。

次に手術や麻酔に先だって注射器で静脈注射を行い，尚暫く留置することがしばしばある。この場合血液の逆流を防ぐために第一図Bのキャップを使用すれば非常に便利である。

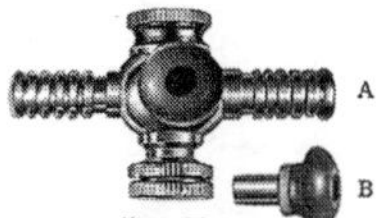

第一図
A：点滴静脉用三方活栓
B：静脉留置針用キャップ

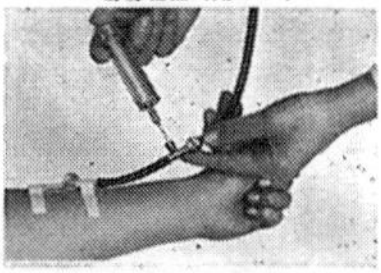

第二図　ゴムのキャップを介して薬液を注入する

若杉式　**点滴輸血促進器**

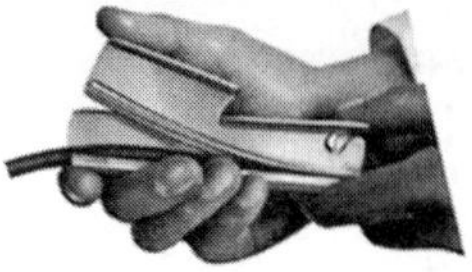

麻酔と手術の進歩により大きな手術的侵襲が加えられる様になり，出血量が大きい手術が多くなった結果，静脉への点滴を全開にしても出血に追付けないことがある。本器は図に示す如くゴム管を圧縮することにより，輸血するもので，両手で操作すると毎分100 ccの血液を送り込むことができる。この方法によれば三方活栓使用時のような血液の散乱，或間隔で使用するときの注射器のピストンの不円滑による混乱等がない。

若杉式　**麻酔用聴診器**

この聴診器は麻酔に使用するため特に次の点を考慮してある。
① 耳掛けは硬い手術床に落しても破損しないように作ってある
② 第四図の握りの部分を片手で握れば耳かけが充分開き装着脱ができる。従って補助，調節呼吸のときはバッグから片手を離す必要がない。
③ 集器コップは成人用，小児用，心音呼吸器用の三種とした
④ 小児麻酔導入の際は，心音，呼吸音集器コップ（第三図）をつけることにより常に同じ状態で確実に（スプリングで集器コップが密着するので）観察することができる。
⑤ 血圧測定の操作に便利なようにゴム管は長くした
⑥ 第一図の様にすればその際に集音コップをおさえる必要はなく，患者の頭側で血圧測定が容易にでき腕の位置はどうあってもよい。

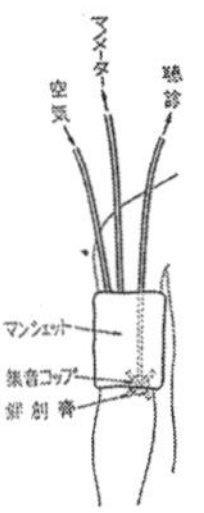

第一図

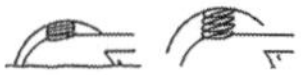

第三図 心音，呼吸音用集器コップの構造

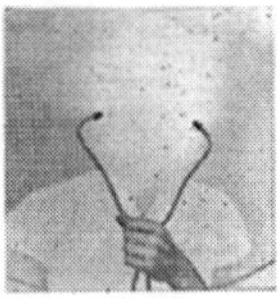

第四図

第二図

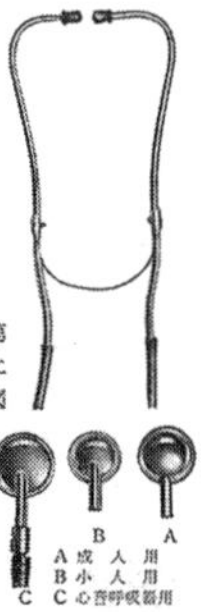

点滴静注用三方活栓等（出典：瑞穂医科工業株式会社パンフレット）

5 デルマトーム

関東逓信病院におけるデルマトーム作成の歴史

菊地 博達

一九七四年あるいは一九七五年の頃、（略）カルテで使用していたKeeganのデルマトームは、実情と合わないことが指摘された。文献に記載されているデルマトームを集め検討したが、いずれも問題があるとの結論に至り、新たに作成した方がよいとの提案がなされた。

帯状疱疹の発疹あるいはその瘢痕の拡がり、さらに、くも膜下フェノールブロックによる無知覚領域の膨大なスライドを資料として、主に脊髄神経ごとにまとめて、身体の特徴的な部位との位置関係を確認した。なお、耳介および頬部を含む顔面、頭部、頚部は、三叉神経節ブロックによる無知覚領域、および星状神経節ブロックの合併症による第2〜第4頚神経領域の知覚脱失を参考に、前腕および手背手掌では、主に帯状庖疹のスライドを基とした。当時レジデントであった先生に、白い下着を穿いてもらい、マジックインクで線引きを行った。種々の体位をとってもらい、筆者が写真を撮り、

N先生がイラストにした（次頁図）。このイラストを病院のカルテのデルマトームとして印刷した。

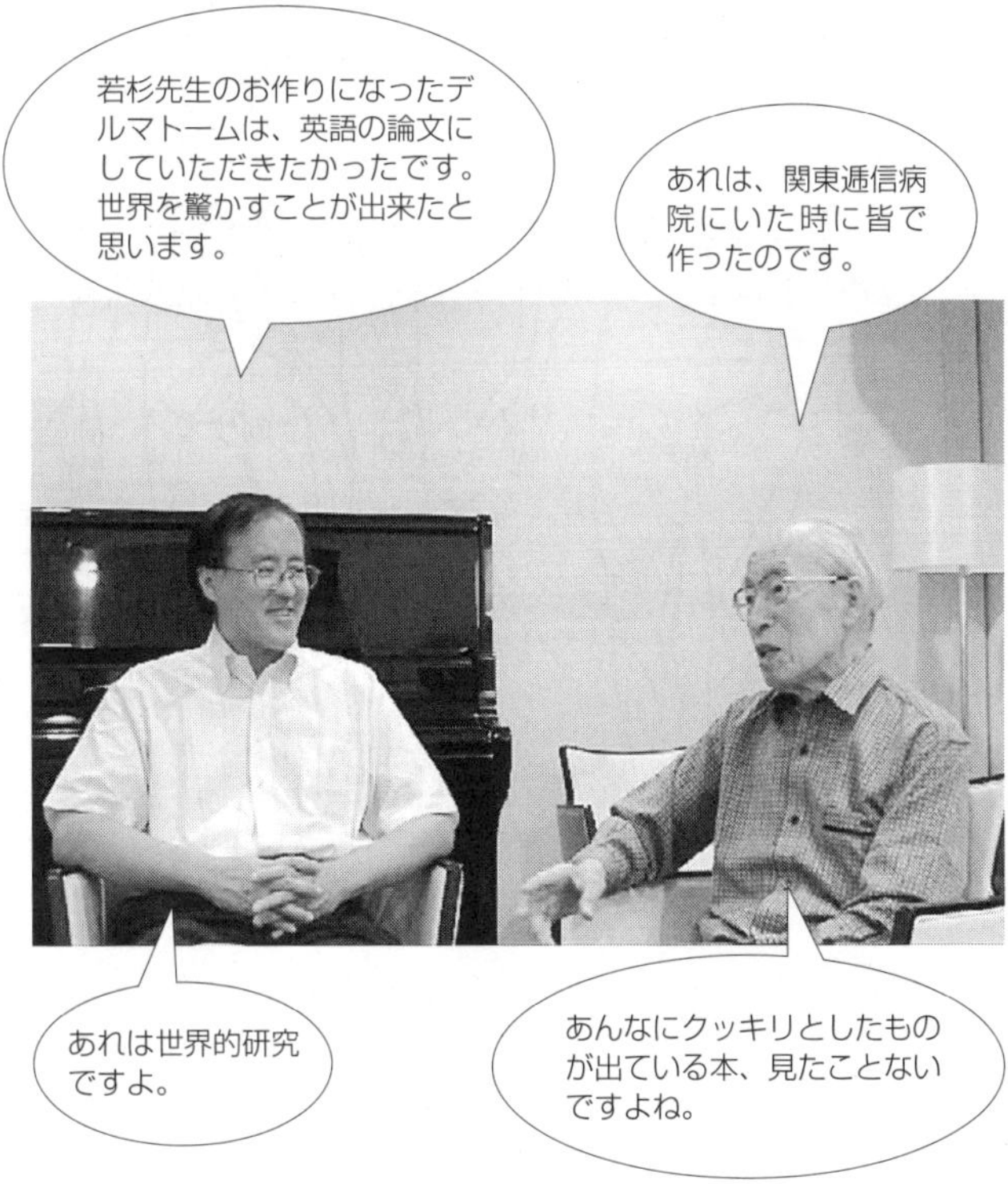
若杉先生のお作りになったデルマトームは、英語の論文にしていただきたかったです。世界を驚かすことが出来たと思います。
あれは、関東逓信病院にいた時に皆で作ったのです。
あれは世界的研究ですよ。
あんなにクッキリとしたものが出ている本、見たことないですよね。

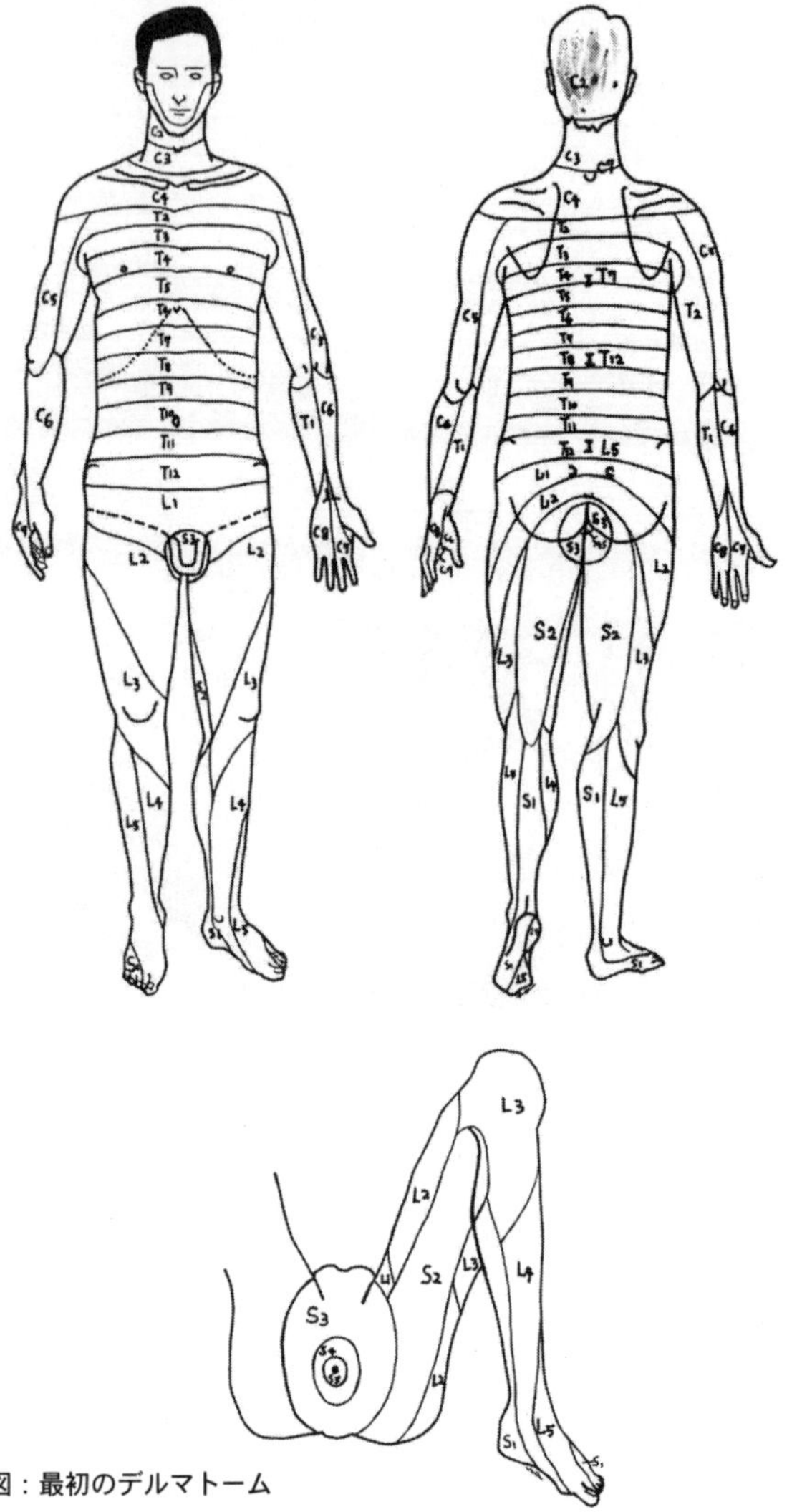

図：最初のデルマトーム

出典：「関東逓信病院におけるデルマトーム作成の歴史」菊地博達（『ペインクリニック33(12)』、真興交易株式会社医書出版部、二〇一二年、一七〇三～一七〇五頁）＊一部改変

若杉氏のデルマトーム

長櫓　巧

年配のペインクリニック医師は、肩の張った全身そして横顔の図に明瞭な線で記載されている若杉先生が作られたデルマトーム（皮膚節）の図を知っていると思う。

日本ペインクリニック学会の用語委員会の委員長として、二〇一〇年に発刊予定の「ペインクリニック用語集 改訂第3版」の準備を進めていた時、委員会で、内容を充実するためにデルマトーム図を掲載することが決定された。Foerster, Head, Keeganらのどのデルマトームを採用しようか委員会で検討した。その時に「若杉先生が作られたデルマトームがよいのでは」との意見が出された。そして、若杉先生のデルマトームと世界的な教科書に掲載されているKeegan等のデルマトームを比べてみた。若杉先生の図は、日本人を思わせる図で、デルマトームの線には迷い、揺るぎがなく、明瞭に記載されており、特に、デルマトームが不明瞭な上下肢、顔面がわかりやすく、実際の臨床とよく一致する記述がされていることに改めて感心し、掲載が決定された。

掲載には、このデルマトームが最初に公にされた書籍あるいは雑誌などを探し、出版社や若杉先生の許諾を得る必要があった。しかし、委員会でどこの雑誌に出ていたか話し合われたが、はっきりしたことがわからない。（略）比較に使った若杉先生のデルマトームは、原図ではなく、関東逓信病院（現 NTT東日本関東病院）から拡がったデルマトーム図も、コピーの孫コピーであり、バリエーションが加味され、原図ではなかった。「ペインクリニック」誌の最初の巻で頭部のデルマトーム図が掲載された記憶はあったが、それよりも前にあったはずの全身のデルマトーム図が見つからなかった。そこで、用語集の出版をお願いしていた真興交易医書出版部の「ペインクリニック」誌編集部にこの件の調査を依頼した。編集部では、若杉先生をはじめ関係者に問い合わせ、バックナンバーなどを隈なく調べ、全身のデルマトームが最初に載った論文が「医学のあゆみ」、頭部のデルマトーム（左図）は「ペインクリニック」であることがわかった。その際に、このデルマトームを若杉先生がどのようにして作成されたか非常に興味が湧いてきたが、実際に診療された患者の膨大な診療カルテや記録した画像を基に作成されたことはわかったが、それぞれの方々の遡った記憶は断片的であり、その当時にはそれ以上の詳細はわからなかった。若杉先生がお元気なうちに改めて、と思っていたが、残念なことに、ご逝去され叶わぬこととなってしまった。

「若杉先生を偲ぶ会」で参列者の一部でそのことが話題となったところ、ちょうど菊地先生がおられ、当時の関東逓信病院でデルマトームを作成された経緯がわかった次第である。今回の菊地博達先生のご寄稿で、若杉先生をはじめ当時の関東逓信病院の方々の情熱と苦労を感じるとともに、わが国のペインクリニックの来し方やこれからにしばし思いを馳せ、感慨深かった。

このデルマトームはわが国のペインクリニックの宝と実感している。

出典：「若杉氏のデルマトーム」長櫓巧（『ペインクリニック33（12）』、真興交易株式会社医書出版部、二〇一二年、一七〇六〜一七〇七頁）

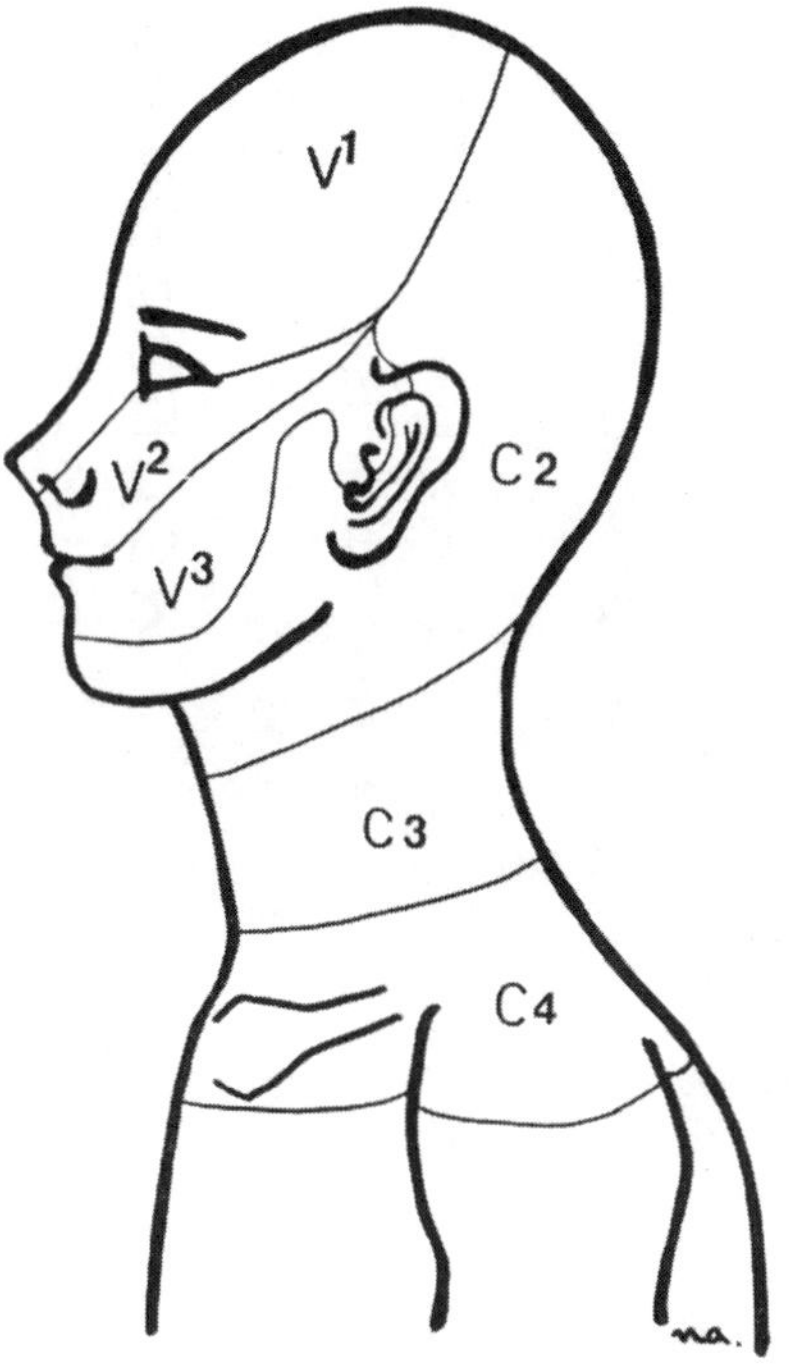

図：若杉先生たちが作成した顔面、頭、頸部のデルマトーム（『ペインクリニックVol.2No.2』より転載）

6 顔面神経穿刺圧迫法

顔面けいれんについて

昭和三七年頃は（顔面けいれんについて）、わが国ではまったく関心がもたれていなかった。それは痛むこともないし、放置しておいても生命に危険はない、このことが現代医学のスポットをあびなかった大きな原因のようである。しかし罹患者の悩みは大きく、健康者の想像をはるかに超えるものがある。

筆者がこの顔面けいれんと深く取り組むに至った理由は、まさにこの苦悩を何とか救ってあげたいということが第一ではあったが、この診療はいずれの診療科とも競合しないことから、ペインクリニックはここから出発して、その存在を示すのも一法と考えたからである。

以来、各麻酔科外来にはこの疾患を中心に三叉神経痛や顔面神経麻痺、いわゆる一般の人たちのいう顔面神経痛が集まるようになってきた。このことは一部の麻酔科医をして〝なぜ麻酔科が治療をやらねばならないのか〟と嘆かれることにもなった。

しかし、これらの努力が、今日の注目を集めるもととなったし、顔面神経ブロックそのものはブロック法の基本として、その修練は大いに意義があると筆者は考えている。

筆者は昭和三七年、局所麻酔薬でブロックを試みているとき、たまたま局所麻酔薬を使用しないうちに、すなわちブロック針のみにより適度の麻痺の得られることに着目した。そして茎乳突孔部で神経を二二Gのブロック針で穿刺するのみで麻痺が得られ、合併症もなくけいれんを止めることのできる穿刺圧迫法を創案した。

この方法は技術的にややむずかしいが、繰り返せること、外来で行えること、重篤な合併症のないことなどの利点がある。

出典：「顔面けいれんについて」若杉文吉（『臨床麻酔5(7)』、真興交易株式会社医書出版部、一九八一年、八三九〜八四二頁）

この疾患（顔面痙攣）との出会いは、東大での発足当初、なぜか顔面痙攣が続いて紹介されたことによる。その中のある書道の大家は、患側眼の機能を失ってもよいから痙攣を止めてくれと哀願された。私はこのことにいたく動かされて、何とか救ってあげたいとこれに取り組み、顔面神経ブロックの穿刺圧迫法を創案した。そのこともあって、6000例以上、しかも保険のきかない時代に来院されたということは、いかに痙攣が精神的苦痛であるかを物語っている。

この顔面痙攣は当初全く治療法がなく、またこの治療について競合する診療科もないことから、ペインクリニックが比較的平穏にすべり出すことが出来たと考えている。

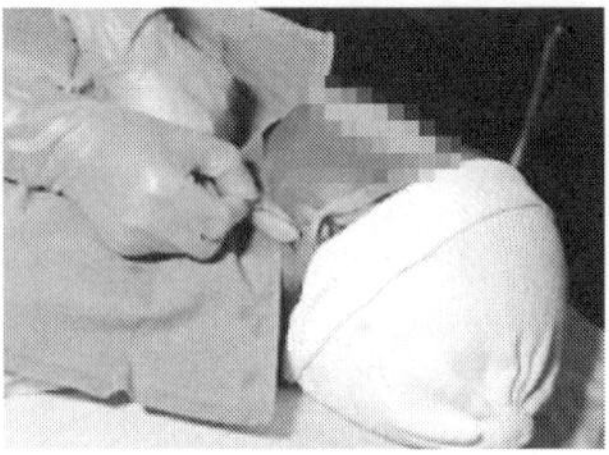

出典：「関東逓信病院ペインクリニック科の23年」若杉文吉（『若杉文吉部長退任記念研究論文集』第1巻、1987年、95～104頁）

Facial nerve block in the treatment of facial spasm

[ABSTRUCT]

Facial nerve block made by the direct insertion of a needle method in the facial trunk developed has been a valuable method in the treatment of facial spasm.The technique, results, and complications of the method are described in detail.Since the degree of facial nerve injury by the block is controllable,the resulting facial palsy can be minimized.A very limited cicatrization in and around the facial nerve allows repeated application of this method when spasm recurs.The facial palsy that was induced disappeared spontaneously within one or two months in the majority of the cases.The effective period of the nerve block extended between two and 27 months.

出典：Archives of Otolaryngology 95（p.356-359, 1972. Bunkichi Wakasugi）

手技の実際

まず左示指で乳様突起を触れる。そして先端に指腹を固定し、ブロック操作が終わるまで離さない。この乳様突起先端をどのように触れ、確認するかがブロック成否のほとんどを決定する。乳様突起先端は点ではなく面であるので、指先を動かしてその全貌を摑んでから決める。

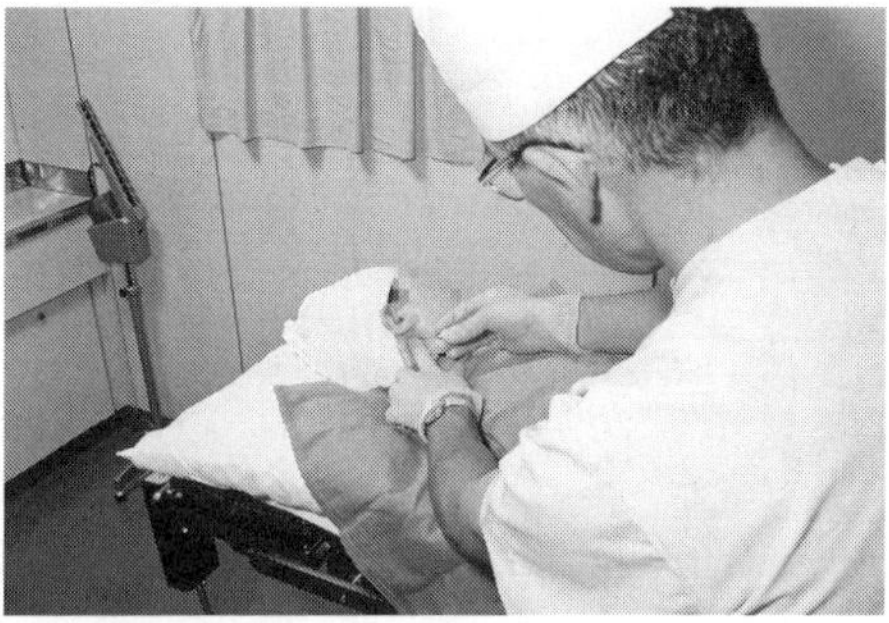

この乳様突起先端から鼻方へ〇・五センチメートルの部位を刺入点とする。ここから後述のブロック針刺入方向〇・五％カルボカイン®で局所浸潤麻酔を行う。濃度を〇・五％としたのは、一％ではこの段階で顔面神経がすでにブロックされてしまうからである。

三～四分後、局所麻酔薬による異常のないこと、閉眼をさせて顔面神経がブロックされていないことを確かめてから、ブロックを開始する。

刺入点からのブロック針の方向は、顔の側面からみて前額中央と人中を結ぶ線にほぼ平行、正面からは正中線に対して約三〇度である。ブロック針先端は茎乳突孔の出口が目標である。上記角度を参考にしてブロック針を進めるが、そのコツは、常に乳様突起の前壁、即ち鼻側壁に近く進めることで、決して大きく離さないことである。

しかし余りに壁に近く無理に突くと痛みの原因となる。

　次に正中線に対しての角度は三〇度が標準であるが、かなりまちまちで、肥満体であったり、刺入点が頭側、尾側に寄っているかで異なる。ブロック針を立て過ぎると頸静脈孔を通る血管や神経を穿刺し、角度が小さいと外耳道内に突き抜け外耳道出血の原因となる。刺入が正しければ、ブロック針先端が茎乳突孔の近くで顔面神経幹を穿刺する。この瞬間、一瞬痛み、そして顔面神経麻痺がひき起こされる。この場合皮膚からの深さは二・五〜五・〇センチメートルで、筆者らの一万一四八〇件では、約四センチメートルで穿刺に成功した例が最も多い。

　この麻痺を、僅かでも起こした瞬間をいち早く察知することが、無駄な穿刺を繰り返さないためにも重要である。それには術者の眼は、できるだけブロック部位から離しておき、患者の表情筋とくに眼瞼の動きにも注目している。

　麻痺がきたら、ブロック針はそのままとして、この時はじめて左示指を乳様突起先端から離す。ブロックの程度はかろうじて閉眼ができるぐらいがよい。ここでブロック針を留置したまま約一時間観察する。麻痺の程度が変わらなかったら抜針して終了とする。

　もし麻痺が回復し痙攣がでるようなことがあれば、ブロック針を僅か圧すか、進めるか、あるいは若干抜き再刺入して修正する。

出典：「顔面神経ブロック」若杉文吉・中崎和子（『外科治療52（1）』、永井書店、一九八五年、一一四〜一一七頁）

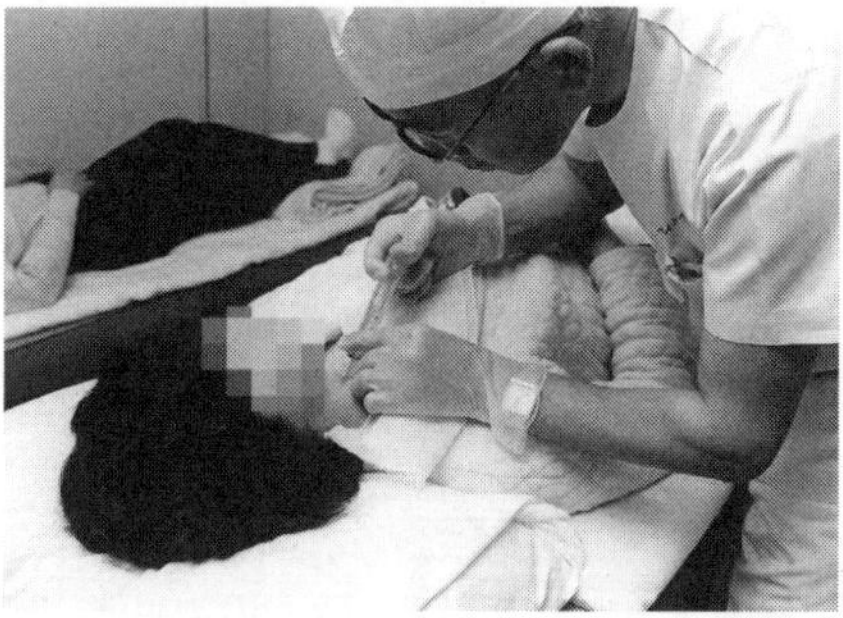

「こぼれ話～顔面神経穿刺圧迫法（若杉式）」

数年前より顔面痙攣に対する治療法として、A型ボツリヌス毒素の筋肉内注射が保険適応となり、ペインクリニック領域でも盛んに行われるようになった。そのため、「顔面神経穿刺圧迫法（若杉式）」の施術を見る機会、施術できる術者が減少し非常に残念である。というのも、これは針1本で行える、ペインクリニシャン冥利に尽きる神経ブロックではないかと考えるからである。

若杉が「顔面神経穿刺圧迫法（若杉式）」を開発したのは、1962年頃のことである。局所麻酔薬による顔面神経ブロックを試みた際、ブロック針が神経に接触したと思われた途端、偶然、適度の麻痺が得られたことに注目し、研究を重ねて生み出された方法である。

1972年、Archives of Otolaryngology 95：356～359頁で発表したところ、海外から約300件の別刷請求があったという。当時顔面痙攣の治療は、顔面神経部分切除術が主流であったので、画期的な治療法として注目を集めたのであろう。ぜひ、後世に残したいブロック手技である。

出典：『星状神経節ブロック療法――安全な手技確立と正しい理解のために――』
若杉文吉・持田奈緒美（真興交易医書出版部、2007年、151頁）

7

花粉症　新聞掲載記事

讀賣新聞

THE YOMIURI SHIMBUN

第39049号　(日刊) ©読売新聞社1985年

3月16日 土曜

昭和60年(1985

発行所
読売新聞社
東京都千代田区大手町1-7-1
郵便番号100
電話(03)242-1111
郵便振替口座東京4-612

今日の顔

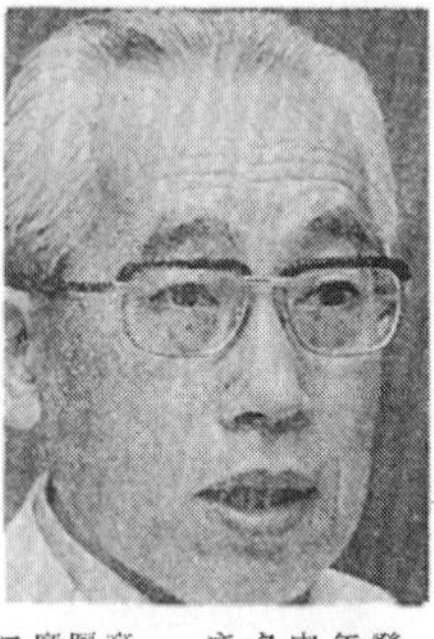

花粉症の新療法を発見した

若《わか》杉《すぎ》　文《ぶん》吉《きち》さん

今年はスギ花粉症の当たり年。新療法が新聞報道されると、若杉さんが部長を務める関東逓信病院（東京・五反田）ペインクリニック科の電話は鳴りっ放し。「外来の患者さんは普通一日百五十人くらいなんですが、二百八十人にもなった日がありまして」。担当医師八人でさばくのがやっと。電話にはとても出られないありさまだ。

患者がこうも殺到する〝難病〟の新療法とは、首の星状神経節に副作用のない局所麻酔薬を注入して、交感神経の緊張をブロックする（止める）方法。ペイン（痛み）クリニックの名のとおり、本来は顔面痛、偏頭痛、ケイ肩腕症候群など痛くてたまらない病気の治療に使われる。

鼻アレルギーへの効果を発見したきっかけは四十八年暮れ、顔面神経マヒで田中角栄元首相がこのブロック療法を受けたこと。「田中さんは〝いやあ、鼻の通りがよくなった。大変な副産物だ〟といわれました」。

その後も、痛みの治療に来て鼻の症状のよくなった患者が目立つことから自信を深め、昨年春から積極的に治療を進めている。

耳鼻科医の中には半信半疑の人もいるようだが、「私のところでは鼻自体はいじりません。鼻に限らず、現代医学は患部をいじりすぎるのではないですか」。

ペインクリニックの日本での草分け。関東逓信病院でも五十一年に麻酔科から独立したばかり。世事にはうとく、新潟県栃尾市の出身なのに、田中元首相が新潟三区選出と知らず、治療中に猛烈に怒られたとか。

健康法は「ゴルフ。あとは薬をほとんど飲まないことぐらいかな」。

（鱒崎　浩記者）

新潟県出身。新潟医大卒。東大医学部麻酔科外来医長を経て、関東逓信病院麻酔科部長、同ペインクリニック科部長。五十八歳。

読売新聞　昭和60（1985）年3月16日

讀賣新聞
THE YOMIURI SHIMBUN
第39036号　（日刊）©読売新聞社1985年
3月3日　日曜日
昭和60年（1985年）
発行所
読売新聞社
東京都千代田区大手町1-7-1
郵便番号100
電話(03)242-1111
郵便振替口座東京4-612

スギ花粉症に有力療法

首に麻酔薬注入

関東逓信病院　61%が効果認める

この春はスギ花粉症の大流行が予測されているが、その治療には、顔面神経マヒや頭痛などに使われる星状神経節ブロック療法が効果的なことが、関東逓信病院（東京・五反田）のペインクリニック科、若杉文吉部長らによって確かめられた。同ブロック療法は首のつけ根のところにある神経のセンターに局所麻酔薬を注入するもので、同病院では花粉症患者に、この治療法を昨年春から積極的に行っており、症例は約千四百例。このほどまとめたアンケート結果では、約六一%が他の治療法より効果的とし、否定的な回答は約四%だった。決定的な治療法がない花粉症で、この成績は期待するに十分なもの。昭和大麻酔科ペインクリニックとともに、この春も積極的に花粉症の治療にあたるという。

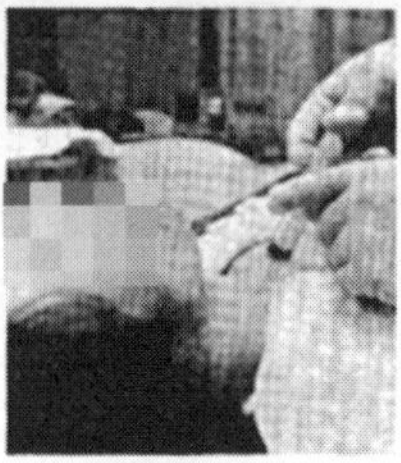

星状神経節ブロック療法を受けている花粉症患者

頭や顔、首、上肢などへの交感神経が集まっているセンターが星状神経節で、大きさは二センチ×一センチ。首の一番下の骨（第七頸椎＝けいつい＝）とロッ骨の一番上の骨との間の、左右両側にあってへん平な豆の形をしている。そこに注射器で局所麻酔薬を注入すると、麻酔がかかって交感神経の情報が遮断（ブロック）され、血管を収縮させたり、発汗を促したりする交感神経の機能が抑えられる。これを利用して、頭痛や顔面神経マヒのほか、上胸部より上に生じた帯状疱疹（ほうし

若杉部長が顔面神経マヒ患者にこの治療を適用したあと、『鼻の通りも良くなった』という言葉を耳にしたのは十年前。その後、顔面神経マヒや帯状疱疹の患者の中の花粉症の人も、この治療を受けていると花粉症にかからないことがわかってきた。しかも、その効果は翌年春の花粉症のシーズンにも発揮されるケースが少なくなかった。五年間のこうした臨床経験で自信を得た若杉部長らは、花粉症にこの治療を行うことに踏み切った。

使用する麻酔薬は濃度一%

もの。一回につき六—八㍉・以を注入すると約二時間、交感神経がブロックされる。「その間、血管が拡張して血液の流れが良くなり、鼻の粘膜の炎症やむくみが改善されるものと思われる。毎日一、

二回、これまでの例からいって十回程度で効果が現れるが、二十—三十回が治療の理想」と、昭和大麻酔科ペインクリニックの増田豊・助教授はいう。

しかも、この治療法はアタ

クサなどにも有効で、その他の原因による鼻アレルギー患者にも実施されている。

スギはわが国の特産で、二月から五月が開花期。北海道を除く全国各地ではこの時期、春風に乗って無数の花粉

が舞うわけだが、大きさが約三十ミクロン（一ミクロンは千分の一ミリ）の花粉は、約百キロの遠方にまで及ぶという。

吸入された花粉は生体にとって異物。抗原と認識されて発症機能が発動すると、クシャミ、鼻水、鼻づまりの三大症状のほか、目のかゆみや涙など、耐えられない発作に襲われるのが花粉症だ。代表的なアレルギー性疾患であり、なりやすい素因は多分に遺伝的とされている。

前年の夏が暑く、暖冬で春を迎えるとスギの花粉量は多くなる。その条件を満たす今シーズンは、五十四年、五十七年と爆発的に患者が増加した三年周期説の当たり年でもある。若杉部長らは今年の治療成績も合わせて、シーズン終了の六月、日本麻酔学会で報告する予定。

読売新聞　昭和60（1985）年3月3日

関東逓信病院においては、昭和59年、産経新聞に花粉症の効果が取り上げられた後、患者数が増えた。

昭和60年、読売新聞の記事は、日曜日朝刊の1面だったためさらに反響が大きく、毎日数百人の患者が殺到した。

東京慈恵会医科大学では、平成2年3月、TBSの『morning eye』、フジテレビの『タイム3』にテレビ出演後、患者が激増した。

花粉症猛威

患者激増 三時間待ち

慈恵医大病院「神経ブロック」

この五年間で最高

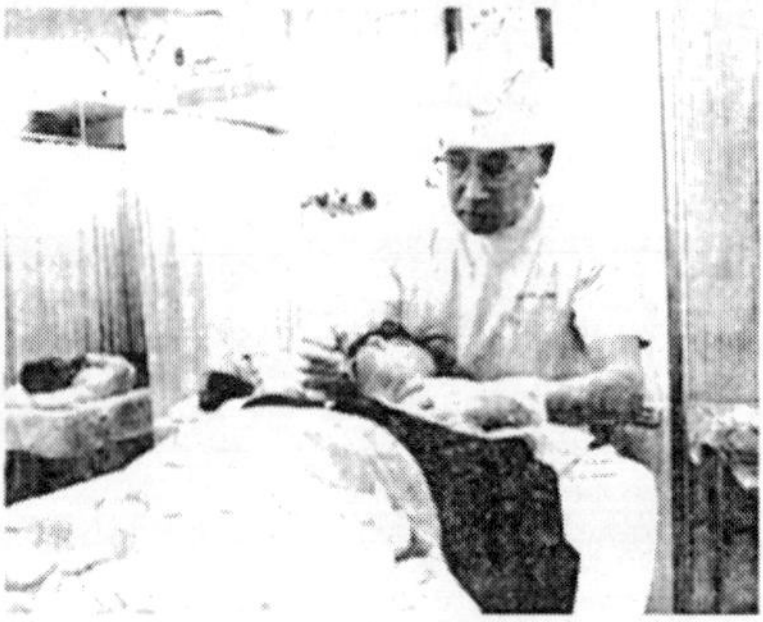

花粉症患者に麻酔薬を注射する若杉教授＝港区西新橋の慈恵医大病院で

花粉症の「当たり年」と見られた今年。陽気が春めくにつれて都内でもスギ花粉が本格的に猛威をふるい始めた。くしゃみ、鼻水、鼻づまり、目のかゆみ……。さらに食欲不振や不眠なども加わって、当事者は深刻。二、三日前から耳鼻咽喉科などの病院を訪れる患者が激増してきた。日本気象協会によると、今週もスギ花粉の飛散は多くなりそう。ピークとみられる今月中旬過ぎまで、悩みを訴える人の列が続きそうだ。

港区西新橋の慈恵医大病院には十日、九十人余りの花粉症患者が詰めかけた。「ペインクリニック」とも名付けられている麻酔科で、若杉文吉教授の「神経ブロック療法」を受けるためだ。カルボカインという麻酔薬を微量、首のところにある星状神経節に注射して、三十分間安静にする。交感神経の膨張をなだめてやる治療法だ。

五日ごろから患者が急増、ここ二、三日は百十人ほど。三時間も待つ人もおり、電話もひっきりなしでかかるが、応じ切れず、他の病院を紹介している。この日は半ドンのため、午前十一時で受け付けを締め切ったが、それでも午後二時すぎまで治療が続いた。

「去年は非常に少なかったが、今年はここ五年ぐらいで一番患者が多いよう。初めてかかる人も目立っています。元々は自律神経失調症への治療法ですが、この時期は花粉症の患者が多くて、本来の患者が追い出されてしまう感じ。薬だと、飲んだ時しか効かないし、眠くなったり、副作用もある。うちの療法を代替できる薬が開発されればいいんですが」と若杉教授。

患者の中には西ドイツへ留学していた同病院の医師もおり、「向こうでは何ともなかったのに、日本へ戻って来たら一発でやられました」。

この日初めて治療を受けた豊島区巣鴨の家事手伝いの女性(二〇)は、一週間前に初めて症状が出た。

「頭が重くて、痛くて。鼻が詰まって、痛くて、詰まっていない時は鼻水がたれっぱなし。のどが乾いて、ヒリヒリして。目も痛い。憂うつで夕方になるとぼーっとして、家事も手につかない。食欲がなく、吐き気もする。二、三日眠っていません」

外出から帰ると、洗顔、洗髪、うがいと勧められていることとは全部やった。眼科医へ行って、その後耳鼻咽喉科、内科と回ったが、いっこうによくならず、慈恵医大が四カ所目。

注射では「お岩さんみたいでしょう。これまで健康そのもので、病気ひとつしたことがなく、花粉症も笑ってしまう感じだったんですが、初めて深刻さがわかりました」。

薬局 売れる専用マスク・メガネ

都内の総合病院で、患者の五人に一人が花粉症という所さえあり、薬局などでは、鼻炎薬や特大のマスク、花粉が入らないように上下や横にカバーを付けた花粉症専門メガネなどがよく売れている、という。

ご注意 洗濯物やふとんはたたいて取り入れ

今年の場合、スギ花粉の飛散量を計測している都衛生局、スギ花粉情報を出している日本気象協会解説予報部によると、飛散がかなり多くなったのは三日ごろから。七日に八王子市で一平方㌢当たり七百五十七個を記録したのをはじめ、八日にかけて千代田、葛飾区、町田市でも観測を始めた八五年以来、一日の最高量を記録した猛威ぶり。

日本気象協会の週間予報では、今週は「低気圧の通過で天気が崩れる十五日を除いては晴れる日が多く、気温も全般的に

スギ花粉予報 11日

飛散度	
都心	非常に多い
多摩	非常に多い

大きな移動性高気圧におおわれ、晴天が続く見込みのため、スギ花粉の飛散量は多く、注意が必要。

朝日新聞　平成2（1990）年3月11日

産経新聞 平成2年(1990年)2月3日 土曜日 10版 家庭 18

ホットいんたびゅー

「星状神経節ブロック療法」で花粉症の治療にあたる 若杉 文吉さん

花粉症の退治 交感神経をなだめるのが有効

″花粉症の季節″が近づいている。東京では、原因となるスギ花粉は「飛び始めるのが二月十八日ごろ、飛散数は平年より多め」（東京都衛生局一月二十四日発表）。クシャミ、鼻水、鼻づまり、そして目のかゆみ、頭痛…。毎年悩まされている人にとって、この予測は憂うつだ。春風が運ぶ″やっかいもの″。どうすれば退治できるのだろうか。

（中村信也）

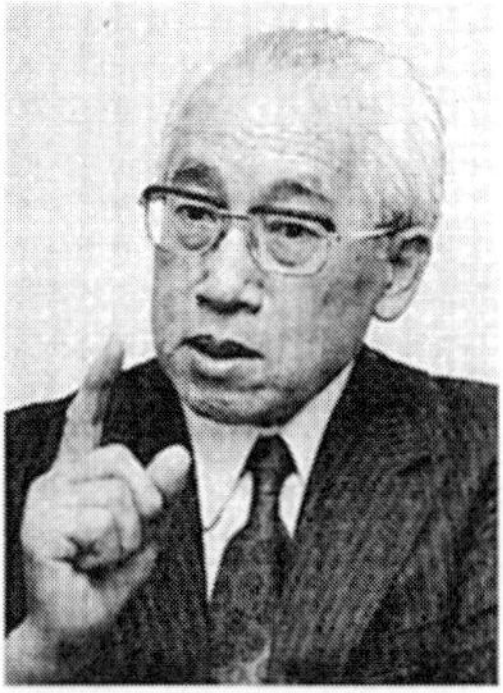

緊張、不安、イライラを抑えて

――スギ花粉症が発見されて、二十年以上になります。飛散数が少なくとも、患者が減っていかないそうですね。なぜですか。

「症状に軽い重いがあっても、一度かかると治りにくく、毎年症状が出るからです。花粉症に限らず、アレルギー症状がいったん出ると、例えばマツやブタクサの花粉など、ほかの原因によっても発作が誘発されることがあるのです。同時に、その体質に陥らせ、症状を助長する大きな要素が、″不快な″ストレス。飛散する時期は、受験や人事異動などイライラ、不安の原因が多いシーズンですよね」

――さまざまな緊張や不安、不快感、イライラを抑えることが、有効な予防であり、治療なのですね。

「詳しく言えば、不快なストレスに見舞われると、交感神経が過度に緊張します。それが発病や、病状を悪くするのにたいへん密接な関係があるのです。そこで、その交感神経を″なだめれば″よいのです」

《大正十五年生まれ、六十三歳。新潟県出身で、新潟医科大学を卒業し、東大医学部麻酔科に入局。昭和三十七年、同麻酔科にペインクリニックを日本で初めて開設。関東逓信病院を経て、現在、東京慈恵会医大教授。著書に『鼻アレルギー″花粉症″を治す』（小学館）などがある》

――交感神経を過度に緊張させない方法は、何かあるのですか。

「身近にできることとして、女性なら、ブラジャーや、サポートタイプのストッキング、ハイヒールなどで体を窮屈にし過ぎないようにすること。男性なら、足に合わない靴や、ブリーフなどに注意してください」

――そうした方法と、原理が同じなのが、星状神経節ブロック療法ですね。

「痛みをやわらげるペインクリニックの一つで、首の根元にある星状神経節に注射針で局所麻酔薬を注入し、交感神経を遮断（ブロック）する治療法です。これは、副作用がなく、薬害の心配がない▽手術ではないので、体にダメージを与えることがない▽妊娠している女性でも受けられる▽治療効果が持続するので、予防にもなる▽自然治癒力を活性化するので、頭痛や、便秘、肩こりなどの症状の改善も期待できる―などの利点があります。花粉症の根治療法への、最短距離にあると思います」

根治療法に最短距離

――これまで治療例がたくさんあるのでしょうか。

「約四千人の鼻アレルギーを治療してきました。一回は一、二分で、三十分ほど安静にしていてもらうだけなので、外来で治療できます。春一番が吹く前に約十回受ければ、かなりの効果があります。麻酔科に、ペインクリニックを設けている病院で診断を受けてください」

（毎週土曜日掲載）

産経新聞 平成2（1990）年2月3日

8

若杉ウール靴下

水虫は全羊毛靴下で無症状

筆者は昭和三二年頃、麻酔科医として中央手術部に勤務するまでは水虫を知らなかったように思う。水虫になってからの痒み、不快感は相当なもので、この苦しみは、これに罹患した者でなければ全く分からない。

水虫と発汗は極めて密接な関係がある。そして皮膚は非常に鋭敏で、接する素材の性質によって発汗の程度を異にする。たとえば机の上にビニール製の敷物を置き、その上の原稿に字を書いたりする。夏などはビニールに接した前腕部にベットリ汗をかく。これを羊毛布地の上に前腕を置いたら汗をかかない。

靴下でもそうである。ナイロンの靴下をはくと、著しく発汗は促進される。これに対し羊毛靴下は発汗が少ない。しかし羊毛であれば何でも同じという訳ではない。糸の性質とか織り方によって異なる。結局、羊毛靴下の感触は肌触りによって異なる。

羊毛は湿気を吸収する性質と水をはじくという一見相矛盾した性質がある。専門家を含め多くの人は、水虫に羊毛が良いというのはその吸湿性によるのではという。事実、羊毛の吸湿性一六％に対し、綿七％、ナイロン四％である。しかし筆者は吸湿性があるからとは考えない。この羊毛の肌ざわり、感触が無駄な発汗を引き起こさないことによると考えている。

つまり水虫は、いかに発汗を少なくするか、その度合により症状が左右されると考えられる。それが証拠には、腰部交感神経節アルコールブロックが確実に行われ、効果のでている例では、絶対といってよい程水虫にはならない。これはブロックにより発汗が抑制されるからである。従って水虫で悩まないためには発汗を少なくする、あるいは無くすることで、それには皮膚と接触する靴下がどのような素材であるかによる。

水虫は徹底的に撲滅すべきであると考えている人は多い。筆者は、白癬菌をもっていても全く水虫の症状がなければ、敢えて菌を追い出すことはない、仲よく共存することが大事であると考えている。

出典：「水虫は全羊毛靴下で無症状」　若杉文吉（『日本医事新報３１８５』、日本医事新報社、一九八五年、五九〜六一頁）

❖若杉ウール靴下

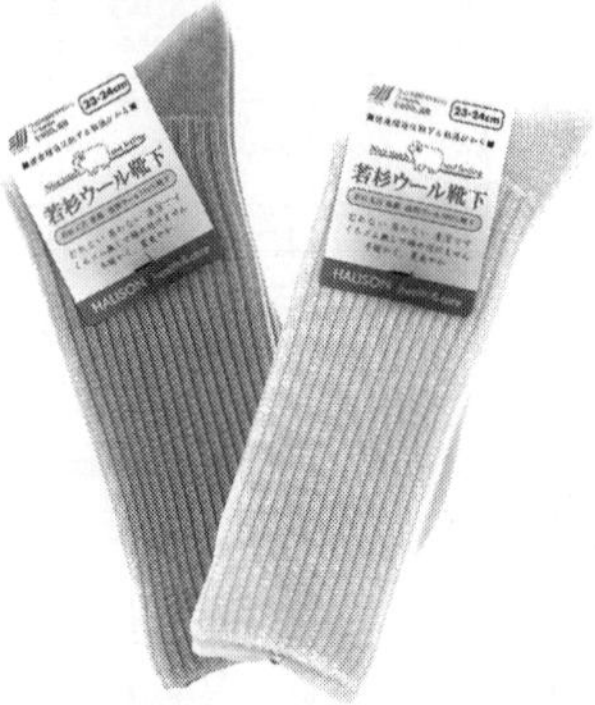

若杉ウール靴下は、約25年かけて研究開発された。2012年、販売を終了した。

❖若杉文吉の足趾

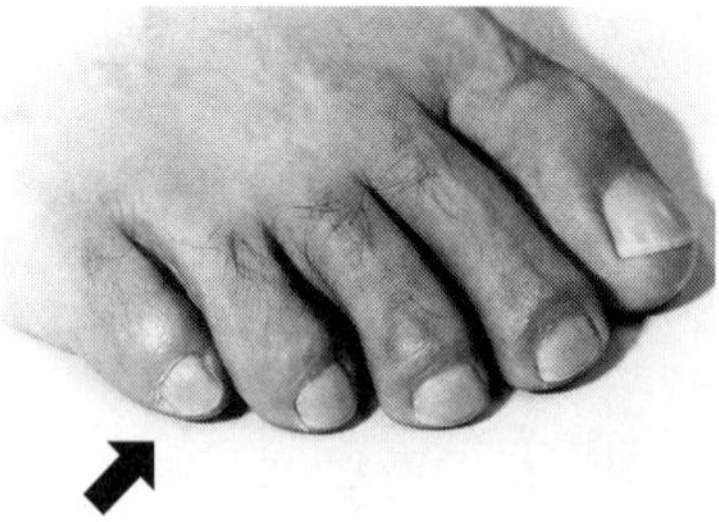

若杉は、小指の爪が綺麗に生えていないと自律神経のバランスが悪いと考え、必ず患者の足を診察した。

この写真は綺麗な爪の見本用。

歴代総理大臣４人の靴下も脱がして診察し、「皆、小指の爪がなかった。あれじゃいかん」と話していた。

一〇〇%ウール靴下と水虫

私は、早くから水虫は薬物療法ではなく靴下療法であるとの考えから、昭和四七年にT紡績と共同研究を始めていた。

しかし、私の提案した羊毛純度が高く、比較的強くて縮まないという課題はなかなか前進しなかった。結局、当時は羊毛は靴下などには勿体ないとの判断で、この試作研究は立ち消えになった。次いで前述のK紡、その後もN社、そしてO社から申し込みがあり、試作が行われたが、気に入った靴下は得られず、以後、私は一切諦めていた。

ところが一昨年、靴下の専門メーカーH社の社長が私の論文を読み、ぜひ実用化したいと強い情熱をもって迫ってきた。これまでで懲りている私は、最初はあまり期待せず対応した。ところが、その社長は技術屋でもあり、私の種々の質問に対し直ちに的確な答を返してきた。

それならばということで、一〇〇%ウールの靴下を開発した（従来は一〇〇%といっても、一〇%の化繊混入が許されていた）。純ウールということで製法にも工夫がされている。そして、男性用だけでなく女性用もゴルフ用も揃え、一挙に発売にこぎつけることができた。

ウール靴下の話をすると、必ず次のような質問を受ける。第一は、夏は暑くないかである。履いてみればわかるが、そのようなことは全くない。ウールは、夏は涼しい快適な衣料であることは常識で、保温性が高いことと一見矛盾するが、ウール内の空気の層が、寒さを遮断するのと同様に、暑さも遮断するからといわれている。なぜか夏は紺の薄いナイロン製靴下が流行しているが、これはむしろ不快であろう。

第二は、チクチクしないかである。これは現在の加工技術をもってすれば心配はない。むしろ肌ざわり、風合いのよさが快適である。

第三は、弱くないかである。それは化繊に比べれば弱いが、昔のウールとは違って十分実用に耐える。

第四は、縮むのではないかである。これも最近の進んだ防縮加工技術によりほとんど縮まない。

第五は、価格が高いのでは、である。それは千円で三足買えるというようなナイロン製と比較すれば高いが、一足千円程度であればその価値を考えると決して高くない。履き心地による活力増は金銭にはかえられないし、水虫に悩まされなくなれば、水虫薬品費を補って余りある。

第六は、水虫によいかである。この靴下を履くことによって白癬菌を殺すのではない。白癬菌が活躍しなくなるということである。すなわち白癬菌がいれば共存ということになる。

第七は、靴下を屋外に干したら虫が喰うのではとの心配である。たしかに、これまで毛糸のセーターなど虫に喰われた経験のある方もあって、心配は無理もない。虫が喰うというのは、ほとんど蛾が卵を産みつけ、この卵がかえってウールのケラチンを栄養として、さなぎが成長するのであり、頻繁に洗って履きかえる靴下に、そのようなことが可能とは考えられない。したがって、屋外でも日陰にゴム部分を上にして干して少しも差し支えないと私は考えている。

第八は、大学病院の皮膚科では「水虫にウールの靴下はよくない」と説明されることである。それは、実験のために白癬菌を繁殖させる時には、ウールの靴下を培地にするほど、水虫にとっては格好の生育地だから、よくないと考えているのであって、実際の着用では全く通用しない。足に棲む白癬菌は靴下のケラチンをあてにしない。また靴下で繁殖する余裕は全くないのである。この皮膚科での指導はかなり徹底し、デパートの靴下売場でも決してウール靴下を奨めない。そして外国もウール靴下が水虫によいと誰も言わないことで、わが国での普及は今日まで遅れたものと考えられる。

出典：「一〇〇％ウール靴下と水虫」若杉文吉（『日本医事新報３７５０』、日本医事新報社、一九九六年、四七〜五〇頁）

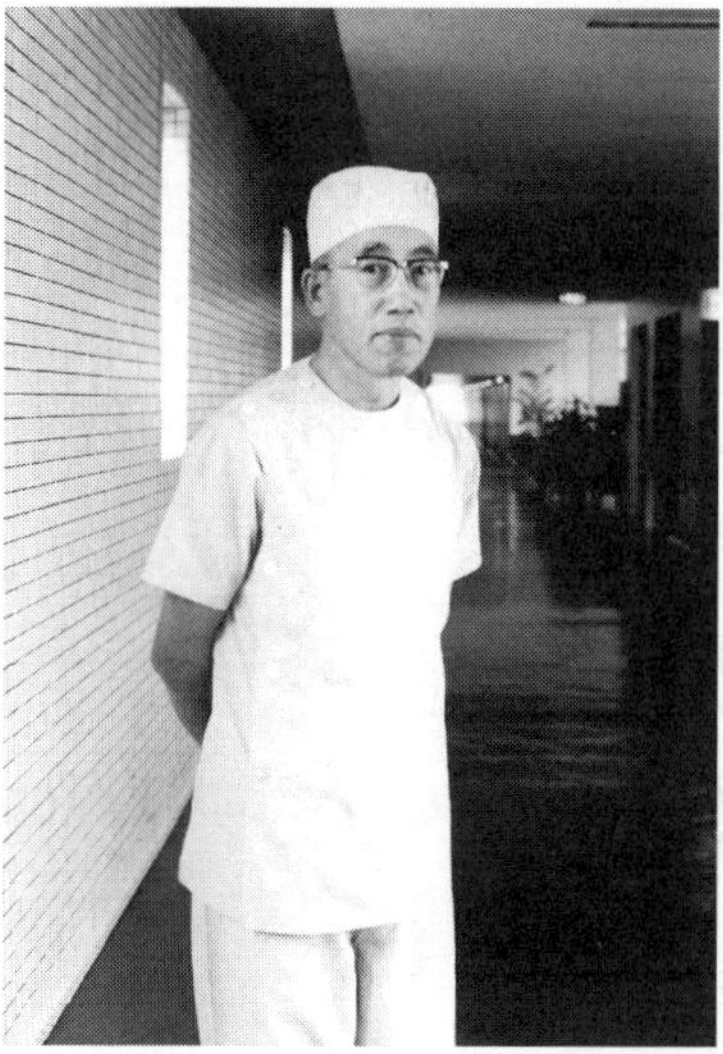

9 発刊されたたくさんの書籍

雑誌『ペインクリニック』創刊号

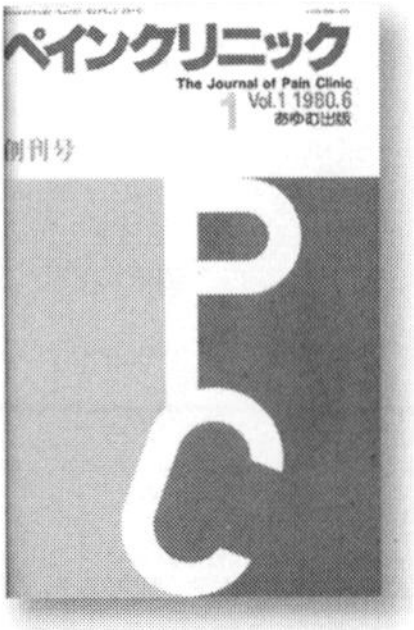

1980年
雑誌『ペインクリニック』を創刊

発刊の辞

わが国にペインクリニックが発足してから満一八年になる。この間、これを推進する人達の努力により、非常にゆっくりではあるが着実にこの領域は発達しており、臨床医家の間にも関心が高まってきている。

この機に及んで、痛みの臨床の総合専門誌として『ペインクリニック』を発刊することは大いに意義があり、時宜を得たものと考えている。

ペインクリニックであるから、神経ブロック療法を中心とした内容が多くなるが、その他痛みの診療法をもひろく取り入れ、なおかつ痛みの基礎的問題に関しては、基礎医学者のご協力をいただき、いわゆる痛みの臨床の総合誌として編集していきたいと考えている。

ところで、急激に進歩した現代医学において最もおくれており、取り残されたのは、なんといっても痛みの治療学である。最新式ＭＥ機器を駆使しての診断学は、急速な進歩をみたけれども、さて診断のついた、あるいはつかない痛みの治療となると、多くは旧態依然である。しかも、一般薬物療法、除痛手術療法の限界もかなり明瞭になってきた。この時にこれらによらない、もっと血の通った痛みの治療法の研究開発が非常に重要となってきている。

ことに慢性疼痛の対策は、老年人口の増加と相まって、医学的にも、社会的にも、経済的にも重要な課題となってきており、なんらかの決断をせまられている。この難問解決はとても一つや二つの臨床科の医師の努力で達成できるものではなく、臨床各科の横の連絡を密にした協力によらなければならない。さらに行政の面でも、抜本的なより効果的な施策を必要としている。

その意味でも本誌は、臨床の医師に参加していただき、読んでいただけるような編集をし、そしてこの問題解決にいささかでも貢献できればと考えている。

ところで、わが国のペインクリニックが、現在、微妙な立場にたたされている。痛みの基礎的研究については海外からもすぐれた論文が入ってくるが、痛みの臨床、ことに神経ブロック療法に関しては、あまり多くを期待できない。ことに米国においては、この神経ブロック療法に大きなブレーキがかけられている。このことが多少ともわが国へ影響しているとはいえないだろうか。

このブレーキの大きな理由は、合併症などの危険性があるので、自衛の医療にはふさわしくないということであろう。はたしてそれほど危険なものであろうか。私たちはこれまで経験した約二五万件の神経ブロックからそうは考えていない。合併症の可能性はあるが、慎重に行えば決して危険ではないし、むしろ危険性をはらむような治療法ほど効果的な傾向にあると考えている。

以上のことを総合すると、わが国においてペインクリニックを確立するということも夢ではないかもしれない。この遠大な理想の下に、本誌が大いに貢献するであろうことを期待している。

なお本誌は、総説、原著、症例の他、講座を設け、各専門家にペインクリニックの基礎的問題をわかりやすく解説していただく予定である。

レントゲン・コーナーは、当分はまず神経ブロックのために撮影したX線写真を示し、たとえば三叉神経痛治療において、上顎・下顎神経、ガッセル神経節ブロックの時、ブロック針の先端が正円孔、卵円孔に対してどの位置にあったら効果的なのかを呈示して検討したい。また胸部・腰部交感神経節、腹腔神経叢ブロックについても順次取り上げ、次いで疾患の診断のための読影を検討してゆきたいと考えている。それにより、やがてペインクリニックのためのレントゲン診断学を完成させたい。

なお海外文献紹介は、ペインクリニック関係の重要文献を要約して掲載する予定である。

本誌がまともに育つまでの困難は大変なものと覚悟しているが、臨床各科、各位のご指導ご鞭撻を切望して止まない。

出典：「発刊の辞」若杉文吉（『ペインクリニック1(1)』、あゆむ出版、一九八〇年、一頁）

雑誌『ペインクリニック』Vol.6 No.1

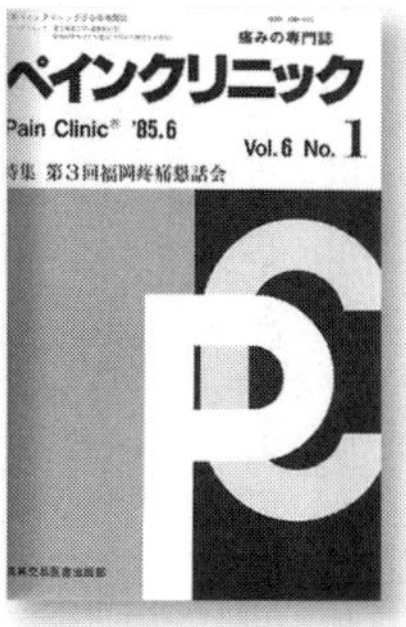

1985年　出版社を移す

本誌刊行の再出発に当たって

昭和五五年、当時はあまりにも勇敢だと評されながら創刊された本誌『ペインクリニック』は、多くの方々のご支援・ご協力により大きく成長し、昭和五九年一二月までに通巻一九巻を数えるにいたりました。

この創刊には、医学雑誌の刊行は初めてというあゆむ出版社が、斬新なアイデアで積極的に協力してくれました。創刊号が出るやただちに、本誌タイトルがすでに商標登録されているなどのクレームがつき、前途多難を思わせました。しかし、出版社、編集委員一同の密接な協力により、よい専門誌に成長してまいりました。

ところで、昭和五九年七月、日本ペインクリニック学会発足を機に、本誌『ペインクリニック』が準機関誌として指定を受けたのであります。

したがって、その段階で本誌を一層充実し、さらに飛躍的発展を願って、このたびその刊行をあゆむ出版社から真興交易株式会社に交代していただくことにいたしました。この移行により、第六巻第一号の刊行の遅れなど、少なからず読者諸氏に迷惑をお掛けしたことを、たいへん申し訳なく思っております。

もともと本誌は創刊以来、季刊から隔月刊に、隔月刊から月刊へと充実させるべく編集委員一同強く要望してまいりました。しかしながら、出版社側の諸事情もあって、残念ながらなかなか実現には至りませんでした。事実この種の雑誌は季刊で忘れたころに届くよりは、若干頁数が少なくなっても月刊でなければ大きな前進は望めません。

そこで、このたび再出発にあたっては、さしあたり本年は六月にこの第六巻第一号（通巻二〇号）を発刊し、以後隔月刊とし、来季からは何としても月刊にしたいと編集委員一同、大いに張り切っているところであります。

今後の編集方針ですが、表紙に若干のイメージチェンジがみられるように、できるだけ従来の基本は大きくかえない方針です。

しかし、わが国では類誌のないことからペインクリニックのかぎられた領域にかぎらず、いわゆる痛みの専門誌として幅広い領域にわたって編集していきたいと思っております。

外国には『The Journal of the International Association for the Study of Pain』として格調高い『PAIN』が刊行されておりますが、やがては日本でもこの種の雑誌が刊行されるかもわかりません。最近、『Clinical Journal of Pain』という雑誌も創刊され臨床面も重視されております。

本誌も幅広く痛みに関する基礎的課題をとりあげ、同時に臨床的課題を豊富に編集していきたいと考えております。筆者は、さらにペインクリニックが神経ブロック法を主体としているところから「神経ブロック療法」の確立、そして痛み以外の疾患の神経ブロック療法をもとりあげていきたいと考えております。

たとえば、アレルギー性鼻炎に対して星状神経節ブロック療法は、従来の治療ではみられない効果を発揮しております。これは筆者の二七年に亘る経験の積み重ねからの発想ですが、他にこのような神経ブロック療法の適応疾患がいくつかあるに違いありません。

このように痛みの専門誌ですからこの領域はもちろん、痛み以外の疾患にも神経ブロック療法の適応疾患を幅広く拡げていきたいと考えております。各位の一層のご協力をお願いいたします。

出典：「本誌刊行の再出発に当たって」若杉文吉（『ペインクリニック6（1）』、真興交易株式会社医書出版部、一九八五年、一頁）

『図解 痛みの治療』神経ブロック療法を中心として

第一版「序」

痛みに悩まされている患者さんは、無数にいる。そもそも多くの場合は患者さんに病院を訪れさせるきっかけを作るのは痛みであるといってもよいかもしれない。その中には、原因疾患が判明して、その原因の治療が行なわれた結果、症状が消失し完全治癒となるものも多いが、同時に三叉神経痛や悪性腫瘍の末期の疼痛などのように原因も分からず、あるいは治療方針も確立されていない疾患も多い。これらについては、とにかく痛みを止めること以外に処置の方法がない。

我々麻酔科医が、元来手術のための部分麻酔として用いていた神経ブロックの手技が、これらの痛みを主とする疾患の治療に応用しうることが分かってきて以来、この方法がわが国でも広く行われるようになった。最近は疼痛外来、ペインクリニックなどの名前で外来が所々に作られている。その上、神経ブロックはまた、痛みを伴わない顔面麻痺や顔面けいれんなどの治療にも、大きく役立つことが明らかになってきた。

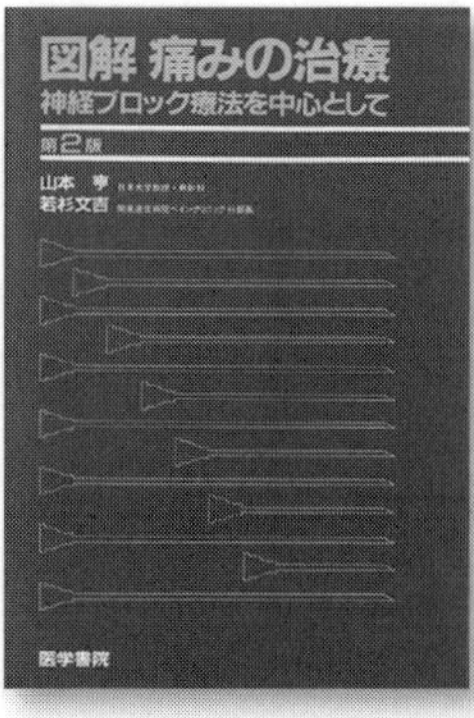

今までわが国には、神経ブロックを中心とした痛みの治療法を分かりやすく解説した本は数少なかった。私たちは正しい神経ブロックの方法や適応、起こりうる合併症、注意事項、あるいは同時に行なうべき薬物療法、理学療法などを医師の方々に広く知っていただきたいと考え、この本を作ることを思いついた。

本書の内容は、我々が日常ペインクリニックで取扱っている患者に、実際に行っている処置法を、経験を中心にのべたもので、あくまで実用性を目的とした。したがって、ペインの機序などの基本的な問題や、他の科の専門医によって行われる特別の方法については、軽くふれるにとどめた。そして、ブロックに関しては、それに必要最小限度の解剖に続いて手技を、手順を追って記述した。

神経ブロックは、さし絵をみて手技が一見簡単そうであっても、実際に自分で行ってみるまでは、その技術的な困難さは分からず、また種々の合併症も起こりやすく、局所麻酔剤の副作用もしばしばみられるので、これらの知識を持った上で行なうべき方法である。特にアルコールやフェノールを使ったくも膜下ブロック、半月神経節ブロック、旁脊椎交感神経ブロックなどでは技術も特にむずかしく、危険性も高いので、必ず専門医によく教わってから実施すべきであり、決して見よう見まねで行うべきではない。

なお、本書は本当の意味での共著であって、決して分担執筆ではない。まず山本があらすじを作りあげ、次いで若杉と長い時間をかけて討論を繰返した後、両者でいっしょに執筆を進めた。したがって、分担執筆によくみられる木に竹をついだような不統一性は避けることができたと思っている。

神経ブロックは、なお発展途上の治療法であって、その適応も拡がりつつあるし、手技も改良される余地が大きいと思われる。この本は、現在行われている方法についてのみ解説したものである。本書がペインクリニックの発展の一助にでもなれば、また、痛みに苦しむ患者さんの幸福に少しでも寄与できれば、この上なく幸いであると思っている。

最後にこの本を作るに当たって、医学書院の所沢綾子、中島 上両氏に献身的な協力をいただいたことを感謝する。また、さし絵をスケッチしていただいた佐伯画伯に感謝する。

一九七一年九月

山本 亨・若杉文吉

出典：『図解痛みの治療 第一版』 山本亨・若杉文吉（医学書院、一九七一年）

第二版「序」

第一版の第一刷が出版されたのは一九七一年九月のことで、今から一五年前であった。この一五年間に世界中で痛みの研究が急激にすすんだ。痛みに関する単行本は、内外併せて一〇指にあまり、国際的にはInternational Association for the Study of Pain（IASP）が結成され、その機関誌として一九七五年から『Pain』が発刊された。日本においては、一八回続いたペインクリニック研究会が一九八五年には日本ペインクリニック学会になり、雑誌『ペインクリニック』が、その準機関誌に指定された。これは世界の医学界が、今まで比較的におろそかにされていた「痛み」の問題に対して本気に取り組む態度の現れであろう。

神経ブロックの手技の基本は昔と余り変わらないが、痛みに関する基礎的な知識が大分増したので、第二版では痛みの伝達の機構とそのコントロールの項を補強し、下降性の痛み抑制経路や発痛物質、エンドルフィンなどを追加した。新しい神経ブロックの手技としては、腕神経叢の斜角筋間ブロックや前方傍気管法による胸部交感神経節ブロックなどを加えた。また神経ブロックを行う上で必要となる、注射器・針の持ち方などの基本手技の項を新設した。神経ブロック療法の考え方の変更などにより、若干の図表の入れかえと追加も行なった。その結果、全体のページ数は二二〇から二四二ページに増ページとなった。

第一版の時以来、この書の発行に協力して下さってきている医学書院の所沢綾子、中島 上の両氏、および図を描いて下さった佐伯画伯に再び心から感謝申し上げる。

一九八五年春

山本 亨・若杉文吉

出典：『図解痛みの治療　第二版』　山本亨・若杉文吉（医学書院、一九八五年）

『ペインクリニック　神経ブロック法』

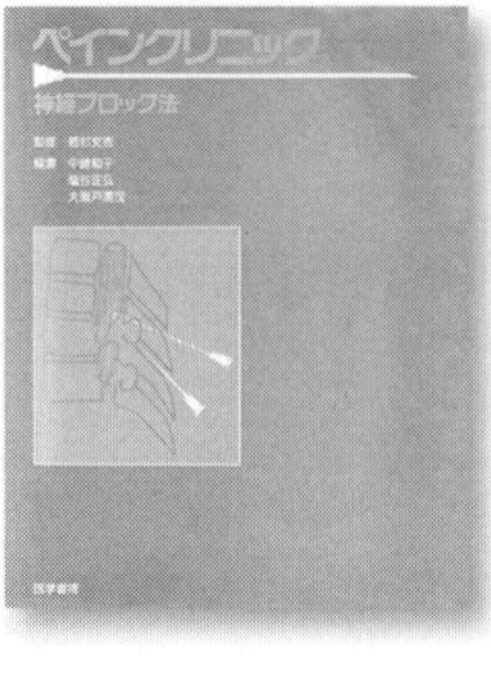

初版「序」

わが国にペインクリニックが誕生してから満二五年になる。この誕生の時からペインクリニックに専従してきた筆者は、かねがね神経ブロック法手技の詳しいテキストを、著したいと考え続けてきた。しかし、この領域の進歩はめざましく、もっと進んだものを、もっと確立されてからと構想を練っているうちに、今日に至ってしまった。

幸い、この度、関東逓信病院ペインクリニック科の医師全員、ならびに同門諸氏の協力により、画期的な手技篇が完成した。

本書の特徴は、現在行われている、または考えられるあらゆる神経ブロック法手技を網羅し、かつそれをできるだけ詳しく解説したことである。

まず第一章では、ペインクリニックの概念および現況を述べ、これからのペインクリニックに必要な病棟看護についても触れた。次に第二章では、神経ブロック法の概論および作用機序をはじめ個々の使用薬液について説明し、さらに神経ブロック法を施行するに当たって、各ブロック法に共通する注意点をあげた。最近の神経ブロック法に欠かせない、X線透視についても章末で述べた。個々のブロック法で特に必要な事項は、第三章以下を参照されたい。

第三章以下では交感神経節ブロックを筆頭に、手技の実際を順に供覧し、最後に治療を兼ねた検査法で締め括った。

本書は、横広の判型（AB判）にして、シェーマや写真を多用し、読みやすく理解しやすいように工夫した。また随所に「ペインクリニックQ＆A」というメモを挿入し、理解を助け、知識の整理を図ったのも特色である。

また、執筆者一六名がそれぞれの項目を担当してはいるが、その源流は関東逓信病院における約二〇年の臨床経験、研究業績に基づいており、各項目ごとに医局で時間をかけて討議し完成をみたものである。したがって、すでに完成された神経ブロック法手技を尊重すると同時に、各筆者のoriginalityもできるだけ多く織り込んだつもりである。

ペインクリニックでの診療の主体は神経ブロック法である。診断はもちろん重要であるが、神経ブロック法手技いかんによって患者の予後は大きく左右される。これから、詳しい神経ブロック法手技を参照したいという機会がますます増えるに違いない。本書はその点も考慮し、これまでのいずれのテキストよりも手技を詳細に解説し、また、学会などでは討議されないコツ、ノウハウも取り入れた。

神経ブロック療法はなお発展途上にあって、その適応も年々拡がっている。その手技も改良される余地は十分にある。

本書を足がかりにさらに優れた手技が完成され、ペインクリニックがますます発展すれば、執筆者一同、望外の喜びである。

最後に、本書のイラストはすべて中崎和子医長の手によるものであり、その労苦に感謝すると共に、臨床写真の撮影にご協力をいただいた高城泰彦氏（記録写真室医療技術主任）、写真のモデルとしてご協力をいただいた医局秘書の仙石雅子氏、沼田加代子氏、さらに終始ご尽力をいただいた医学書院尾島 茂氏をはじめ、関係各位に、衷心より感謝するしだいである。

一九八八年二月

出典：『ペインクリニック神経ブロック法　第一版』　若杉文吉（医学書院、一九八八年、iii頁）

第二版「序」

初版が刊行されたのは一九八八年であった。当時は画期的であると好評を得、お隣の韓国でも韓国語に翻訳出版された。ところがこの領域も日進月歩で、補筆改訂の必要を痛感しているうちに一二年が過ぎてしまった。

そこで第二版では、どのような点を改め、あるいは補筆したかを簡単に述べてみたい。

①総論では、これは非常に重要なことであるが、神経ブロックの安全管理を追加した。

②各論では、従来より外来で行われている盲目的（ブラインドテクニック）な神経ブロック、X線透

視を用いた神経ブロック、高周波熱凝固法による神経ブロック、手術法による神経遮断や刺激法、その他の治療法、検査法に分類した。また新しい手技や使用頻度の高い神経ブロックなどは一つの項目として記載した。しかし、あまり使われない神経ブロックは複数まとめて一つの項目として組み直した。なお、使われなくなった下垂体ブロックのような神経ブロックは削除した。末梢神経ブロックについては、代表的で使用頻度の高いブロックについては記載したが、少ないのは上肢、項背部、下肢にそれぞれまとめた。

③X線透視下で行うブロックを一つのグループにし、ブラインドテクニックよりX線透視下で行うほうがよいブロックはこちらにも記載した。

④高周波熱凝固法は、今後の保険や発展を考慮して一つにまとめて記載した。

⑤今回、手術療法を大幅に取り入れた。これは神経ブロックの発展したものととらえることができる。

⑥神経ブロックに当てはまらなくとも、ペインクリニックで行われている治療法も載せた。

⑦ペインクリニックに必要な検査法として初版では三つ（脊髄造影、硬膜外造影、椎間板造影）であったが、さらに三つ（心理、電気生理、drug challenge）を追加した。

⑧将来的にはX線透視に変わるかもしれないエコーガイド下のブロックも載せた。

以上、今回は項目数も増加したが、なるべくコンパクトに構成した。

神経ブロック法は、それが的確に行われたか否か結果はすぐ明らかになる。不確実であれば診断には役立たないし、治療効果もあげられない。それだけではなく、手技による合併症も起こりうる。

第二版では、神経ブロック法を的確に行うには、どのような点に注意したらよいか、合併症を防ぐ配慮などを重点的に記載していただいた。本書がペインクリニックの日常診療にいささかでもお役に立てば幸甚である。

二〇〇〇年二月

出典：『ペインクリニック神経ブロック法　第二版』若杉文吉（医学書院、二〇〇〇年、v頁）

『ペインクリニック診断・治療ガイド』

第一版「序」

わが国にペインクリニックが発足してから三二年が経過した。発足当初からこれに専従してきた筆者は、試行錯誤の繰り返しと苦心の連続であった。そこでかねてから、それまでの臨床経験・臨床研究を基に、多くの医師に参考となる教科書を作りたいと考えていた。そして発足二六年目にようやく、関東逓信病院ペインクリニック科同門の諸氏の協力を得て、『ペインクリニック 神経ブロック法』と

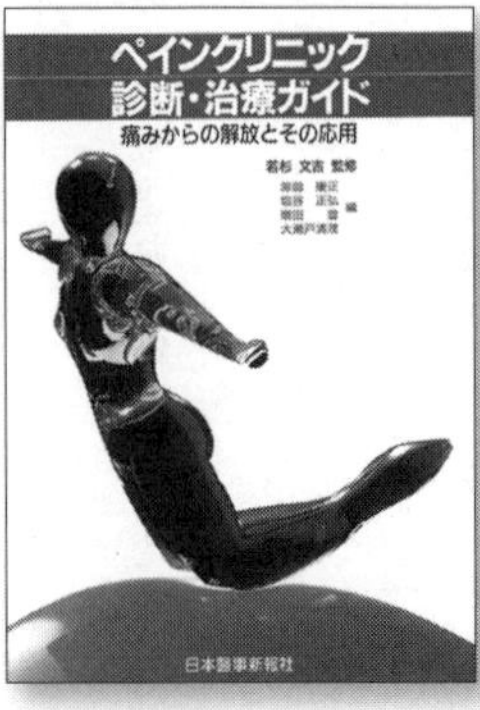

いう画期的な手技編を完成した。

続いて「疾患編」を刊行の予定であったが、つい今日まで延び延びになってしまった。その遅れの理由の一つは、ペインクリニック発足当時は当然限られた痛みのみが対象であったが、その後次第に適応疾患が拡大され、もう少し時間をかけてそれを確認したかったからである。事実、ペインクリニックにおいては、診療の主体が神経ブロック法であることから、疼痛疾患はもちろん、痛みを伴わない疾患、さては心身症までその適応を広げてきている。ペインクリニック発足三二年にしてようやく、診断に重きをおいた、全適応疾患を掲げた本書を完成させることができた。

ペインクリニック発足当初、某教授は「麻酔科医には多くの疾患の診断は無理だから、他科の医師の依頼に応じて神経ブロックを行えばよい」といわれたことがある。これは大きな誤りで、診断ができなかったら神経ブロックを行ってはならない、というのが筆者の考えである。

例えば、他科から三叉神経痛との診断で神経ブロックを依頼されてきても、特発性三叉神経痛でない例が多いし、またそのような例にアルコールブロック等を行うと、患者に大変な苦しみを与えることになる。このようなことは、多くのペインクリニシャンが既に経験しているところである。

したがって、本書では、ペインクリニックにおいて各種疾患をどのようにとらえているか、どのように診断しているかに重点をおいている。また、ここにとりあげた疾患は、他診療科すべてにかかっているので、神経ブロック療法はもちろんであるが、他科で現在行われている治療法も載せてある。他科の治療法をも理解して、治療を進めるということである。したがって、薬物療法にも手術療法にも触れているが、これらは近い将来かなり絞られてくると筆者は考えている。その理由は、インフォームドコンセントの強調されている現在、これが良心的に忠実に守られれば守られるほど、あまり効果のない、また副作用のあるような薬物療法は行われなくなるであろうし、あまり意味のない、合併症の起こるような手術療法は受け入れられなくなると考えるからである。

意外と思われるかもしれないが、二〇二〇年頃には、とにかく副作用のある薬物は全く使われなくなると筆者は考えている。そうなると薬物療法に代わる他の療法ということになるが、神経ブロック療法も期待される一つである（本書では、星状神経節ブロック法以外の手技に関しては、「手技編」との重複を避け、きわめて簡単にしか触れていない）。

この数年、医師国家試験を終え、ペインクリニックの研修を希望する医師が増えている。ところが研修の受け入れ体制は十分でない。麻酔科内にも種々の事情があって、これを整えることができずにいる。これらの理由として、ペインクリニック科が独立していないことが挙げられる。大学医学部にペインクリニック科学の講座ができれば理想的であるが、まず特殊診療科としてでも独立することが急務である。

次に修練を積んでペインクリニックで開業するにしても「ペインクリニック科」を掲げられないことも問題である。したがって、早急に診療科名としての認可も必要である。

以上、どの問題をとりあげても、まずペインクリニックが多くの医師に、そして一般の方々に理解され、認められることが重要である。

本書がペインクリニックの発展のため、広く理解を深めていただく参考となれば、そしてペインクリニシャンを志す若い医師達のよき教科書となれば、著者らにとって望外の喜びである。

本書を企画し始めてから三年半経ったが、この間、熱心に分担執筆していただいた同門の諸氏に、特にとりまとめをしていただいた、関東逓信病院ペインクリニック科 大瀬戸清茂医長に厚く御礼申し上げます。

さらに熱心に編集に携わって下さった、日本醫事新報社出版局 阿部尚子氏をはじめ、関係各位に心より謝意を表します。

一九九四年五月

出典：『ペインクリニック診断・治療ガイド　第一版』　若杉文吉（日本医事新報社、一九九四年）

第二版「序」

第一版が出版されてから四年しか経過していないが、ペインクリニックの領域もわずかずつ動いている。そこで、初版の各項目、内容を再検討し、第二版とさせていただいた。

例えば、筆者らはペインクリニック発足以来、胸部交感神経節ブロックの適応が多いにもかかわらず、神経破壊薬によるブロック手技の困難性を痛感してきた。ところが最近、内視鏡を用いて直視下に交感神経を焼灼切断する技術が完成し、掌蹠多汗症などに好成績を上げている。したがって、このような項目は書き換え、他も最新のデータに基づいて加筆・削除し、新しい文献の追加も行った。

さて、この第一版が出版された頃から、米国では代替医学（Alternative Medicine）が急速に見直され、普及している。現在では、米国の医学校一二五校のうち四〇校に代替医学の講座が開かれているという。

代替医学とは、西洋医学に含まれない、民間療法を含む在来型医学、すなわち伝統医学に新しい療法や薬物を含む広い意味を持っている。それではなぜ今このように注目されるようになったのか。それは米国市民の間から、現代医療で治らず、代替医療で治ったという声があまりにも大きくなり、一九九一年、ＮＩＨの中に代替医療についての専門委員会が設けられ、検討した結果である。

確かに現代医学（西洋医学）は進歩したといわれているが、進歩したのは診断学であって、治療学は一部を除きあまり進歩はみられていない。その大きな理由は、西洋医学の誕生から一貫してヒトに備わる自然治癒力、すなわち恒常性維持機能を重視しなかったからである。病気は俺（西洋医学）が悪いものを排除して癒してやるという態度をとり、その結果、末梢の病態のみにとらわれ、すべて対症療法に終始してきたからである。

ヒトが病気にならないようにする、病気になる、それを治すなどの全権は、間脳の視床下部を中心に展開される恒常性維持調節機構がもっていると考えてよい。この機能が健全であれば病気にならない。不全であると病気になるが、医療の原則はこの不全を正すよう補助してやることである。代替医学は多かれ少なかれこれを補助していると考えられる。ところが、西洋医学はそれを無視し、種々の薬物でかえって機能を発揮しにくくしている。いわゆる視床下部の全権に対して内政干渉し、多くの薬物による副作用、医療行為による合併症をひき起こしている。これはやがて転換を迫られるであろう。

したがって、これからの医療はどうなるであろうか。米国のように各医科大学に代替医学の講座を設け、代替医学をもできる医師を育成するか、西洋医学の治療学を再構築するかである。すなわち、西洋医学の枠内でもっと恒常性維持機能を研究し、その機能異常をより効率的に正す治療法を開発することである。それには、現在ペインクリニックで最も多く行われている星状神経節ブロック療法は大いに参考になると思う。

この第二版が、来る二一世紀の治療学再構築構想にいささかでも役立てば、筆者ら関東逓信病院ペインクリニック科同門にとって望外の喜びである。

一九九八年七月

出典：『ペインクリニック診断・治療ガイド　第二版』若杉文吉（日本医事新報社、一九九八年）

『星状神経節ブロック療法』
――安全な手技確立と正しい理解のために――

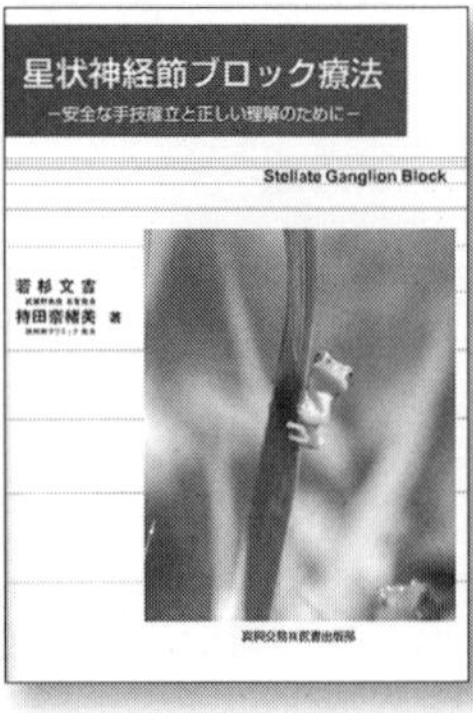

「序」

一九六二年、東京大学医学部麻酔科にわが国最初のペインクリニック外来が創設された。そのとき山村秀夫教授から、外来医長を命ぜられた。私は各種神経ブロック療法と共に星状神経節ブロック（SGB）療法を積極的に取り入れた。以来四五年、SGB療法は大きく変わってきた。

初期はC7‐SGB（局所麻酔薬、八ml）であったが、今はC6‐SGB（局所麻酔薬、四ml）である。ブロック針先端の到達位置が適切であれば、ホルネル徴候はもちろん、顔面、上肢、下肢の温感、皮膚温上昇も認められる。

次にSGB療法の適応が随分拡がったことである。初期は適応としては、頭痛、顔面痛、顔面神経麻痺、頸肩、上肢痛、胸背部痛など約二〇疾患であったが、現在は約二五〇疾患が挙げられる。

この適応は、これまで私自身が経験した疾患が大部分であるが、中にはどう考えても適応と考えられる疾患もある。これを毎年少しずつ付け加えた結果である。

なぜＳＧＢ療法という一つの治療法で多くの疾患が治せるのか。それはＳＧＢ療法が、生体に備わる自然治癒力を賦活するからである。この自然治癒力賦活の場は、間脳の視床下部にある。視床下部は、ストレス刺激などで交感神経緊張状態を引き起こし、全身の血流を悪くし、脳も血流減少が続くためその機能を発揮できなくなる。

ＳＧＢ療法による脳の血流回復が、視床下部治癒系の機能、すなわち自然治癒力を発揮できるよう賦活すると考えられる。したがって、この治療は脳の血流をよくして視床下部の治癒系機能を活性化して病気を治す根本療法である。そして治療回数が十分であれば、根治も可能である。しかも薬物療法にみられるような副作用は一切ない。

最近、ＳＧＢ後、三時間ぐらい経ってから生じる頸部血腫が心配のあまり、この療法を避けるペインクリニシャンが増しているようにみられる。これは非常に残念である。あらかじめ出血傾向のないことを確かめ、針先端をゆっくり垂直に進め、骨面に達したら決して押さない。針先が血管内にないことを確かめ、ゆっくり注入し、抜針を垂直にゆっくり行い、止血も入念に行えば、事故は起こらない。ぜひ臆することなく、この治療法を行っていただきたい。

なお、本書の発行にあたり、ＳＧＢ療法の臨床研究に多年にわたり協力をし、執筆してもらった施無畏クリニック院長 持田奈緒美博士に謝意を表します。

平成一九年七月

出典：『星状神経節ブロック療法　――安全な手技確立と正しい理解のために――』　若杉文吉・持田奈緒美
（真興交易株式会社医書出版部、二〇〇七年）

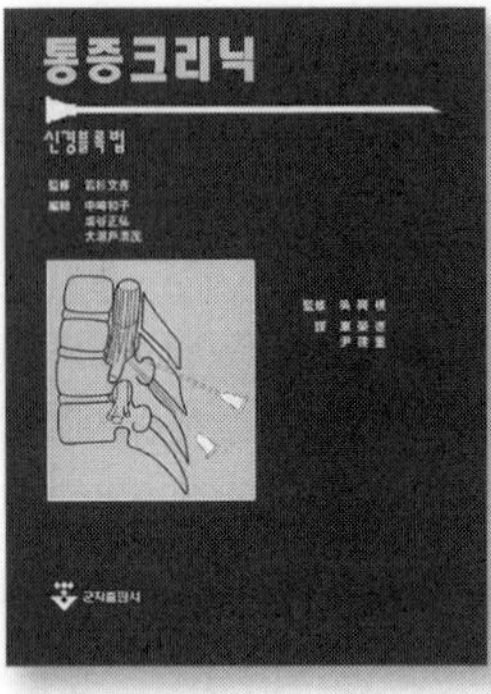

1995年
「ペインクリニック　神経ブロック法（1980年医学書院）」は、韓国語に翻訳された。

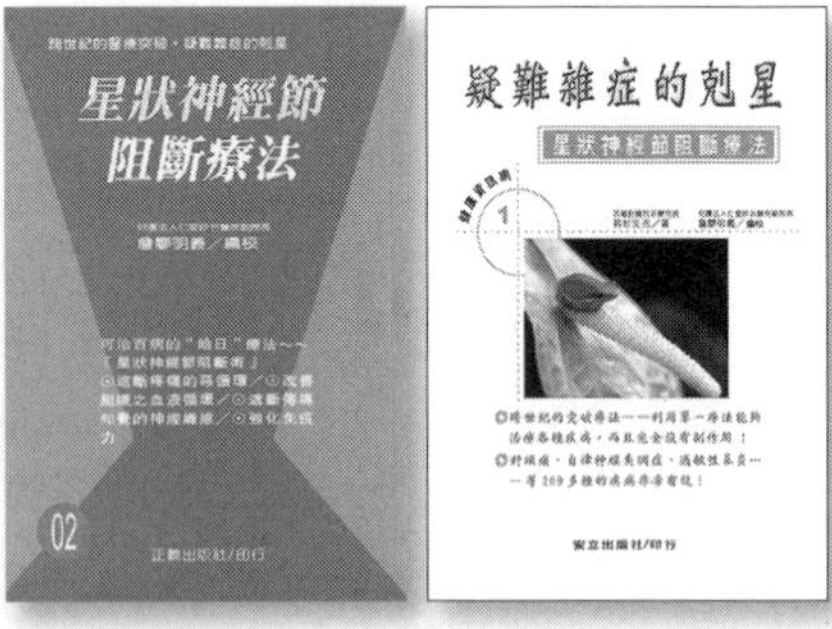

1999、2000年
「星状神経節ブロック療法（1997年マキノ出版）」は、中国語に翻訳された。翻訳：詹廖明義

『鼻アレルギー［花粉症］を治す』

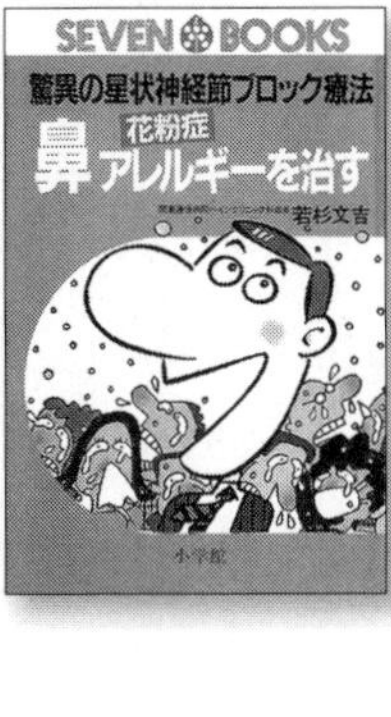

まえがき

最近、現代病ともいわれる鼻アレルギーが大きな社会的関心を集めております。

それはひとたびこれにかかるとなかなか治らない、そして年々これにかかる方が増えているということです。鼻アレルギーの中でも、特に花粉によって起こる病気を、花粉によるアレルギー性結膜炎なども含めて〝花粉症〟と呼んでおります。この花粉症を引き起こす花粉の中でも特にスギ花粉が大きな驚異となっております。その三大症状は、鼻水・くしゃみ・鼻づまりですが、鼻づまりで夜も眠れないということは最大の苦しみでしょう。もちろん、世界各国、医学会はあげてこの対策や研究に取り組んでおりますが、なお画期的な根治療法は見出されておりません。

私は、ペインクリニック二二年の経験から、やや角度を変えて、星状神経節ブロック療法がこれに効果的ではないかと、この数年間積極的に取り組んでまいりました。

そして昨年は、この療法が、ある新聞に報道されたことから多くの患者さんが来院し、これらの治療経験からますますその有効性を確かめることができました。

そこで、本来ならばさらに何年か研究を重ね、経過を十分追ってから成績をまとめ発表すべきであります。しかし、次の理由から方針を変え、急ぎ皆様に知っていただくため本著を発表することにいたしました。

それは、この星状神経節ブロック療法で、救えるものなら、苦しんでいる患者さんを一人でも多く救ってあげたい。

このような新しい療法は十分説明をしてから行うべきものであるし、また説明を求める人が多いのに、実際の忙しい臨床の合間にゆっくり説明はできません。それなら、このような書いたものを読んでいただいてご理解を得たい。

この新しい治療法が外国で開発されたものであれば、比較的容易にわが国で普及がみられます。しかし、わが国で開発された治療法はなかなかすんなりとは普及しないのです。まして専門の耳鼻咽喉科医でもない私の経験に基づく創案ですから、これが普及をみることは容易なことではないでしょう。普及までになお一〇年以上かかりましょうが、本著がいささかでも縮めることに役立てばと思っております。この花粉症の治療に関する記載から、これを契機にペインクリニックを正しく理解していただきたい。

ペインクリニックはわが国で誕生以来、まだ二二年しかたっておりません。したがって、一般の方はもちろん、医師の理解も十分でないというのが現状です。そのような治療を受けたら意識がなくなってしまう、とまじめに考えておられる方もおりますし、単に一時的に痛みを止めるぐらいにしか考えていない方もおります。なによりも「ペインクリニック」と表示をして開業ができないことなどもこの領域の前進・普及を大きく妨げております。

なお、今回私たちのペインクリニック科で鼻アレルギーの治療を行った結果について、後日アンケート調査を行い、多くの方から協力をいただきました。その中には、ほかの方はどうだったのか、このようなアンケートの結果が知りたいという方が何人かおられました。治療結果の調査から分かって反省していることですが、この治療は一回受ければそれでよいと思っておられる方が案外に多かったことです。事実、一回で非常に改善したという方もおられますが、やはりまず一〇回は必要と考えております。そして、鼻アレルギーのように、自律神経、特に交感神経が強く関与している病気の治療には、次のことが非常に大事です。

すなわち、治療効果をあげるには、まず患者さんがその治療法を理解し、信頼する。医師もその治療法をよく理解し、認める。そして患者と医師の信頼関係が成り立つ。このいずれかが欠けても十分な治療効果はあげられないでしょう。したがって、この本によってまず治療法をよく理解していただきたいのです。

最後に、鼻アレルギーに対して星状神経節ブロック療法がなぜ効くかは本文中に述べてあります。しかし、肝心のところはなおよく分かっておりません。そして全例に効果的というわけではなく、なおこの療法にも抵抗する鼻アレルギーがあります。これはいったいなぜなのか。これらのことは、ペインクリニックを行っている私たちの研究のみでは遠く及ばないところです。この研究達成には、専門である耳鼻咽喉科医、アレルギー・免疫の専門家、基礎医学者の協力を仰がなければ到底達成されません。これを契機によろしくご指導をお願いするしだいです。

なお、この研究が外国でどんどん進められるということは現在のところ考えられません。ぜひわが国で完成し、世界中で年々増加している鼻アレルギーに悩める人を一人でも多く救ってあげたい、その治療法を確立したいのが私の念願であります。

この小冊子が、実際に病気で悩んでいる患者さんだけでなく、その家族にも、またこの予防・治療にあたられる医療従事者、行政にたずさわる方々の少しでもお役に立てば、著者として望外の喜びであります。

昭和六〇年二月

出典：『鼻アレルギー〔花粉症〕を治す』　若杉文吉（小学館、一九八五年、一〜五頁）

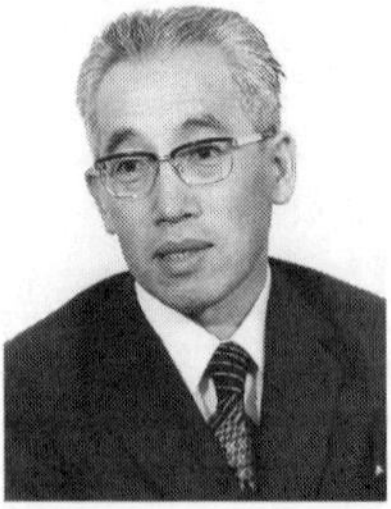

『革命的神経ブロック療法』

まえがき

　この本のタイトルは、革命的「神経ブロック療法」となっておりますが、これは略したもので、正しくは、革命的「星状神経節ブロック療法」です。

〝革命的〟とはいささかオーバーな表現ですが、広辞苑によれば「急激な変革、ある状態が急激に発展変動すること」の意もあります。星状神経節ブロック療法が広く理解され、普及したら、それは現代医療の一大革命といってよいでしょう。

　革命的である理由は、現代医療の最大の誤りは、あまりにも末梢の病態にとらわれ過ぎ、対象療法に終始していることです。これに対し、この療法はおおもと（間脳）に働きかけ、全身を調整し、根治に導くからです。

　したがって、ただこの療法だけによりきわめて多くの症状が改善・治癒し、この適応は約一五〇疾患で、これはなお、かなり追加されると考えられます。

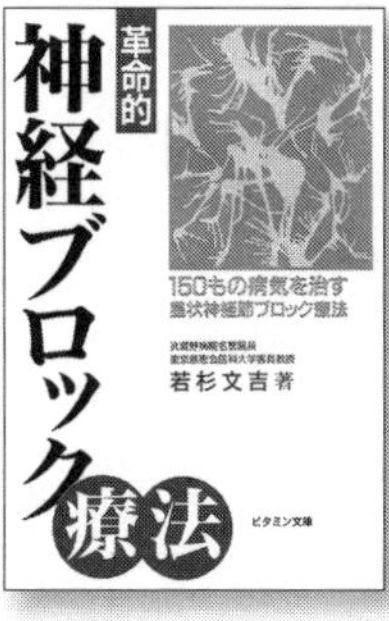

この療法は、ブロック手技が的確に行われた場合、これを何十回、何百回行っても、体に不利になること、副作用は何一つないということです。体に優しい療法です。

最も注目されるのは、この療法による免疫系への働きかけで、免疫機能をより高めます。これにより感染症、がん、アレルギー疾患、自己免疫疾患などの予防・治療に効果が期待されることです。

この神経ブロックに使用する局所麻酔薬は成分が単純で、安全で、安価でこれを一回に五ml使用するに過ぎません。このことは、これが普及すれば著しく医療費を節減することになります。

以上の五つを挙げることができるでしょう。

ところで、この星状神経節ブロックは、一九三〇年ごろから外国で始められ、わが国では一九五〇年ごろから行われるようになりました。しかし、いずれも頭、顔、頸部、上肢の部位の病気の治療に限られていました。それも一九六〇年ごろまでには、ほとんど行われなくなりました。その理由は合併症のためと考えられます。

私は昭和三七年、わが国にペインクリニックが発足すると同時に、この療法に積極的に取り組んでまいりました。そして、合併症をなくすることを可能にするブロック手技を開発し、頭頸部、上肢の病気に効果的というだけでなく、全身の病気の治療に威力を発揮することを発見できたのです。

したがって、この発想・治療法の開発は純国産といえます。外国の誰かが開発した療法はわが国でもすぐ普及する傾向にあります。しかし国産となると、この療法が医学会ならびに一般に認められるのは容易なことではなく、なおこれから一〇年はかかるでしょう。

星状神経節ブロックは、ペインクリニックで最も多く行われるブロック法です。

私の、ペインクリニック三〇年において、私が関係した施設で行われた星状神経節ブロックの総件数は、約四〇万件にのぼります。これらを総括し、かつ自分自身の行った一例一例を丹念に調べ、全身への効果を確かめたのです。

したがって、これらはすべて患者さんから教えてもらったといってよいでしょう。

結局、現在までにわかっていることは、この首に行うブロックで、約一五〇の疾患が治せるということです。現代医療のように部分修理屋的な治療から考えると、また対症療法に終始することからみれば考えられないことです。なぜ一種類の神経ブロック法で、多彩な症状、そして病気が治るのでしょうか。

それはこの星状神経節ブロックが、脳、ことに間脳、その視床下部に交感神経を介して、ある指令を送り、働きかけていることが考えられるからです。

この視床下部は、人の体の内外の環境変化に対して、常に安定した条件で生命を維持しようとする、いわゆる恒常性維持をはかる総司令部といってよいでしょう。

ストレスなどにより、交感神経の緊張が異常に強く、また長く続いたりすると、当然この視床下部でも微小循環障害がおこり、エネルギーの供給が十分になされなくなり、種々の病気が引き起こされると考えられるのです。

星状神経節ブロックをくり返すと、この微小循環障害が改善され、視床下部の機能が正常化するのです。この「星状神経節ブロック療法による恒常性維持機能賦活」説は、まったく私の臨床経験からの推論で、その証明はこれからなされるでしょう。
この療法がなぜ効くのかの解明は、針を刺さないで同じ効果を産み出す療法の開発にもつながり、もし、より安全で簡易な治療法が開発されれば、人類への福音は計り知れないと考えております。

平成四年二月

出典：『革命的神経ブロック療法』　若杉文吉（マキノ出版、一九九二年、一〜五頁）

『星状神経節ブロック療法』

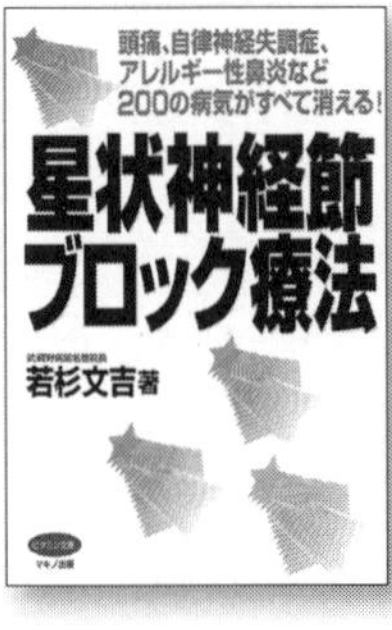

まえがき

この本をお読みになれば、どなたも「星状神経節ブロック療法」が、こんなにたくさんの症状や病気に効くことに驚き、ほんとうだろうか？　といぶかるに違いありません。それが当然です。これまでの医学（西洋医学）では、一つの症状、一つの病気、一つの臓器に対して、それぞれ薬が違っていたり、対処の方法が異なるのが普通で、単一でこれほど多くの効能を発揮する治療はなかったからです。

もう一つの驚きは、この治療法を長く続けていてもそれによる副作用が皆無だということでしょう。「主作用があれば副作用がある。それはやむを得ない」が現代医学の常識でした。その常識がくつがえされたのです。

単一療法で多くのさまざまな病気を治し、しかも副作用は全くみられない、ほとんど理想的ともいえる星状神経節ブロック療法。その秘密は、これが病気の発症と治癒の原点に迫っている治療法だからだといえます。

星状神経節ブロック療法は、一九三〇年ごろ開発され、一九四〇年以降は手技に改良が加えられ、欧米でかなり広く行われていました。わが国へは戦後移入されて、脳外科、整形外科、耳鼻咽喉科、眼科などで行われていました。

しかし、一九六〇年ごろから日本でも欧米でもほぼ軌を一にして行われなくなりました。改良されたとはいえ、まだブロック手技に不完全なところがあったため、しばしば重い合併症がみられることがあったためでしょう。

私は一九六二年、東京大学に日本最初のペインクリニック（痛みの診療を専門とする科）が開設されたのと同時にこの療法を採用、積極的に取り組んできました。

そして、合併症を起こさない、新しい星状神経節ブロック療法の手技を開発しました。この手技によれば、従来懸念されていた合併症は起こらないだろうというのが私の考えで、事実、この一〇年間の診療を通してみても合併症は起こっていません。

さらに臨床を重ねていくうち、星状神経節ブロック療法がかつて考えられていたような部位（星状神経節の支配領域である頭頸部、肩、上肢）だけでなく、全身の病気の治療に適応し効果を上げることが確認できました。

この治療法は、頸部の一カ所に細い針を刺し、わずか五ml局所麻酔薬を注入するだけです。局所麻酔薬が脳へ行って作用するのではありません。それはただ頸部の交感神経の緊張をやわらげるだけなのです。この頸部の交感神経は頭、顔、頸、肩、上肢などへ行っているのですが、脳へ行っている交感神経の緊張がやわらぐことに大きな意義があるのです。このことに、早くからこの療法を行っていた欧米の医学者の誰も気づいていなかったのです。

脳へ行っている交感神経の緊張をやわらげる。そして脳、特に視床下部に働きかけるという「星状神経節ブロック療法の恒常性維持機能賦活説」は私の長い臨床研究、診療経験からの創案で、純国産の学説であり療法です。

わが国の医学界は、外国（欧米）由来の学説・療法などはただちに迎え入れますが、国産となるととかく軽視したがる傾向があります。

したがって、この学説・療法が理解され、認められ普及するにはなお今後一〇年、いや二〇年を要するでしょう。

それは次のような事情からも推定できるでしょう。

私は一九八五年に、アレルギー性鼻炎に星状神経節ブロック療法が効果的であるという論文を発表しました。同じ年に『鼻アレルギー［花粉症］を治す』という一般書も出しました。マスコミの報道もあり、当時、私が勤務していた関東逓信病院ペインクリニック科には患者さんが殺到し、最も多い日には三六二人を数えました。管理に困った病院の要請で、一日二〇〇人に限ることにしたところ、未明の四時から玄関前に列ができる状態でした。それほど治る治療法を渇望する人が多かったし、今も多いのです。

以来、今日までこの治療法を続けていますが、患者さんが一定の条件（強いストレス刺激を受けていない、ステロイド剤・向精神薬を服用していないなど）を満たしていて、治療回数（個々に異なる）さえ重ねれば根治可能であることが確かめられています。

ところが、花粉症の専門医たちは、なぜか最初からこれを無視し、毎年「花粉症を治す治療法はありません。現在のところ減感作療法がよいでしょう」などとくり返しています。

花粉症は今、国民の約一割がこれに苦しんでいる国民病です。これに対応するには臨床科の縄張り意識とか面子などにとらわれることなく、医学界の医師を一つにして取り組むべきでしょう。

同じアレルギー性の病気であるアトピー性皮膚炎も、そうです。専門医たちは相変わらずステロイド剤の使用を勧めています。ステロイド剤にも強弱五段階があるからこれを上手に使えばよい、あまり怖がる必要はないといっていますが、ほんとうでしょうか。重症のステロイド皮膚症や、小児期からステロイド剤を使い続けて難治性となった成人のアトピー性皮膚炎を診るたびに、もうこのへんで「ステロイド剤は用いない」という決断をして欲しいと思います。

内分泌系のホルモンのみならず、神経系で重要な神経伝達物質、免疫系で重要なサイトカイン、これらはいずれも生体がある目的をもって作り出す生物活性物です。

最近これらの研究が進み、その優れた働きが解明されてきました。そこでそれぞれの物質をまねて作り、これを体内に入れて、病気の治療に役立てようという試みが盛んになっています。しかし、これらの模倣物質は、使用の初期には一見、効果があるようにみえても、やがて、副作用など種々の問題を引き起こすことになります。

ステロイド剤がその典型的な例です。最初は非常によく効き、「切れ味がよい」といわれます。ところが、使用を中止すると、病気が再発し、使用を持続すると非常にやっかいな副作用を引き起こしてしまいます。

最近、老化防止、不眠、時差ボケ解消によく効くと話題の脳内物質メラトニンも、現時点では効果不明、しかも副作用を起こす可能性があると米国立衛生研究所は指摘しています。

サイトカインでは、インターフェロンががんに効くと華々しく登場しましたが、空振りに終わり、次いでC型肝炎への適応が宣伝されましたが、これまた思うような効果は上がらず、やっかいな副作用のみが現れています。

私は、生物活性物質の作用が優れているからといって、これの人工製剤を体内に入れてはいけないと考えています。

生体が作るこの活性物質は、作るのもそれを動員するのも、すべて間脳にある視床下部でコントロールしているからです。同じような物質を体の外から入れるというのは、脳に対するいわば重大な内政干渉になるからです。

同じ観点から考えると、最近、もう一つ気になる治療法があります。女性ホルモン（エストロゲン）補充療法です。

閉経後の女性の更年期障害、高脂血症、骨粗鬆症などの予防と治療に効果があると勧められていますが、反面、そのために起こる乳がん・子宮体がんの発生も問題視されていて、六ヵ月ごとの検診が勧められています。

閉経の決定は視床下部で行われます。閉経期が近づくと、徐々にエストロゲンの産生を減らし中止するのです。それを再び外から入れてやるのですから、生体内で混乱が生ずるのは当然です。視床下部の意に反するホルモンは、免疫系や自律神経系との調整も乱し、免疫機能を低下させ、やがてがんの発生をみるか、さまざまな副作用を引き起こすことになります。現在、女性ホルモン補充療法は、先進各国で行われていますが、ここにも現代医学の偏向の一例がみられるようです。

生体を健全に保つ上で、視床下部が果たしている役割は、本文で詳しく述べました。心身の健康を守り、病気を癒すための総司令部が、視床下部なのです。我々は、ここにもっと畏敬の念をはらうべきです。

ところで、視床下部は、人を長く生かすための努力をするだけではなく、ある時期が来ると「逆噴射」をかけるといわれています。

世間に往々にしてみることができる、古木が倒れるような長寿者の死が、それです。神が与えてくれた（あるいは、遺伝子によってプログラムされた？）寿命をすこやかに生きて、その時がきたら安らかな眠りにつく。寝たきりとも痴呆とも無縁の終焉。それもまた、視床下部の恵みなのです。

古希を超えた私の残り時間もそう多くはないわけですが、適当な時に逆噴射をかけて欲しいと念願しています。それまでは精一杯仕事をし、余暇を楽しみ、元気に生き抜きたいものです。

「生者《いけるもの》つひにも死ぬるものにあれば今の世《こよ》なる間《ま》は楽しくをあらな　大伴旅人」

座右の歌を記し、皆様の健康と幸福をお祈りして、まえがきとします。

一九九七年春

出典：『星状神経節ブロック療法』若杉文吉（マキノ出版、一九九七年、一～七頁）

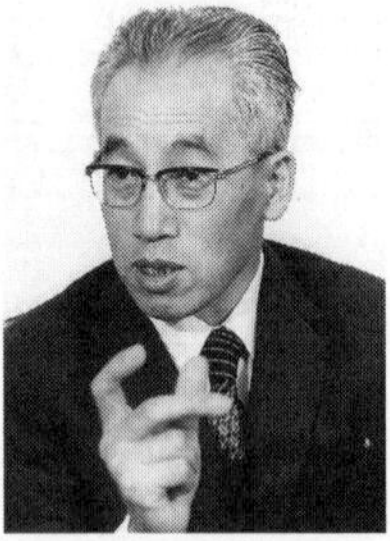

『星状神経節ブロック療法』

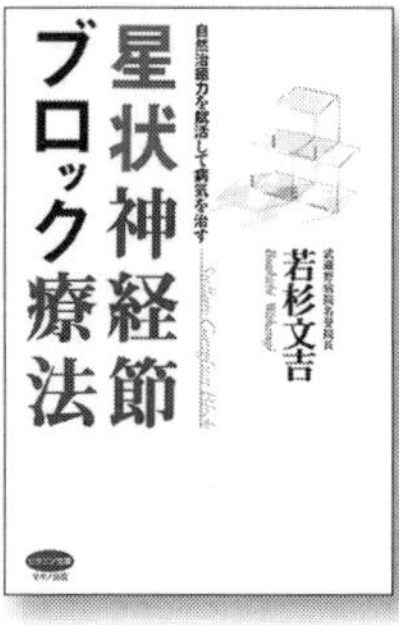

まえがき

私は、これまでに「星状神経節ブロック療法」のすべてをまとめた本を二冊、世に問うています。一九九二年刊行の『革命的神経ブロック療法』と、一九九七年刊行の『星状神経節ブロック療法』です。幸いにもこの治療法に関心を持つ医師、患者のみなさま、多くの読者諸賢に迎えられて版を重ねることができました。韓国や中国、台湾などでも翻訳出版されています。

三冊目の本書をもって「決定版」とします。

私は本年八〇歳、ありがたくも健康に恵まれ、畢生の仕事と決めた星状神経節ブロック療法の臨床の現場に立ち、この比類なきすぐれた治療法の普及にも微力を尽くしております。一人の医師が、半世紀にもなんなんとする長きにわたって、ただ一つの治療法のみをひたすら追究し、施術し続けている例はそう多くはないでしょう。稀有な例といってもいいかと思います。

本書はそのライフワークの集大成、前二書の刊行後、新たに得られた知見を加えた総集編です。年齢的にもこれが最後の出版となるでしょう。「決定版」と銘打ったゆえんです。

この本をお読みになれば、どなたも「星状神経節ブロック療法」が、こんなにたくさんの症状や病気に効くことに驚き、ほんとうだろうか？　といぶかるに違いありません。それが当然です。これまでの医学（西洋医学）では、一つの症状、一つの病気、一つの臓器に対して、それぞれ薬が違っていたり、対処の方法が異なったりするのが普通で、単一でこれほど多くの効能を発揮する治療法はなかったからです。

もう一つの驚きは、この治療法を長く続けていてもそれによる副作用が皆無だということでしょう。「主作用があれば副作用がある。それはやむを得ない」が現代医学の常識でした。その常識がくつがえされたのです。

単一療法で多くのさまざまな病気を治し、しかも副作用はまったくみられない。ほとんど理想的ともいえる星状神経節ブロック療法。その秘密は、これが病気の発症と治癒の原点に迫っている治療法だからです。

さらにいえば、人体に備わった自然治癒力を活かす治療法だからです。

「傷つけるなかれ。自然治癒力を崇めよ」とは、医聖ヒポクラテスの訓戒ですが、今日の免疫の考え方にも通じる永遠なる医学的真理といえます。

しかし、西洋医学は一九世紀末の「細菌学的病因論」以来、これを等閑視してきました。結果、現代の治療学は、飛躍的発展をとげた診断学に追いつくことができず、ことに疾患の治療にはほとんど進歩がみられません。これが医療不信の要因の一つになっているのは周知のとおりです。

ところで、私の診療室では、（この治療を受けるようになったら）「カゼをひかなくなった」「口内炎が起こらなくなった」「血圧が下がった」「血糖値が下がった」……という声をしばしば聞きます。そうした患者さんたちの主訴（来院の目的とした病気）は、別の病気だったのですが、星状神経節ブロック療法を続けるうちにそのような一次的効果が現れたわけで、体の自然治癒力が高められたことのなによりの証拠といっていいでしょう。

星状神経節ブロック療法は一九三〇年ごろ開発され、一九四〇年以降は手技に改良が加えられ、欧米でかなり広く行われていました。わが国へは戦後移入されて、脳外科、整形外科、耳鼻咽喉科、眼科などで行われていました。

しかし、一九六〇年ごろから日本でも欧米でもほぼ軌を一にして行われなくなりました。改良されたとはいえ、まだブロック手技に不完全なところがあったため、しばしば重い合併症がみられることがあったためでしょう。

私は一九六〇年、東京大学に日本最初のペインクリニック（痛みの診療を専門とする科）が開設されたのと同時に、この療法を採用、積極的に取り組んできました。

そして、合併症を起こさない、新しい星状神経節ブロック療法の手技を開発しました。この手技によれば、従来懸念されていた合併症は起こらないだろうというのが私の考えで、事実、この半世紀近くの診療を通してみても、一九六〇年以前のような合併症は起こっていません。

さらに臨床を重ねていくうち、星状神経節ブロック療法が、かつて考えられていたような部位（星状神経節の支配領域である頭頸部、肩、上肢）だけでなく、全身の病気の治療に適応し効果を上げることが確認できました。

この治療法は、頸部の一カ所に細い針を刺し、わずか五mlの局所麻酔薬を注入するだけです。局所麻酔薬が脳へ行って作用するのではありません。それはただ頸部の交感神経の緊張をやわらげるだけなのです。この頸部の交感神経は頭、顔、頸、肩、上肢などへ行っているのですが、脳へ行っている交感神経の緊張がやわらぐことに大きな意義があるのです。このことに、早くからこの療法を行っていた欧米の医学者の誰も気づいていなかったのです。

脳へ行っている交感神経の緊張をやわらげる。そして脳、特に視床下部に働きかけるという「星状神経節ブロック療法の恒常性維持機能賦活説」は私の長い臨床研究、診療経験からの創案で、純国産の学説であり療法です。

わが国の医学界は、外国（欧米）由来の学説・療法などはただちに迎え入れますが、国産となると、とかく軽視したがる傾向があります。

したがって、この学説・療法が理解され、認められ、普及するには今後なお一〇年、いや二〇年を要するでしょう。

それは次のような事情からも推定できるでしょう。

私は、一九八五年にアレルギー性鼻炎に星状神経節ブロック療法が効果的であるという論文を発表しました。同じ年に、『鼻アレルギー花粉症を治す』という一般書も出しました。マスコミの報道もあり、当時、私が勤務していた関東逓信病院ペインクリニック科には患者さんが殺到し、最も多い日には三六二人を数えました。管理に困った病院の要請で、一日二〇〇人に限ることにしたところ、未明の四時から玄関前に列ができる状態でした。それほど治る治療法を渇望する人が多かったし、今も多いのです。

以来、今日までこの治療法を続けていますが、患者さんが一定の条件（強いストレス刺激を受けていない、ステロイド剤・向精神薬などを服用していないなど）を満たしていて、治療回数（個々に異なる）さえ重ねれば根治可能であることが確かめられています。

ところが、花粉症の専門医たちは、なぜか最初からこれを無視し、毎年「花粉症を治す治療法はありません。現在のところ減感作療法がよいでしょう」などとくり返しています。

花粉症は今、国民の約一割がこれに苦しんでいる国民病です。これに対するには臨床科の縄張り意識とか面子などにとらわれることなく、医学界の意志を一つにして取り組むべきでしょう。

同じアレルギー性の病気であるアトピー性皮膚炎もそうです。専門医たちは相変わらずステロイド剤の使用を勧めています。ステロイド剤にも強弱五段階があるからこれを上手に使えばよい。あまり怖がる必要はないといっていますが、ほんとうでしょうか。重症のステロイド皮膚症や、小児期からステロイド剤を使い続けて難治性となった成人のアトピー性皮膚炎を診るたびに、もうこのへんで「ステロイド剤は用いない」という決断をして欲しいと思います。

内分泌系のホルモンのみならず、神経系で重要な神経伝達物質、免疫系で重要なサイトカイン、これらはいずれも生体がある目的を持って作り出す生理活性物質です。

最近、これらの研究が進み、そのすぐれた働きが解明されてきました。そこでそれぞれの物質をまねて作り、これを体内に入れて、病気の治療に役立てようという試みが盛んになっています。しかし、これらの模倣物質は、使用の初期には一見、効果があるようにみえても、やがて副作用など種々の問題を引き起こすことになります。

ステロイド剤がその典型的な例です。最初は非常によく効き「切れ味がよい」といわれます。ところが使用を中止すると病気が再発し、使用を持続すると非常にやっかいな副作用をひき起こしてしまいます。

最近、老化防止、不眠、時差ボケ解消によく効くと話題の脳内物質メラトニンも、現時点では効果不明、しかも副作用を起こす可能性があると米国立衛生研究所は指摘しています。

サイトカインの一種では、インターフェロンががんに効くと華々しく登場しましたが、空振りに終わり、次いでC型肝炎への適応が宣伝されましたが、これまた思うような効果は上がらず、やっかいな副作用のみが現れています。

私は、生理活性物質の作用がすぐれているからといって、これらの人工製剤を体内に入れてはいけないと考えています。

生体が作るこの活性物質は、作るのもそれを動員するのも、すべて間脳にある視床下部でコントロールしているからです。同じような物質を体の外から入れるというのは、脳に対するいわば重大な内政干渉になるからです。

同じ観点から考えると、近年もう一つ気になる治療法があります。女性ホルモン（エストロゲン）補充療法です。

閉経後の女性の更年期障害、高脂血症、骨粗鬆症などの予防と治療に効果があると勧められていますが、反面、そのために起こる乳がん・子宮体がんの発生も問題視されていて、六カ月ごとの検診が勧められています。

閉経の決定は視床下部で慎重に行われます。閉経期が近づくと徐々にエストロゲンの産生をへらし、中止するのです。それを再び外から入れてやるのですから、生体内で混乱が生ずるのは当然です。視床下部の意に反するホルモン補充は、免疫系や自律神経系との調整も乱し、免疫機能を低下させ、やがてがんの発生をみるか、さまざまな副作用をひき起こすことになります。現在女性ホルモン補充療法は、先進各国で行われていますが、ここにも現代医学の偏向の一例がみられるようです。

生体を健全に保つ上で視床下部が果たしている役割は、本文で詳しく述べました。心身の健康を守り、病気を癒すための総司令部が視床下部なのです。我々はここにもっと畏敬の念をはらうべきです。

本文にも述べたように、星状神経節ブロック療法の適応症は二四〇を超えます。その中の多くの症例は、患者さんたちに教えられたものです。「カゼをひかなくなりました」「血糖値が下がりました」と。「教科書には誤りがあるが、患者は常に正しい」という臨床医の体験的名言を思い出します。

あまりにも有名な「芸術は長く、人生は短し（アルス・ロンガ・ヴィタ・ブレビス）」は、「ヒポクラテスの誓い」のなかに出てくる言葉で「アルス」とは「芸術」ではなく「技術一般を意味するもの」だそうです。つまり、ヒポクラテスは、「医術の習得には長い年月が必要だが、人生は短い。怠らず研鑽を積まねばならない」と、医学の道を志す弟子たちに教えたというわけです。

すでに傘寿という年を迎えた私ではありますが、これからも精一杯努力を続けていきたいと念じています。

みなさまの健康と幸福をお祈りしてまえがきとします。

二〇〇五年秋

出典：『星状神経節ブロック療法』若杉文吉（マキノ出版、二〇〇五年、一～九頁）

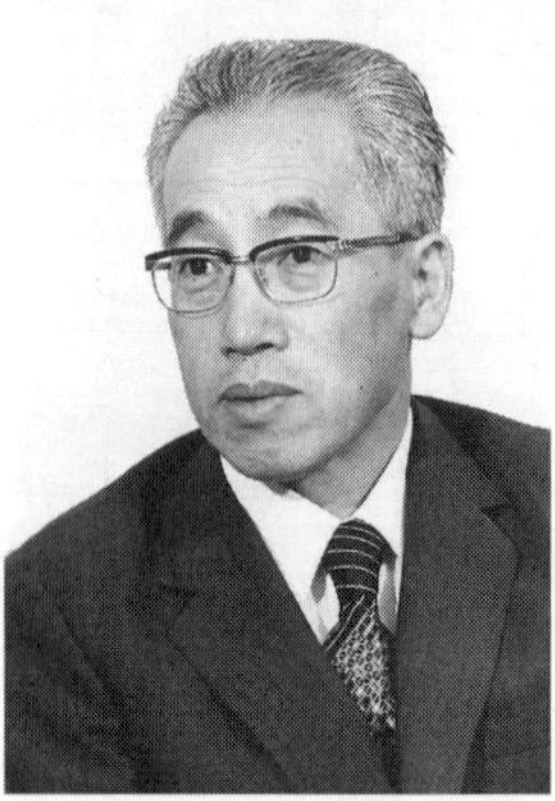

10 患者からの手紙

アトピー性皮膚炎がウソのように消えた

N．K．（女性）

肌が空気にふれるとかゆくなる

親の話によれば、私は生まれて九ヶ月目ごろから鼻が悪くなり、以後二七歳の今日まで、ずっと耳鼻科とは縁が切れずにきました。とにかく、ふだんから鼻づまりがひどいうえ、春先には必ずといっていいほど、カゼをひくので、長い間苦労しました。

そんな私に追い打ちをかけたのが、花粉症です。鼻炎のときは、鼻づまりだけでしたが、花粉症の場合は、鼻水は出るし、かゆみはあるしで、昨年までは、アレルギー性鼻炎の薬を欠かせませんでした。

それだけなら、まだいくらかは救われたかもしれません。しかし、私にはほかに、アトピー性皮膚炎もありました。私の症状は、肌が空気にふれるとかゆくなるため、例えば、風呂に入るときなど、服を脱いだとたんに、猛烈にかゆくなり、肌が真っ赤になるのです。この症状も小さいころから続いていたため、一時はこのままずっと花粉症やアトピー性皮膚炎と、付き合っていかなければいけないのかと思い、絶望的になったことさえありました。

実は、私の四歳になる息子も、私とほとんど同じ症状に悩まされているのです。息子の場合、特にひどかったのは、鼻炎とアトピー性皮膚炎でした。例えば、鼻炎のひどくなる春先など、息子は夜中一時間おきに点鼻薬をつけなければ眠れないほどでした。

そのため、家族は一晩中交替で薬をつけることもしばしばありました。息子が生まれてからというもの、私は評判がいい都内の耳鼻科へは、どこへでも出かけて行きましたが、今ではほとんど行き尽くしたといっても、過言ではないでしょう。

また、私のアトピー性皮膚炎は、どちらかといえば、背中中心に症状が現れましたが、息子の場合は、全身にわたってかゆがるのです。しかも一年中症状がおさまることがなかったので、大変でした。また、走ったりすると、座り込むほどのセキが出るため、ぜんそくの症状もあるといわれていました。

カゼもひかなくなった

平成二年の暮れ、主人の妹が面白い本があるといって、若杉文吉先生の本を、私に紹介してくれました。

それは花粉症の本でしたが、息子のアレルギー症状の改善にも有効ではないかと思い、その年の一二月の末に若杉先生を訪れ、翌年の一月七日からは、私も治療を受け始めたのです。

息子の場合、のどに注射を打ち始めて、三、四本目あたりから、セキが軽くなったような気がしました。二〇〜三〇本目ごろからは、いままで夜中一時間おきにつけていた点鼻薬が、具合のいい日は、一晩に一回ですむようになりました。現在は五五本目ですが、最近はかゆがることもほとんどなく、完治に近づいていると思います。

一方私は、五本目ごろから鼻がすっきり通るようになり、平成二年は一度も花粉症の症状が現れていません。この三カ月間、一度もカゼをひいていません。これも偶然ではないと思います。

現在、二七、八本目ですが、アトピー性皮膚炎も、ほとんど消失しました。当初、子供の症状が少しでも軽くなればと思いましたが、息子も良くなり、私もここまで回復するとは、夢のようです。

出典：『革命的神経ブロック療法』若杉文吉（マキノ出版、一九九二年、一九〇〜一九三頁）

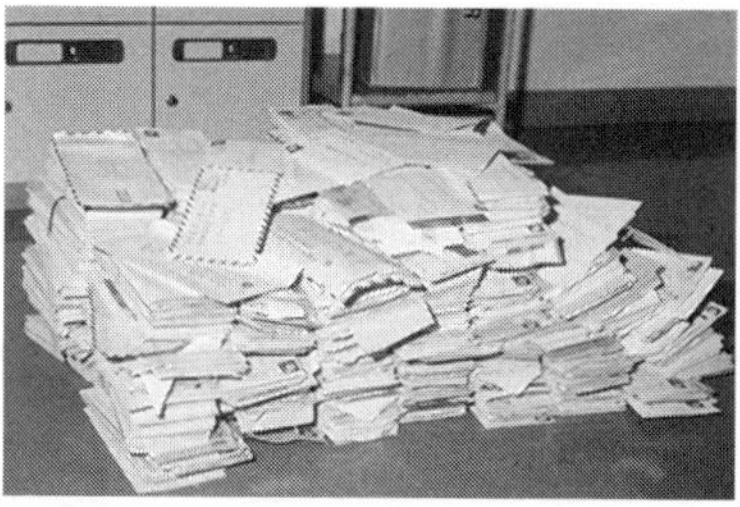

❖関東逓信病院時代の手紙の一部

若杉は診察時、どんなに忙しくても、患者の訴えを詳しく丁寧に聞いた。

そのため患者との信頼関係が厚く、治療後、感謝の気持ちを切々と綴った手紙が、数多く寄せられた。

これらの手紙はそのうちの一部で、二冊の単行本に掲載されたもの。若杉は「若い先生に読んで欲しい」と話していた。

不治と宣告されたメニエール病が治った

O．T．（女性）

立っていられないほどのめまい

私は、いまから十数年前、五〇代の初めごろから一年に一度くらい、めまいの発作が起こるようになりました。クラクラと来るともう立っていることもできませんから、近所の先生に往診をお願いして注射を打っていただくと治まる、ということをくり返していました。

昭和五九年の春ごろ、右の耳がゴーゴーと潮騒のように鳴り始めたので、耳鼻科に行きましたら、「それは年寄り病です。治りませんよ」といわれました。

秋になったら、めまいが始まりました。毎晩三時頃になると、寝ている体が、いきなり大きな手ですくい上げられて、宙に浮いたようになるのです。びっくりして、起き上がると、吐き気が込み上げてきます。

最初の夜は、容器を持ってきてもらうのが間に合わず、部屋を汚してしまいました。それからは、いつでも枕元に洗面器を置いて寝るようになりました。

毎晩、決まって同じ時間に起こるので、なにか憑きものがついたのではないか、と思ったほどです。そういう夜が一週間も続き、一〇日ぐらい中休みがあって、また始まるというふうでした。昼間も体がフラフラして、足どりが危なっかしいので、主人からは「一人歩きは絶対するな」ときつく言われました。それでも、早朝、家の裏の家庭菜園に野菜を採りに行って、どうにも身動きが取れなくなり、三〇分も寝ていたこともありました。

どこのお医者さんに行っても「メニエール病です」といわれました。あそこの先生はいいですよ、と聞くと、大分はもとより、別府、日田、佐伯…大分県中の病院を訪ねましたが、治りませんでした。

一〇日目ごろから効果が現れた

平成二年の一二月、親しい知人から「メニエール病が治るって書いてあるよ」と電話がかかってきて、本屋に飛んで行き、一冊だけ残っていた『壮快』一二月号（平成二年）を手に入れることができました。「名医に聞く」という記事の若杉文吉先生のお話を読み、「私の病気を治してくださるのは、この先生しかない」と思いました。

そうして、平成三年の春、三月の声を聞くなり上京して、三月四日から治療を受け始めました。東京慈恵会医科大学病院と同じ港区の、高輪の二男の家から毎日通院して、三月二六日までに二八本の注射を打ってもらいました。

効果は、一〇日ごろから現れました。それまでは洗面所で手を洗おうと、前かがみになるだけで、フラッとよろめいたのですが、そのころからそんなことが起こらなくなりました。

なによりうれしいのは、耳鳴りがぐんとらくになったことです。それまでは両方の耳が、ゴーゴー、ジージー、ファンファンと鳴りどおしだったのが、いまは左の耳は以前の一〇分の一くらい、おとなしくなりました。右耳はまだジージー、ファンファンと鳴っていますが、片方だけなら我慢しやすいのです。

夜中の発作も、東京に来てから一度も起こりませんでした。

この数年、ずっと深海の底にいる気持ちでしたが、ようやく海面に顔が出たというところです。そして、平成三年四月までに六〇回の星状神経節ブロックを受け、大分に帰りました。以来、今日まで一度も発作が起こりません。本当に生きていてよかった、しみじみとそう思っています。

出典：『革命的神経ブロック療法』若杉文吉（マキノ出版、一九九二年、一九七～二〇〇頁）

❖患者からの手紙が掲載されている単行本

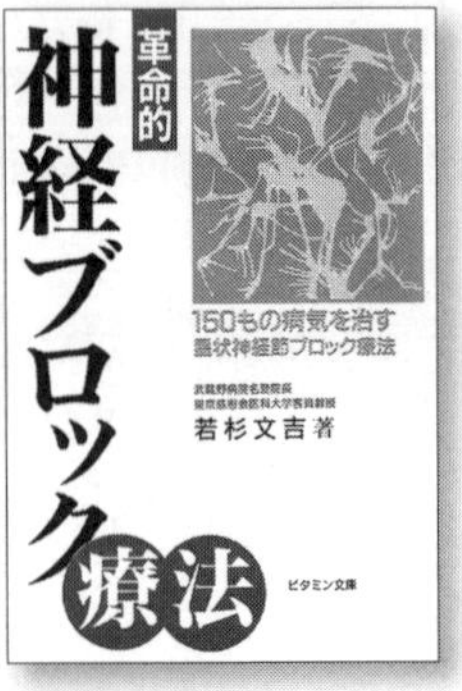

1992年
マキノ出版より刊行

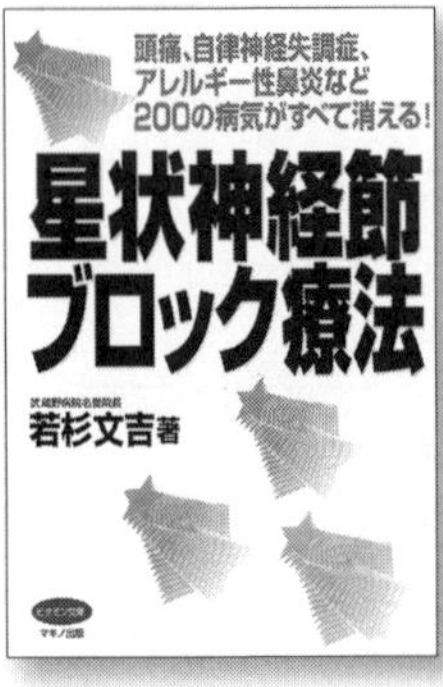

1997年
マキノ出版より刊行

全身の脱力感と頻尿、顔のむくみが解消（自己免疫疾患）

O.K.（五七歳・女性）

足腰からすっかり力が抜けた

平成四年一月のある日のことでした。夕食の支度をしようと、流し台の下から鍋を取り出し、立とうとしたら、立ち上がれない。両手を床につき、全力を込めて頑張ってみたが、腰が巨岩のように重く、体の動きが自由にならない。あがき、もがいて、どうにかこうにか立ち上がれたとき、目尻からほおへ涙の筋ができていました。

前兆は一週間ほど前にありました。横断歩道を渡り始めたとき、青信号が点滅し始めたので小走りに駆け抜けようとしたのですが、足が動かなかったのです。足腰からすっかり力が抜けてしまった感じでした。赤信号に変わった道路をとぼとぼと歩きました。

同じころ、肩こりがひどく、手に力が入らず（たとえばフライパンを片手で扱えない）、洗濯かごを物干し場まで運ぶのにも、階段の一段ごとに、かごを置いては上がるという有様で、どうしてこんな情けないことになったのか、泣きたいような気持でした。

さらに振り返ってみると、二年前には円形脱毛症（頭部の数か所にコイン状のハゲ）になり、それに続いて体のあちこちが頻繁にピクピクとけいれんするという奇妙な症状に見舞われました。

ちょっとひんやりと感じると、とたんにくしゃみを連発、鼻水がひっきりなしに流れ出る。体の冷えがきつく、湯上りに寝床に入っても、もう足が冷たくて寝つけない。そして頻尿……いろいろさまざまな症状の波状攻撃の真っただ中におかれていて、「ああ、これが更年期障害というものなんだわ」と諦め、ただただじっと耐えて、嵐が通りすぎるのを待ったのでした。この時私は五一歳でした。

しかし、今回の脱力症状ばかりはあまりにもつらく、辛抱できず、まず、鍼灸師の治療を数回受けましたが、全く効果がなく、ついで接骨医、整形外科医二ヵ所。マッサージも試しましたが、いずれも無効。一向に改善しないばかりか、ますます悪化して通院するのさえ苦しい。

三月の末、地元の総合病院の人間ドックを受診、諸々の不調を訴えました。

「運動不足ですよ。一日一時間歩きなさい」早速実行しましたが、疲労が激しく、一回で断念しました。

しかし一週間後の結果は「異常なし」でした。私は納得できず、しゃがむといかに立ち上がるのが困難か、医師の前で実演して見せました。医師も首をかしげ、血液中の「筋肉破壊酵素」とかいうものを調べ、異常値（二〇〇）が出たとのことで、「筋ジストロフィー」の初期が疑われるから、すぐ大学病院へ行くようにと勧められました。なんという難病に取りつかれたものでしょう。これから先の自分の生活、家族の負担などを思うと目の前が暗くなりました。

五月の連休明けにN大学病院に入院。第一日目の検査で〝筋ジス〟でないことが判明しました。ホッとして気力を取り戻し、連日の機能測定や検査に取り組みました。握力は一二キロ（注・女性の平均値は三二キロ程度）。平らなところなら足を床にするようにして辛うじて歩ける状態でした。

しかし、血液検査、ホルモン検査、髄液検査、X線検査、CT検査、超音波検査、脳波検査…などもすべて「異常なし」。原因がわからないので、二〇日間が過ぎても治療は始まりません。

副腎皮質ホルモン剤を投与

そうしているうちにも病状はどんどん悪化し、握力は四キロまで低下、自力では爪も切れなくなりました。歩行器にもたれて手洗いに行くと、便器から立ち上がれず、ナースコールのボタンを押し、駆けつけた看護婦さんに助け起こしてもらわねばなりません。

さらに筋電図の検査。手や足に針を立てて通電し、筋肉の電気伝導速度を調べる、なんとも痛い検査で、これを三回行いました。引き続き、筋肉の組織を腕とくるぶしから取る、筋生検。ステロイド投与の効果を正確に把握するために必要な検査とのことでしたが、くるぶしの圧痛とその下の足の側面のしびれという後遺症が今も残っています。

四〇日という長いつらい検査のあと、ようやく治療が始まりました。といっても、結局、原因不明のまま試しに、副腎皮質ホルモン剤（ステロイド剤）を投与してみる、ということでした。毎日一〇錠ずつのステロイド剤のほか、ステロイドは胃をいためるから胃の薬、骨をもろくするからビタミンDとカルシウム、幼い時の胸の石灰沈着のあとがあるから結核の予防薬などなど、多種類の薬を一緒にどっさり飲みました（飲まされました）。

一ヵ月もたたないうち、カリウムなど電解質が急減、顔はムーンフェイス（満月のような真ん丸の顔）、血糖値（血液中の糖分の量を表す数値）は、七〇〇ミリグラム（正常値は一一〇ミリグラム以下）にも上昇しました。私はステロイドによる糖尿病になったのです。そのためインスリン二〇単位を毎朝自分で注射し、それでもステロイドの服用はやめられず、さらに副作用は続き、味覚を失い、遠視になり（大判のカレンダーの数字が読めない）、なにか心身ともに無力感に打ちひしがれてしまいました。もう歩けなくてもいいからステロイドを中止してください、と叫びたい気持ちでした。

苦しい難儀な日々が過ぎ、足の手術創からの抜糸が行われました。まだ残る傷の痛みに歯を食いしばり、ベッド脇に立ってみました。立てました。ステロイドは効いたのです。一センチの段差を超えてから階段一段を上がるまで、そう日にちはかかりませんでした。握力も日に日に回復し、ステロイド服用八〇日目ごろには握力二〇キロ、歩行も二〇分続けても大丈夫、階段の昇降もできるようになりました。ステロイド剤は四錠に減りました。

そして、入院四ケ月で退院。以後は通院治療ということになりました。ステロイドの投与量はさらに減り、退院後五〇日目には服用を終了。血糖値も下がり、インスリン注射も中止になりました。一〇月二〇日のことでした。

治った！　胸いっぱい幸福感があふれるようでした。

握力が八キロまで低下

ところが、月が変わって一一月になると、吐き気に襲われるようになったのです。肝機能検査でGOTが一三〇（正常値五～三五）。結核薬による肝機能障害とわかり、服薬を中止、解毒剤を飲みました。一二月、年の瀬も押し迫るころ、体の節々が痛く、寝床から起き上がるのに難渋し、階段の昇降もままならなくなりました。手すりにつかまって一段、一段、ようやっと上がれる状態でした。

恐れていた再発でした。

年が明けて早速、N大病院神経内科を受診し、脱力の再発を告げました。

「あなたは、最初は膠原病の一種の多発性筋炎ではないかと思われたのですが、血液などの検査所見からそうでなくて、脱髄性末梢神経炎です。自己免疫疾患です。前回は炎症がひどかったのでステロイドでたたきましたが、今回は免疫抑制剤でおさえてみましょう。ピクピクするけいれんのほうは安定剤を出しましょう」とのことでした。

脱髄性末梢神経炎とは、神経の中心部（軸索）を包んでいるさや（髄鞘）が、アレルギーや自己免疫によって破壊される「脱髄」が原因となって起こる病気とのことでした。多発性筋炎もやはり自己免疫疾患で、肩や腕、腰や太ももなどの筋肉に炎症や変性が起こり、筋肉に力が入らなくなる病気だそうです。

自己免疫疾患とは、外敵と闘う体の免疫機能が、誤って自分の体の成分に向って働いてしまう病気で、代表的なものは重症筋無力症、慢性関節リウマチ、全身性エリテマトーデス、皮膚筋炎（多発性筋炎）、全身性硬化症など、と後日開いてみた医学事典にありました。

この日、「握力一〇キロ、片手では土鍋のふたが開けられず、ふきんも搾れず」と日記に記してあります。

二週間、イミュラント（免疫抑制剤）を一日二錠、服用しましたが、全く改善せず、握力は八キロに低下。安定剤のせいか、一日中眠い日が続きました。二月上旬からは、ステロイド剤（一日三錠）を併用することになりました。病状が改善すれば薬の量を減らすことはできるが、将来的に完全に切るのは危険との話でした。

一か月服用したら、病状は著しく改善されて、階段の昇降も難なくこなせるようになりました。五月には再び握力二〇キロを回復しました。が、ステロイド剤、免疫抑制剤とも服用量は変わらず、全身の皮膚がチリチリと痛み、非ステロイド系消炎剤、胃薬、ビタミンB、D、コレステロール・中性脂肪抑制剤などを飲み、ビタミンB_{12}の注射をし、ステロイドの副作用をチェックするため、毎日、血液検査が行われました。顔は常にむくみ、一日とてすっきりする日はありません。

ステロイドの威力は絶大ですが、副作用も甚大であり、しかも、これが切れるめどが立たない私の場合、半永久的に耐え忍ばなければならないわけで、本当に悲しくなりました。

そんなある日、私は、本屋の医書コーナーですばらしい本に出会いました。

「革命的神経ブロック療法」です。「神経」の文字にひかれて手に取り、拾い読みしたところ、「ステロイド剤は乱用してはいけない。ステロイド剤が使用される多くの病気は、星状神経節ブロック療法で治せる」とあります。飛びつく思いで買い求め、むさぼり読みました。私にとってこの本は、まさに福音の書でした。

ただ一点、私を失望させたのは、「ステロイド剤を連用してきた人には効きにくい」という記述でした。当時、私のステロイド剤の用法量は、一日おきに六錠服用、強くたたいて一日休むというやり方でした。

この状態でステロイドとぷっつり縁を切り、星状神経節ブロック療法に切り替えるのは危険かもしれない。検査のための服薬の空白期間中、症状がてきめんに悪化するのは、N大病院で経験済みです。

ここはしばらくステロイドとイミュラントで我慢しよう。服用量がへってきたところで、若杉文吉先生の病院に駆け込もう、と心に決めました。

今の診療とは決別したい

それ以後、私の頭から星状神経節ブロック療法が離れたことはありませんでした。

N大病院で「先生、私の病気、星状神経節ブロック療法で治る可能性はないでしょうか。この本にそれが詳しく書かれています。私をこの病院のペインクリニック科へ送っていただけないでしょうか」と切り出してみました。

「うーん、星状神経節ブロック療法ねえ。これは、のどの、ほんとうに小さいところですよ。よほどのベテランでないと難しいですよ」先生の口調は重く、それ以上の問答はためらわれました。

それから三年、私は辛抱強く待ちました。もらった薬は、常に指定の容量よりも少なめに飲むようにしました。脱力しない最低限の服用量を自分で実験しているようなものでした。

そして平成八年三月、ステロイド、イミュラントともに一日一錠という指示になりました。握力は二四キロ。

さらに漸次減量して、その月末には三日に一錠になりました。四月上旬、外来受診。握力変わらず。ところが、

「前回、撮影した胸のレントゲンですが、ほら、ここのところに影があるでしょう」

「先生、これは小学校の頃の石灰沈着のあとではありませんか。それで結核予防薬のアイナーを飲みましたよね。最初の頃のカルテを見ていただくとわかると思いますが」

「しかし、これは造影剤を入れて撮影すれば、はっきりとわかります。予約を取って帰って下さい」

放射線をたっぷり被爆して撮影した写真が無駄になり、改めて造影検査とは！　ここでステロイド療法を受けている限り、こうした検査漬けが続くのです。

私は四年前、人間ドックに入った地元の病院へ行き、胸のX線写真を撮り、ドックのときに撮ったものと照合してもらいました。すると、照合するまでもなく、これは石灰沈着で、部位（縦隔リンパ節）からして、肺結核の跡でもないとのことです。誤診ではないですか。もういやだ。一日も早く、若杉先生に診ていただき、今の疑問の多い診療とは訣別したい！

翌日の早朝、武蔵野病院へ。受付開始時刻よりずっと早く着いたのですが、先着者がいっぱいいたのに驚きました。みなさん「ペインクリニック」の患者でした。

私の診察の番になりました。若杉先生は、私が待合室で記入した「問診票」に目を通されて、痛みについて問われたあと、

「うーん、ずいぶん大変な病気だね。これは自己免疫疾患ですよ。薬は、今、どれくらいなの？」

「やめたばかりです。この一週間、ステロイドは飲んでいません。自分で勝手にやめました」

「だったら免疫抑制剤もやめなさい。そのほかのビタミン剤、胃薬も要りません。毎日続けて通いなさい。だいたい三〇本やれば、あなたに効果があるかどうかは、見えてきます」

「今日から始めてください。でないと、また脱力が始まりそうな予感がするんです」

「じゃ、やってみましょう」と即決。

検査、検査で、延々と待たされたことを思うと、信じられないほどの対応でした。後日の若杉先生のお話ですが、検査がすまなければ何の治療も施せないのは、現代医療の大きな欠陥だ、検査してる間にも病状は悪化するからだとのこと。わが意を得たり。自分はまさにそれだったと思いました。

星状神経節ブロック療法には何の副作用もないのですぐにも治療が始められるし、効くかどうか試しにやってみることもできるのです。


娘のベル麻痺も治った。


そうして治療が始まり、五本目のころ、長いあいだ背中に貼りついていた〝チリチリ痛覚〟が消えて、背中の皮膚がのびやかになりました。体が温かい。

一ケ月が過ぎ、五月の連休のころには肩こりがすっかり取れました。ひ弱な力で物を持ち上げたりしているうちに、肩こりがひどくなったのでしょう。

五月九日、N大病院を受診すると、握力が二八キロに上がっていました。今までの最高です。

「先生。私、この一ケ月、ステロイドを切っています。いつかお話しした武蔵野病院の若杉先生に、星状神経節ブロック療法をしていただいているのです。脱力も起こらないし、このままステロイドを離脱できるような気がします」と報告しました。

「まあ、一日一錠というのは、気休め程度の量でしたからね」と先生。

これでN大病院との縁も切れました。

実をいうと、星状神経節ブロック療法を二〇本程度で連休を迎えるのは少々心もとない思いもありました。連休中に脱力が戻ったらどうしよう、と。ところが、その間わが家では、自分のことばかりを心配しているわけにはいかない事態が持ち上がったのです。五月五日、子供の日の夕方、娘（二〇歳）の右目がとろんとして動きが緩慢になり、翌朝は右半面の顔が全く動かなくなりました。眉が上がらず、顔にしわが作れず、唇の右半分も動かず、笑っても右のほおは動かないのです。

これは、若杉先生の本にあった「ベル麻痺」ではないだろうか。本人はすっかり沈み込み、家族もみんな元気がありません。間の悪いことに五日は日曜日で、翌六日は振替休日。暗いもどかしい思いで一日を過ごしました。

七日。若杉先生は娘の顔を一目見るなり、「あ、これはベル麻痺です」即治療開始。母娘二人で通院することになり、娘は一〇本目を打つころ顔が動いてきました。「これで嫁に行けるな」と、夫もほっと胸をなでおろす様子でした。

結局、娘は三九本打って全快。薄くはがれやすかった爪もかたく丈夫になり、元気いっぱい、米国留学へ旅立ちました。

「あら、少しおやせになった？」

私は三〇本に達するころから、夜よく眠れるようになりました。一気に九時間も熟睡します。血色がよくなった、肌がきれいになったと、人にいわれます。

「あら、少しおやせになった？」

体重は全く変わってないのです。ステロイドによるむくみが取れて元の顔に戻ったのです。

六〇本近くになると、恥ずかしいほど頻繁に駆け込んでいたお手洗いも、通院往復三時間半の間、注射の直前に念のために行く一回だけになりました。何十年もいつも割れていた足の小指の爪が、いつの間にか一枚になっていました。このころは、あのつらかった日々をすっかり忘れてしまい、ほとんど完全な健康体を取り戻した感じでした。

ところが、六月のある日、引越しの手伝いをした翌日、肩の激痛に襲われました。痛くて体を横にすることができず、二日間、座ったまま仮眠しました。しかし、この『五十肩』も、星状神経節ブロック療法の適応症の一つでした。二日間、鎮痛剤を飲み、自分でお灸をすえ、一週間余りで軽快しました。

七〇本を目前に一ケ月の夏休み旅行に出る許可をいただきました。そんなに長く東京（=治療）から離れるのは不安でしたが、もし具合が悪くなったらすぐ戻ることにして、郷里の家へ帰り、私はそこでも一家の主婦として、帰省する親族たちを迎え、最も多いときは二五人の会食を用意しました。それでも体力には余裕があり、疲れませんでした。

何年振りかに薬をのまない、健常人の旅を、心ゆくまで楽しみました。一ヵ月、星状神経節ブロック療法なしでも脱力は生じなかったのです。

平成八年一〇月末。ついに一〇〇本を達成。

私は、星状神経節ブロック療法のことを、治療中ずっと〝ペイン〟と呼んでいました。そのほうが呼びやすかったからです。その〝ペイン〟が、私の体の全てのペイン(痛み)を取り除いてくれました。

「あなたのように長年、ステロイド剤を使ってきた人には効かない例があるんですよ。そのうえ、あなたは免疫抑制剤まで飲んでいましたからね。ほんとうによく治りましたね」

「もし、初めから先生に診ていただいていたら、あんなに劇症でも、星状神経節ブロック療法だけで治ったでしょうか」

「もちろん」と、若杉先生は深くうなずきました。

実際、一歩も歩けず、入院していた人が、だんだん歩けるようになるのを、私自身がこの目で見ています。その人は、入院していた長野県の病院の先生が、若杉先生を紹介してくれて、転院してきたそうです。こんなところに患者の運・不運があるように思われます。

平成九年四月、ステロイドから完全離脱して一年目の春の陽光をいっぱい浴びて、私は今、しみじみと健康の喜びをかみしめています。

出典：『星状神経節ブロック療法』　若杉文吉（マキノ出版、一九九七年、一九二〜二〇五頁）

しつこい頭痛と縁が切れた！

N.E.（女性）

頭の右半分に走った鈍痛

私は、三〇年以上も、吐き気を伴った激しい頭痛の発作に取りつかれてきました。最初の発作に襲われたのは、三〇歳になったばかりのころでした。

ある日の夕方、不意に猛烈な眠気が起こりました。眠くて、眠くて、どうしようもないので、フラフラと倒れるように寝床に体を横たえ、とても深い眠りの中に引き込まれたのです。

そして、一時間ぐらいあと、目が覚めたら、今まで経験したことのない奇妙な頭痛が始まっていました。なんといったらいいのでしょう。

頭の右半分に、鈍痛が強く走り、船酔いにも似た気分の悪さが続きました。

同時に、すごい吐き気が起こり、胃の中の内容物をすべてもどしてしまいました。頭痛薬を飲みましたら、そのとたん、いま飲んだばかりの薬も受け付けず、吐き出してしまいました。あまりにもひどい気分の悪さに口もきけず、うなり続けているうちに、また眠ってしまい、一時間か二時間かして目が覚めると、待ちかまえていたように、再び頭痛が始まりました。

痛みは前よりもっとひどく、吐きけが起こっても、もう吐く物がないので、胃が絞られて、黄色い胃液を吐き出すのです。そんな風に、つかの間の睡眠をはさみながら、頭痛と嘔吐の嵐に襲われ続け、夜が明けたら台風一過の朝のように、ケロッと治っていました。

しかし、それから多いときは、月に二、三回はまったく同じ地獄の攻め苦に合うことになったのでした。三〇代のころは、一日で治っていたのですが、四〇代以降は二日、三日と続くようになりました。

朝、起きた時「あ、今日は来るな!」とわかるのです。案の定、時間とともにだんだんおかしくなってきて、そうなると、もう鎮痛剤の座薬を用いようが、注射をしていただこうが、全然関係なし。台風が接近し、ついに上陸するように夕方になると、痛みの第一波が襲ってくるのです。

それからの二日、三日は、飲まず食わず、荒波にもまれる小舟に身をまかせたつもりで、ひたすら我慢し続け、嵐が過ぎるのを待つしかないのです。その苦しさと言ったらありませんでした。

三〇数年の頭痛地獄から脱出

しかし、のどに注射を打つ星状神経節ブロック療法のおかげで、私はいま、三〇数年間の「頭痛地獄」から解放されたといってよいでしょう。

星状神経節ブロック療法を受けるきっかけは、娘の帯状疱疹がこの治療で根治し、おまけに頑固な肩こりもすっかり消失したということがあったからです。「魔法みたいによく効くから」と娘にすすめられて、平成二年の四月から始めたのです。

初めて治療を受けた日は、夜中に寝ている体が、まるでエレベーターで上がったり下がったりするような感覚が起こり、これは私に合わないのかなあ、と思いました。でも、もう一回だけ受けてみたらと、娘にいわれて、再び治療を受けたところ、二回目からは、もうそんなことは起こりませんでした。

以来、一日おきにこの治療を受けていて、その間、ときたま、朝起きたとき、例の発作の前兆を感じることはありましたが、座薬を使うとすぐにおさまって、発作は起こらなくなりました。

その発作の前兆も、平成四年の初めにちょっと来たきりで、五〇回の治療を受けてからは、ほとんど痛みはきません。このところ痛みとずっとご無沙汰で、うれしい限りです。

出典：『革命的神経ブロック療法』　若杉文吉（マキノ出版、一九九二年、一九三〜一九七頁）

アレルギー性鼻炎の地獄のような日々

K．Y．（男性）

ご飯の湯気にも敏感に反応

幸いに命あって、中国の広州市から新緑の故国に復員したのが、昭和二一年（一九四六）五月のことです。平成四年のいまとなっては、遠い昔の思い出の一コマとなってしまいました。

復員後、これも何かの縁でしょう。豊中市の南部地区に、内科・小児科を開業してはや三〇余年にもなります。

当時の豊中市は、まだ人口も少なく、そこでの開業はかなり過酷な肉体的労働を強いられたものです。きれいごとをいっても通用しにくい戦後のご時世で、診療時間の定めはあってもないも同然で、私などは年中無休を標榜して、がむしゃらに働いたものです。

そんなひどい労働条件でありながら、病気らしい病気もしないでやってこられた原動力の一つは、軍隊帰りの若い軍医だったということもあったでしょう。とにかく若さにまかせて働いたものです。ところが、昭和四〇年代になって、自分の取り柄は健康な体だと、のんきに自慢ばかりしてもいられない事態に立ちいりました。通年性のアレルギー性鼻炎に取りつかれてしまったのです。

ご存知のように、昭和三〇年以降の高度経済成長下における重化学工業の急発展が、大気汚染を助長したのです。私にとってさらに都合の悪いことに、私の診療所が、いわゆる公害指定地区の中にあったことです。その後の血液検査や病状の経過観察から、確かな医学的裏付けはないのですが、私の鼻の病気は、この大気汚染とは無縁ではあり得ないと思われるのです。

それはともあれ、私の症状は季節、気象状況に敏感に反応し、ささいなことでも発作が起こるほど悪質なものでした。

たとえば、日常生活で冷暖房による室内の温度の急激な変化のほか、食事の際、温かいご飯の湯気やホットコーヒーの湯気を吸っただけで、もう鼻がむずむずし始めるのです。これが発作の前兆であり、やがて鼻の頭を思いきりこすらなければ我慢できない状態になるのです。それからは、クシャミが立て続けに出始め、無色でちょっとねばりけのある鼻汁が、かんでもかんでもとめどなく流れ出るのです。症状のどの一つをとっても、患者を診察する医師としては深刻な問題です。患者の前では、医師は健康の優等生でなければなりません。

職業柄、薬には自信があります。まず最初に使用したのは抗ヒスタミン剤で、症状が重いときには用心しながらステロイド剤を用いました。ステロイド剤の効果すばらしく、やはりたいした心配はいらぬと思っていたほどです。そのうちに完全に治るだろうと、安易に考えていたのですが、その後二〇数年にわたる好ましからぬ付き合いが始まろうとは、夢想だにしなかったことです。薬をのめば数分のうちに症状がおさまるのはうれしいことですが、ステロイド剤の副作用は、ありがたいものではありませんでした。眠け、口の渇き、筋力低下、さらに車を運転するときに、ハンドルさばきがうまくいかないことさえあるのです。

マスクは医師の必需品の一つで、いつもマスクをかけていてもおかしくないので、たいへん助かりました。マスクをあごにかけているだけで安心感があり、発作が起こったときなど、患者さんに見られずにすむからです。

長年の宿病と訣別

医学の進歩がめざましい現代でさえ、アレルギー性鼻炎やメニエール病の根治療法がないのはなぜだろうか、と医師である私が不思議に思い、暗澹たる気持ちになっていました。

ところが偶然にも、慈恵医大の若杉教授の「交感神経過緊張症」の研究の一端を知ることができたのです。

今までは自律神経をコントロールする方法は、薬物の投与以外になかったのですが、教授によれば薬物の投与を行わずに、完全に自律神経を制御することができるというのです。しかも、従来の治療法とは違い、服薬なしという異色の治療法であり、アレルギー性鼻炎を交感神経過緊張症としてとらえ、その恒常性維持の機能を活性化するためのブロック療法ということが、医師の私のなみなみならぬ興味をひいたのです。

私は若杉教授に治療をお願いするため、これまでの経過の概略を手紙で申し上げて、教授のご許可を待ちました。待ちかねたお許しは八月に届き、晴れて入院できたのは平成二年八月二一日のことでした。

教授は、医師と患者の間の信頼関係の重要性を強調されたあと、第一回の星状神経節ブロック療法（SGB）をしてくれました。なんの不安も痛みもなく、手際よくブロック療法は終了したのです。以後九月末の退院まで、治療は一日に午前、午後の二回、合計五七回にも及びました。治療後は約三〇分間、そのまま静かに休息することになっています。この間、処置した側の眼球結膜の充血が起こりますが、これはブロック成功の指標の一つなのです。

夏季の入院だったため、クーラーも使うし、風も入れるために窓も開け放すこともあります。ときには上半身裸のときもありました。これらのことは、これまでの経験からすると、鼻炎を誘発する最大の原因でしたが、ブロック療法を始めてからは、発作は一度も起こりませんでした。奇跡が起こったのです。しかも、入院中ただの一度も発作は起こらなかったのです。

こうして私の入院生活はいとも順調に、確実な成果を上げて初期の目的を達したのです。

慈恵医大ペインクリニックを退院して以来、はや一年半になりますが、その間私なりに勇気をもって鼻炎誘発を試みて、数々の不養生をしてみたのです。しかし発作は一度も起こらず、私はここに、アレルギー性鼻炎の根治を宣言したのです。さらにうれしいことは、アレルギー性鼻炎に対する恐怖を、まったく忘れ去ることができたことです。最近の私はアレルギー性鼻炎のことなど、思ってみたこともありません。まるで昔からこの病気とはなんの関係もなかったようです。

若杉教授の異色の治療法、星状神経節ブロック療法によって、長年の宿病から訣別できたのです。ありがたいことに、いまになってみれば、これまでの病苦の日々が夢か幻のように思えるのです。

出典：『革命的神経ブロック療法』　若杉文吉（マキノ出版、一九九二年、一八四〜一九〇頁）

湿疹、車酔い、飛蚊症、頭痛が解消

S.H.（七十二歳・女性）

いつもは、古希をとうに越したジジ、ババの二人だけなのに、子、孫合わせて一〇人でにぎやかに楽しくお正月を過ごすことができました。

これも若杉先生のペイン（ペインクリニックを略してペインと家族では呼んでいます）のおかげで、ひざ、腰、肩と体中を順ぐり回る激痛も遠のき、頭痛も忘れ、しかも生まれつきの車酔いも治まり、久しぶりに大きな声で、孫たちの名をとり違いながらも叱るほど元気になることができました。

常に頭痛があった

私は二人の子供があり、三人目のとき子宮外妊娠破裂で大手術を受け、昭和二八年ごろとしては奇跡的に命拾いをしました。その後は常に頭痛があり、体力も弱り、朝寝、昼寝が必要な状態が続きました。さらに、還暦を過ぎるころから体じゅうの関節や筋肉に激痛が走り、立っていられないようになり、病院や針灸院のはしごをしていました。ひざが痛いときに、関節部に空気を入れ、内視鏡で検査し「異常なし」といわれて喜んで帰ったら、二〜三時間後に薬が切れて痛み、七転八倒したこともありました。

また、「治る」「気持ちがよい」と聞けば、電気あんま、中国ハリ、低周波治療器などを買い入れ、家で使い続けましたが、どれもさほど効果がありませんでした。

そうして悩んでいた三年前の秋、駅からの帰りのバスの中で気持ちが悪くなり、やっとのことでバスを降りました。しかし、いつしか車道の中央を「ハイハイ」していたところ、タクシーの運転手に「ババア、何している！」と怒鳴られました。気を取り直してどうにかわが家にたどりつき、玄関で気を失うという大騒ぎを起こしたのです。

そんなとき、知人から、「体の痛みが取れてとてもよい」という治療を紹介してもらい、おそるおそる武蔵野病院に行きました。

主人の花粉症も治った

初めの一週間くらいは一人歩きが心配で、主人に付き添ってもらいましたが、「五〇回も通えば、船でも飛行機でも楽しい旅行ができる」という若杉先生のお言葉を信じ、毎日治療を受けました。

あれから早いもので、いま少しで三年になろうとしています。この間に私の体から去っていった痛みは次の通りです。

①最初に気がついたのは、一〇回目くらいから肩こりが消え、いつしかあんまを忘れるようになりました。

②花の春も終わるころ、クリの花が咲くと体じゅうに湿疹ができてかゆくてどうしようもなかったのが、いつの間にか夏を迎えることができ、昨年も無事過ぎました。

③八月のお盆には毎年一家で田舎へ墓参りに車で帰るのですが、車酔いの薬をのみ、途中で休み休み

行き、それでも着いた後、半日は休まねばなりませんでした。ところが、トイレ休憩を一回とっただけで、しかも着いた早々に掃除や片付けができるほど、車酔いが治ったのです。

また、治療を始めて二年になろうとする三月に、金婚式を記念して子供たちが京都旅行を計画してくれました。観光バスの一日コースも入る旅行だったにもかかわらず、全日程を楽しく終え、車酔いに対して自信が持てました。

④腰から足にかけ冷水をかけられるように激痛が走り、立っていられなくなり、歩行も困難だったのが五〇回くらいからだんだんと鎮まり、娘と一緒に買い物に出かけられるようになりました。

⑤目の端に虫が飛ぶように見えていた飛蚊症が、いつの間にか治りました。

⑥両手の指が、うまく握り開きできなかった（指を伸ばして扇状に開けなかった）のが、若いころのように自然にできるようになりました。

その他にも、気がつかないこともあるかもしれませんが、この頃は体を動かすのも軽くなり、気分にまかせて家の中の片付けものや、ミシンかけもできるようになりました。

また、せっかく若杉先生が身近におられるので、主人も治療していただいています。やはり、主人も次のような症状が治ったのです。

①花粉症が治り、その後カゼをひかなくなりました。

②軍隊時代からの友達だといっていた水虫も、一年目からかゆみが治まり、真っ白なボロボロ爪もきれいになってきました。

③ギックリ腰をときどき起こしていたのが、庭の鉢いじりをしてもギックリ腰を、起こさなくなりました。

さらに、イビキもいくらか治まりかけていますが、かかなくなる日を楽しみにしています。

出典：『星状神経節ブロック療法』若杉文吉（マキノ出版、一九九七年、二〇九〜二一三頁）

二〇年間苦しんだのどの異常感が消えた

Y. A.（五五歳・女性）

一時間ごとにうがいをした

私は星状神経節ブロック療法で、二〇年来苦しみ悩み続けた〝のどの異常感〟がとれました。

二〇年前の四月、転勤した職場で強いストレスを感じることが多かったのです。そのためでしょうか。毎日、微熱が出て、体がだるく、内科で見てもらいました。血圧が高く、体調を崩しているのは更年期のせいだろう、とのことでした。

そのあと間もなく、のどに奇妙な感覚が生ずるようになりました。のどの内側に、なにか薄い粘っこい膜が貼りついて、のどが詰まるような感じなのです。えっ！　えっ！　と、タンを切ってみても、セキをしても、うがいをしても、なんとしてもとれず、あまりの苦しさに、指をのどに突っ込んで取ろうとしたり、息ができなくて倒れ、救急車に来てもらったことさえあります。それはそれは苦しい、つらい日々でした。

昼は、職場の雰囲気に気がまぎれて忘れていることも多いのですが、夜になると、意識がのどに集中してしまい、なかなか眠れず、一、二時間おきに何回もうがいに起きたり、氷を口に入れてみたり、冷たい水でのどを洗ってみたり、あれやこれや、やればやるほど余計苦しさがますばかりでした。

受診した耳鼻咽喉科で、鼻が悪いといわれ、鼻の治療をしたり、アレルギー体質を改善する治療を受けたり、人によいと勧められた病院をあちこちと回りました。数えてみると二〇ヵ所以上の病院を訪ねています。しかし、のどの異常感は少しも変わらず続き、なかば諦めて、不眠の夜を過ごすうち十数年がたってしまいました。

勤めを辞めた平成二年の夏は、いちだんと症状がひどくなり、たとえ短い時間でも熟睡ができるようにと、延々と夜更かしをした後、半睡状態で寝床に入るということをしてみたり、一時間ごとにうがいをしたり（うがいをすると、白い粘膜のようなものが少しとれるのです）、冷たいものや氷を食べると何となくのどがすっきりするので、夜中に何度も起きては氷をしゃぶったりしました。おかげで胃腸も悪くしてしまいました。

息苦しく、眠れないまま、夜中に戸外に出て、冷たい空気を深呼吸すると、少し楽になるような気がして、夜の庭に椅子を持ち出し、半徹夜したこともあります。

再度、大病院の耳鼻咽喉科を受診しましたが、

「のどはきれいです。何の病気もありません。強いて病名をつければ心身症です」といわれました。睡眠時間が短く、頭痛が起こり、つらいので、睡眠薬で眠るようになりました。平成二年の夏から秋までは、毎日そんな苦しさの中で過ごしました。

これはもう医学では治らない（治せない）病気なのだと諦め、人に勧められた宗教にも入信しました。

うれしくて泣いてしまった。

そのころ、雑誌『壮快』（一九九〇年一二月号）で、慈恵医大の若杉教授の星状神経節ブロック療法の記事を読み、この治療法でのどの異常感もとれることを知りました。ぜひ治療を受けたいと思いながら、東京の新橋にあるその病院へどう行ったらいいのか、わからないまま日が過ぎてしまいました。

一ヵ月ほどして若杉先生がテレビに出られました。近くに住み、いつも私の苦しみを見ていた娘が、「お母さんの病気が治るよ。今テレビでやっているよ」と飛んできました。私もちょうどそのテレビを見ているところでした。この先生なら治していただける。この先生しかないと思い、知人の医師に病院の場所を聞き、慈恵医大を訪ねました。慈恵医大のペインクリニックの待合室は、大勢の患者であふれていました。長時間待ち、若杉先生にお会いできて、病状をお話ししたところ、「治りますよ」とおっしゃいました。

二〇年来、どのお医者さんからも聞くことができなかった言葉です。やさしい自信に満ちたその一言を耳にしたとき、ああ、この先生なら治してくださる。二〇年の苦しみから解放される。そう思ったとたん、うれしくて泣いてしまいました。今でもあの時のことを思うと涙があふれ出てきます。

「遠いですが、通えますか」

「はい。どんなことをしても通います」

「そう。お宅の近くにもペインクリニックはあるけれども、ここでやりましょう」といっていただきました。

平成三年一月から通院を始めました。朝五時の一番電車に乗り、三時間かけて、東京新橋の慈恵医大まで通いました。早起きも寒さも苦になりませんでした。

一回ごとによくなるのがわかりました。そのことが、喜びになり、力になりました。

のどの異常感だけでなく、目の疲れも感じなくなりました。不眠、頭痛、扁桃炎も治りました。胸痛も起こらなくなりました。

あれほど苦しめられた、のどの異常感が、三七回の治療で、すっかりなくなりました。あれから六年たった現在、私は、毎日明るい快適な日々を送っています。同じ苦しみをもつ人々にこの素晴らしい治療法をぜひご紹介したいと思います。

出典：『星状神経節ブロック療法』若杉文吉（マキノ出版、一九九七年、二〇五〜二〇九頁）

11 東京慈恵会医科大学時代

御退任によせて

天木嘉清

若杉文吉教授は定年を迎え退任されることになりました。五年間に亘る慈恵医大麻酔科での勤務、本当にありがとうございました。たった五年間の短い間でしたが、先生は慈恵医大においてペインクリニック外来の充実に大きな足跡を残されました。

先生が、慈恵医大に来られる前は、ペインクリニック外来は地下一階の日当たりの全くない六〇㎡位の手狭な場所で行われていました。先生は、慈恵医大にいらしてからわずか三年のうちに一階の日当たりの良い場所に、なんと四〇〇㎡の広さの外来を完成されました。この規模は、大学病院のペインクリニック外来としては日本一の施設になるだろうと思われます。施設充実だけではなく、先生の患者に接する態度等も臨床医が学ばねばならないことの一つと思います。患者の訴えをよく聞いて、説得力ある話術で治療方針を説明、その後処置と流れるような手順は見事なものでした。新患者数も年間三〇〇名前後であったものが、退任なさる頃は、年間一二〇〇名を楽にオーバーする状況でした。今後は、教室員一同このペインクリニックが現在以上に発展するように努力するつもりであります。

出典：「御退任に寄せて」　天木嘉清（『若杉文吉教授退任業績集』、東京慈恵会医科大学麻酔科学教室、一九九三年、Ⅵ頁）

「定年退任して」

想像以上に早く過ぎ去った、あっという間の五年間であった。しかし、私にとっては、これまでに最も有意義に過させて頂いた期間であった。阿部学長をはじめ関係各位から暖かく迎えられ、絶大なるご指導ご支援を得て、微力ながら職責を全うできたことに対し、慈恵医大全職員に対し、深甚なる謝意を表する次第である。

ことに在任中、大学が約四〇〇〇㎡の広さの立派なペインクリニック外来を新設してくれたこと、それにより学生への教育、日常診療が容易になったことは、最も感動的な出来事であった。

私は慈恵医大赴任以前から、ペインクリニックの真の発展は、麻酔科から分離独立による以外にないと考えていた。しかも大学には、何としても「ペインクリニック科学」の講座設立が必須であると考えていた。しかし、このことは一朝一夕にはできないし、多くの努力がなお必要であることは、想像に難くなかった。

事実、大学に赴任してみると、全国大学麻酔科に共通の諸問題があって、麻酔科の中でのペインクリニック活動は、人事面その他で強い制約をうけ、なかなか容易でないことがわかった。また、大学でもすぐに講座開設というわけにはゆかない。その前の特殊診療科という段階を踏まなければならないし、それもまた当然である。

しかし、私は全国の医科の大学、学部の中で、慈恵医大が「ペインクリニック科学」講座開設の最短距離に位置していると確信しているし、またそれを強く念願している。

出典：「定年退任して」若杉文吉（『若杉文吉教授退任業績集』、東京慈恵会医科大学麻酔科学教室、一九九三年、一一頁）

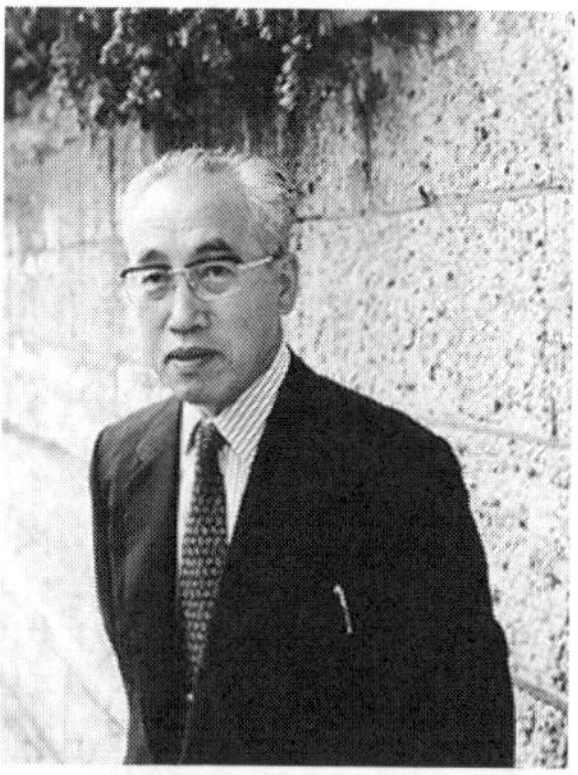

■東京慈恵会医科大学　麻酔科学教室　教授となる。
■多忙な臨床・研究・教育の日々を5年間過ごす。
■医局員とともに、星状神経節ブロック療法の臨床研究を数多く行った。

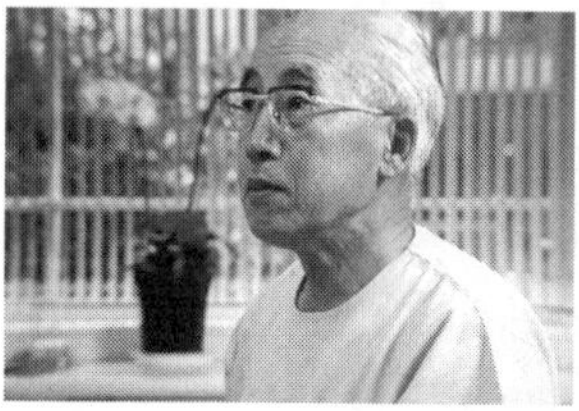

■1990年、患者が激増したため、新しく広い外来が完成した。
■医局全体で、星状神経節ブロック療法を8万件行った。

12 写真で綴る武蔵野病院時代

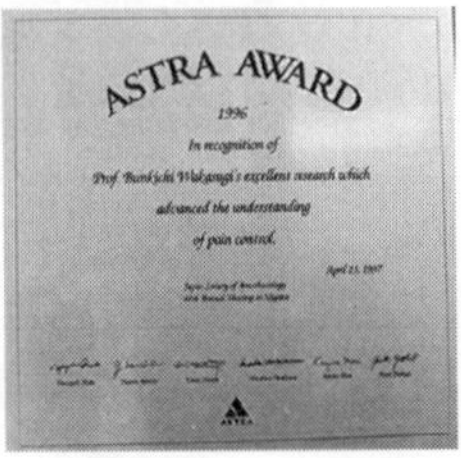

■1996年、アストラ賞受賞。

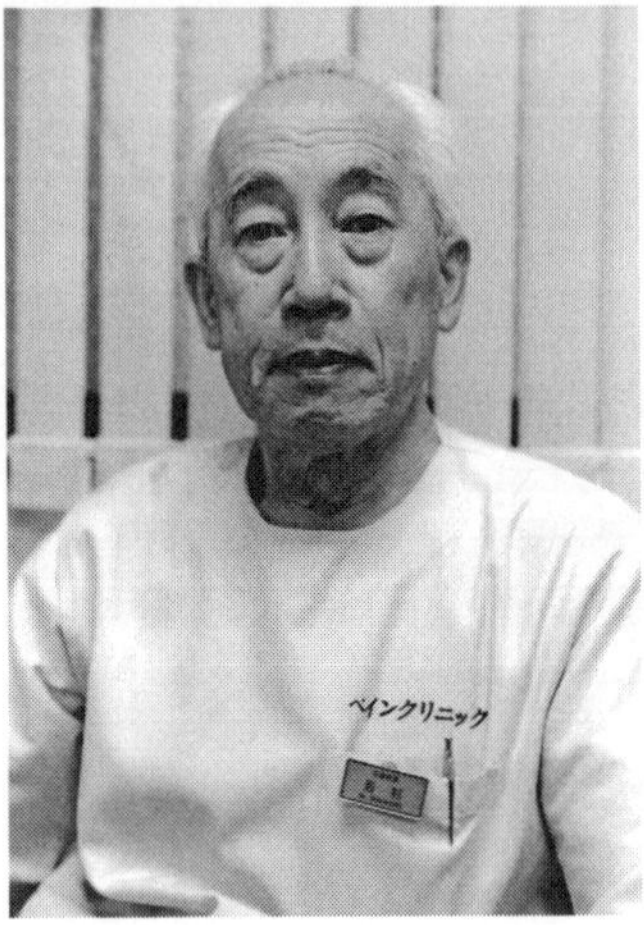

■1992年、武蔵野病院名誉院長に就任。

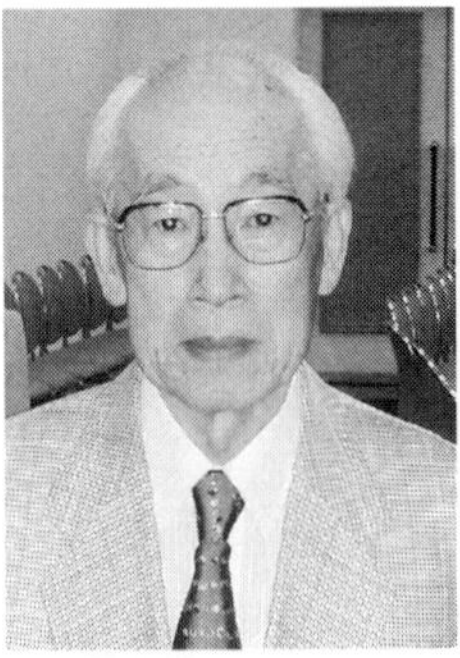

■患者が増え、平成6年
病院が新しく建て替わった。

2007年7月
日本ペインクリニック学会

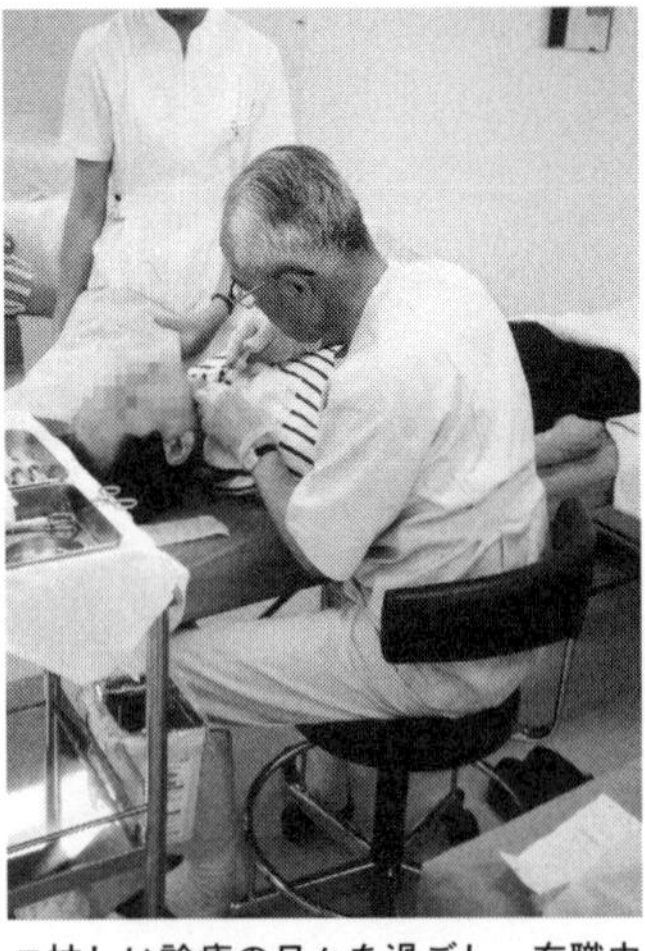

■忙しい診療の日々を過ごし、在職中に24万件以上の「星状神経節ブロック療法」を行った。

右2枚は若杉文吉所蔵写真、
左2枚は持田奈緒美撮影

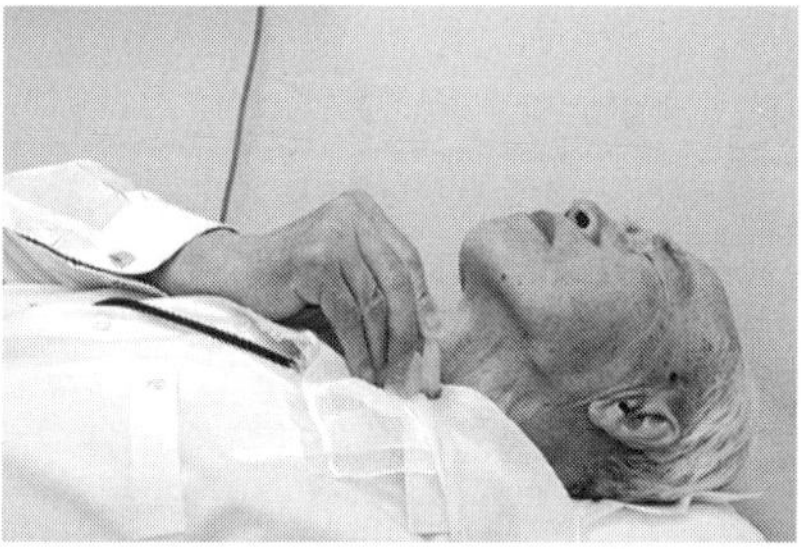

■自身も1000回以上の星状神経節ブロック療法を受けた。

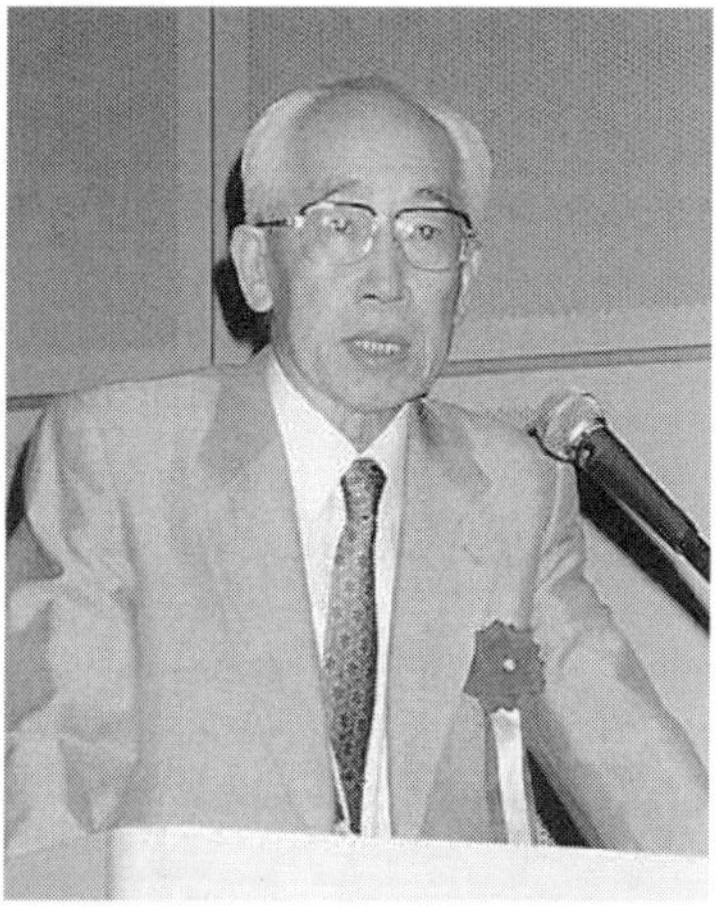

■年間2万件以上の星状神経節ブロック療法を行った。

2000年7月　日本ペインクリニック学会

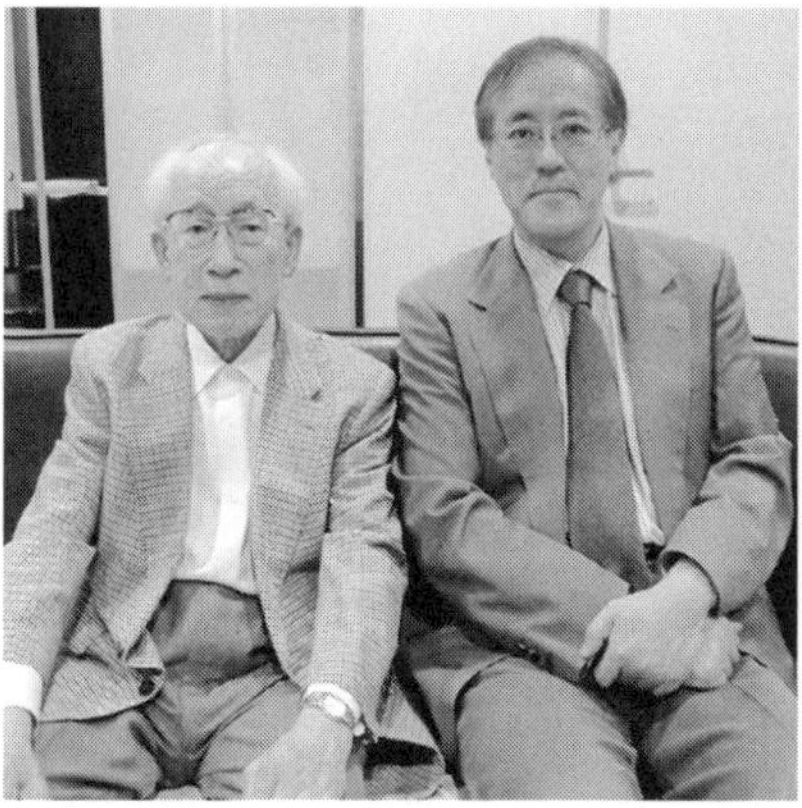

■惜しまれながらの引退であった。

2010年11月23日　奥田泰久教授と会談

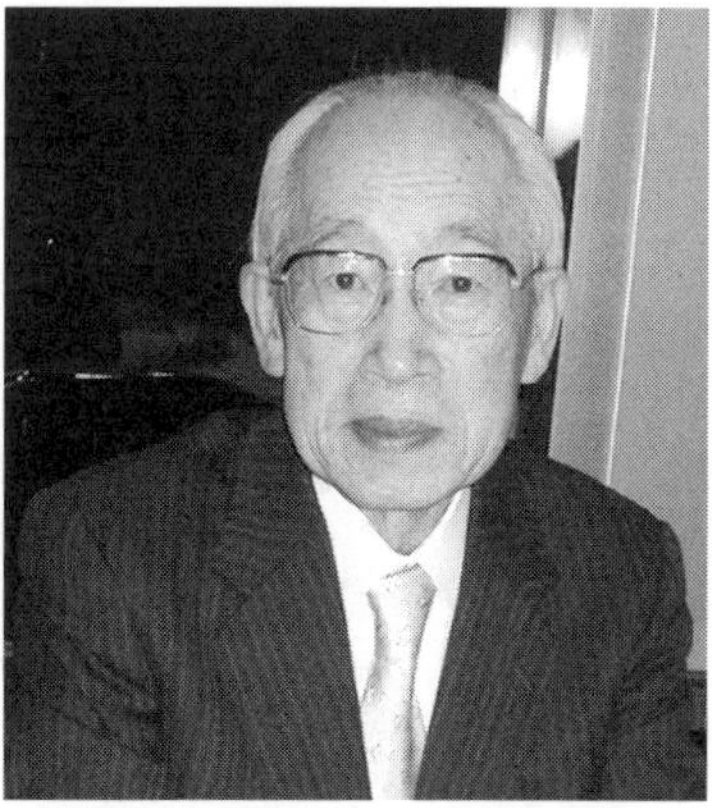

■81歳、半世紀以上務めた医師生活を終える。

2008年1月20日　退任祝賀会

すべて持田奈緒美 撮影

13 若杉文吉「私の診察」

「私の診察」

現代医療は、臓器特異性が強くなり、診察時、自分の専門以外は話に触れない医師が増えてきたように思う。しかし、私は、主訴以外でも、痛みの症状でなくとも、異常のあることは全部問診するよう努めている。それは患者を全人的に把握し、ＳＧＢ療法の適応がいくつあるかを確かめ、そして、それをあらかじめ患者に説明したいと考えるからである。

けれども、初診時にそれらをすべて聞き出し、確認するには大変な時間がかかる。そこで、二枚の問診表を用い、診察の待ち時間に丹念に記入してもらうようにしている。受付で記載例を示して詳細に書いてもらうが、一枚目の九〇問の質問表を記載する際、患者の中には、〇を多くつけてたくさんの検査をされると困るから、と正直に書かない人がいる。それでは患者の病態が分からないので、ありのままを記載するよう指導するとよい。実際、十分な問診だけでかなり多くの情報が得られるので、必要以外の検査は行わない。

二枚目の問診表では、具合の悪い部位を詳しく図示してもらい、参考にする。これまでの病歴も重要であるので（糖尿病など）、詳しく記載してもらう。

この二枚をじっくり読み、「ところで今、何が一番お困りですか？」という質問から問診を始める。

そして、これまでどういう診断でどのような治療をどこで受けたか、服薬歴、薬の種類、ことにステ

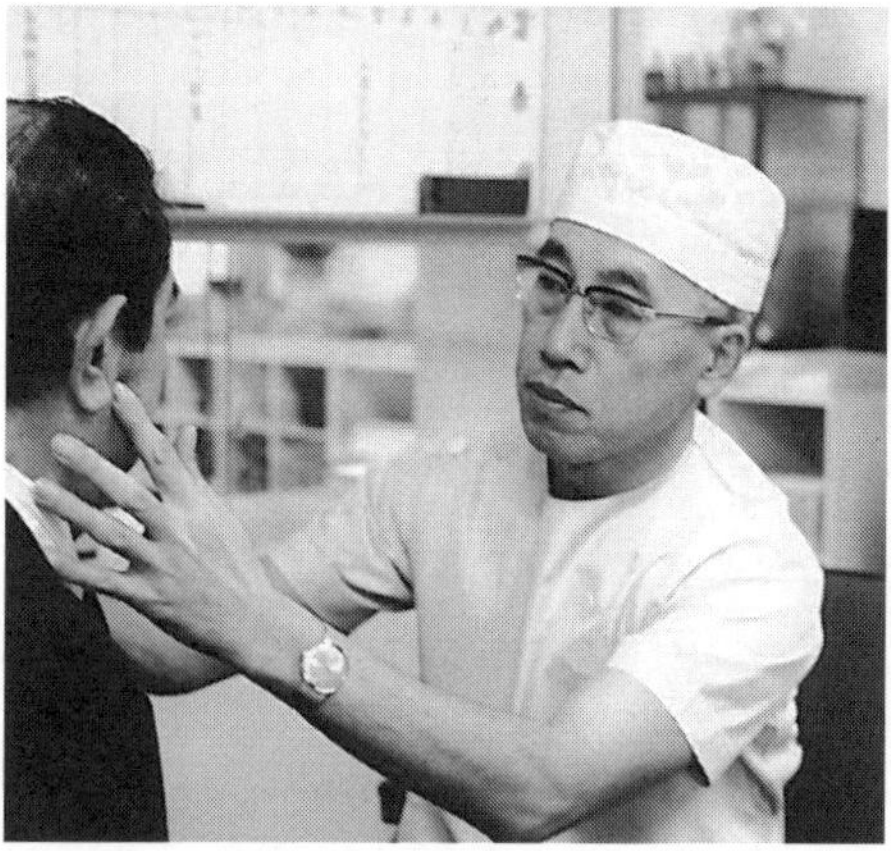

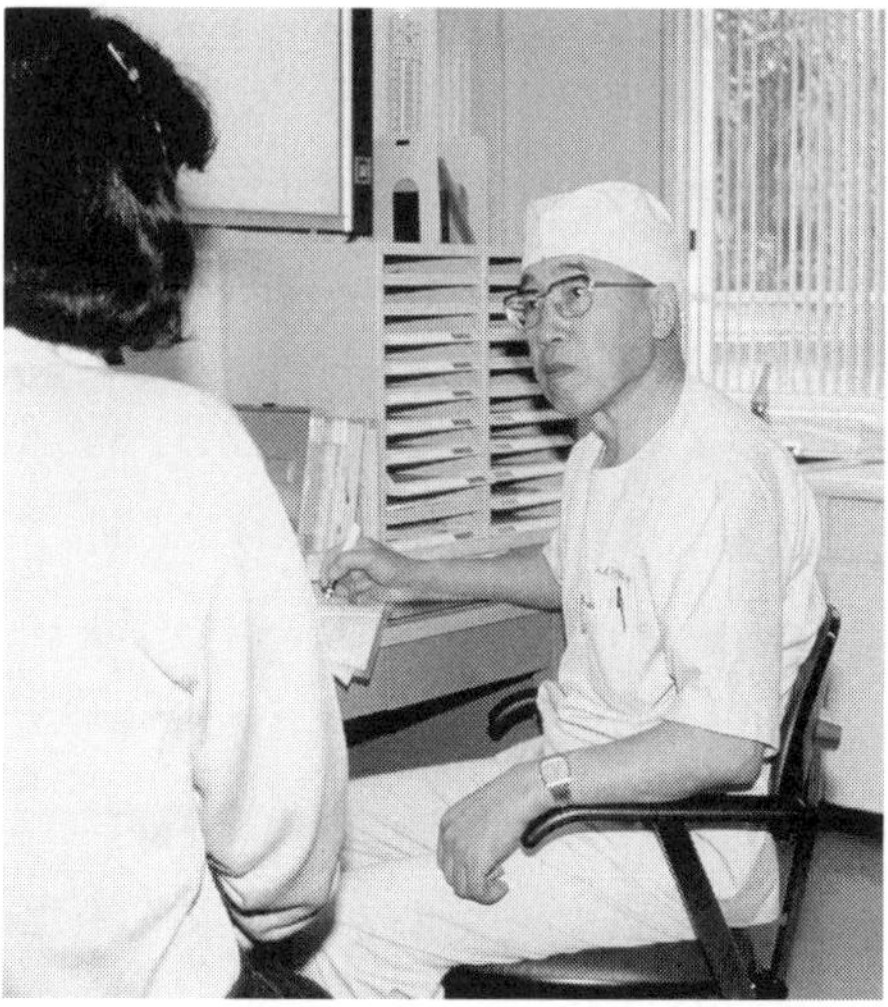

ロイド剤、免疫抑制剤など、そして現在もなおストレス刺激を受けているかなどを丁寧に聞き出していく。最近は、歯が全身状態に大きく影響することもわかり、歯の具合についても詳しく聞くようにしている。

このような診察からSGB療法の適応疾患はさまざまに増加してきたし、これからも増していくであろう。

ぜひ、若いペインクリニシャンに継承してもらいたい。

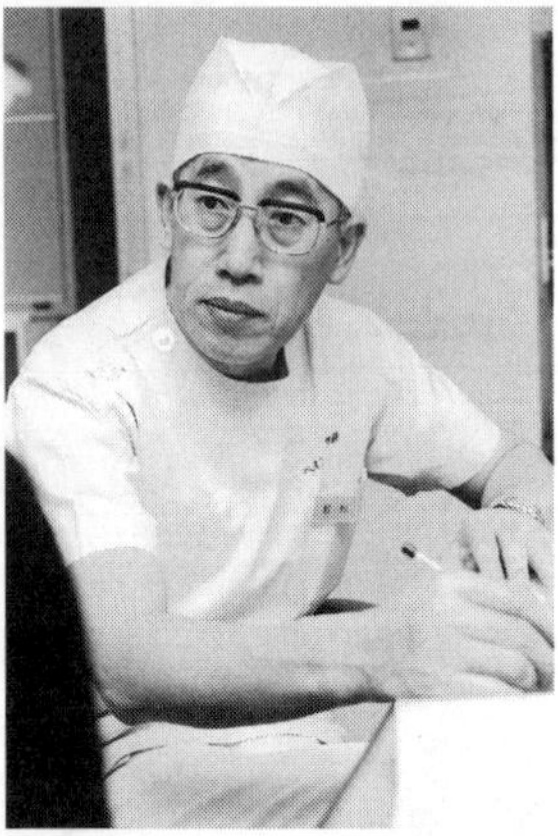

出典：『星状神経節ブロック療法――安全な手技確立と正しい理解のために――』若杉文吉・持田奈緒美（真興交易株式会社医書出版部、二〇〇七年、二一四頁）

問診について

「Medical Who's Who」より

Q．座右の銘というかお好きな言葉、あるいは心情のようなものはいかがでしょうか。

若杉：座右の銘といったものは特にありませんが、常に心がけてきたのは「問診」ですね。患者さんに対したときに、できるだけ詳しく丁寧に聞くことです。患者さんから「こんなに詳しくいろいろ聞かれたのは初めてだ」とよく言われました。私は特に星状神経節ブロックの処置をする前に、患者さんの主訴以外の体の状態をつかんでいるので、治療を始めてからの主訴以外の状態の変化、改善の変化を克明に追い、つかむことが出来たのです。

「Medical Who's Who」（『月刊ＪＭＳ』、二〇〇八年四月）

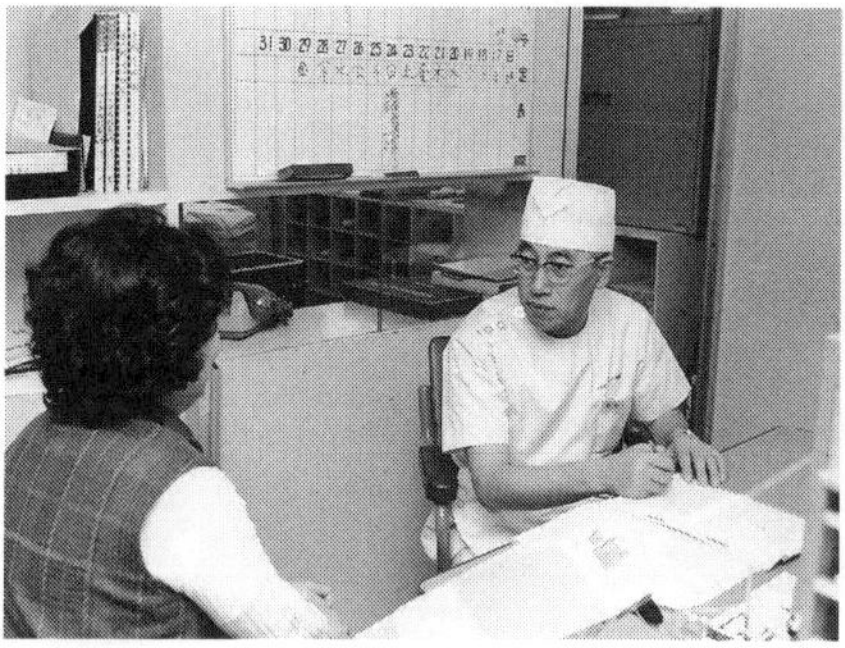

「こぼれ話　若杉の意外な一面」より

若杉の診察は本当に丁寧だ。初診患者に1時間以上かけることは稀ではなく、相手の話をよく聞き、途中で話の腰を折ったりされない。話を十分に聞いた後、現在興味をもっておられる点について、根掘り葉掘り聞かれる。「あなたは糖尿病はないのかね」「水虫は？」…そうやって約250の疾患に効果があることを確かめてこられた。

勉強のために…、とこっそり外来の様子を伺っていると、ときどき面白い話が聞こえてくる。

患者：「先生は、いつまでもお若いですねぇ」

若杉：「いやぁワカスギなんだよぉ～」

見かけによらずチャーミングな先生である。

出典：『星状神経節ブロック療法－安全な手技確立と正しい理解のために－』　若杉文吉・持田奈緒美（真興交易株式会社医書出版部、127頁）

14

最後の講演スライド

星状神経節ブロック療法の意義

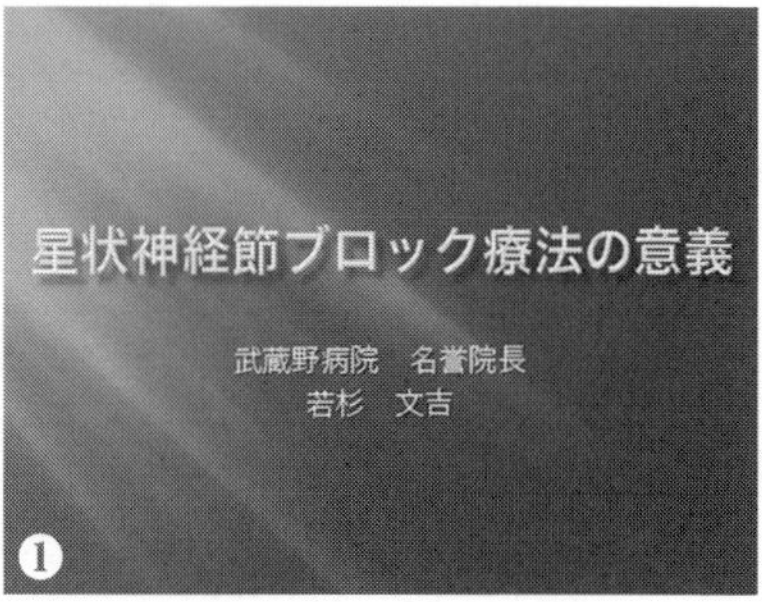

星状神経節ブロック療法の意義
武蔵野病院　名誉院長
若杉　文吉
❶

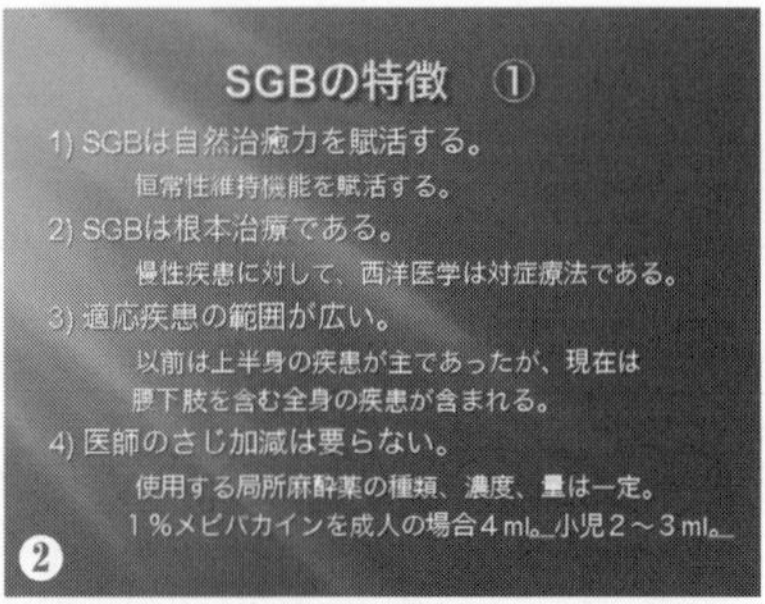

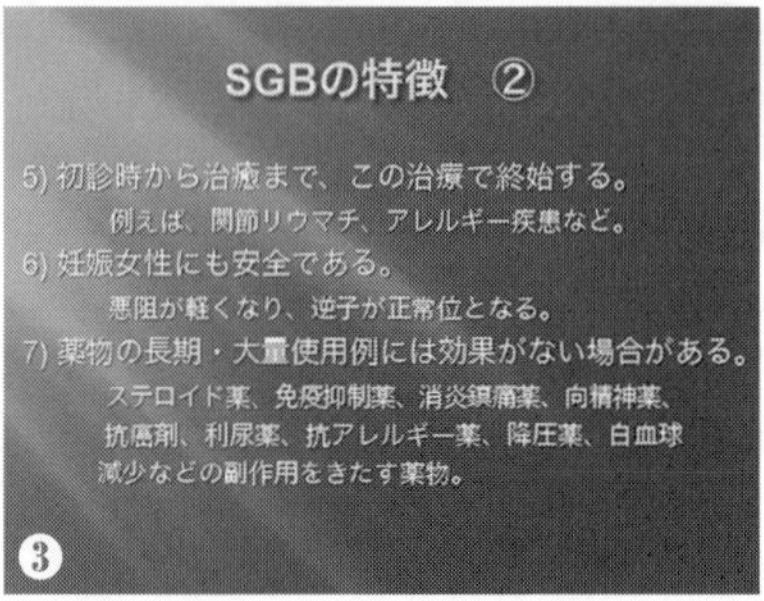

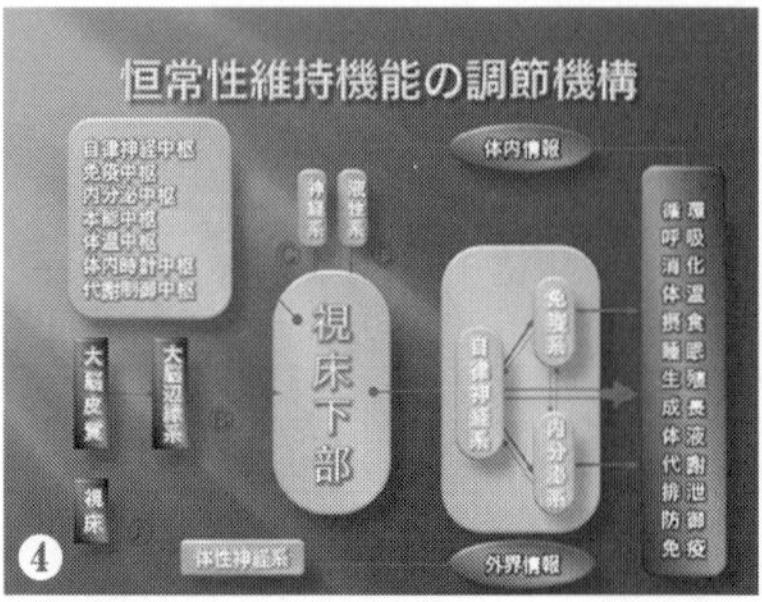

SGBの特徴　①
1) SGBは自然治癒力を賦活する。
恒常性維持機能を賦活する。
2) SGBは根本治療である。
慢性疾患に対して、西洋医学は対症療法である。
3) 適応疾患の範囲が広い。
以前は上半身の疾患が主であったが、現在は
腰下肢を含む全身の疾患が含まれる。
4) 医師のさじ加減は要らない。
使用する局所麻酔薬の種類、濃度、量は一定。
1％メピバカインを成人の場合4 ml。小児2～3 ml。
❷

SGBの特徴　②
5) 初診時から治癒まで、この治療で終始する。
例えば、関節リウマチ、アレルギー疾患など。
6) 妊娠女性にも安全である。
悪阻が軽くなり、逆子が正常位となる。
7) 薬物の長期・大量使用例には効果がない場合がある。
ステロイド薬、免疫抑制薬、消炎鎮痛薬、向精神薬、
抗癌剤、利尿薬、抗アレルギー薬、降圧薬、白血球
減少などの副作用をきたす薬物。
❸

恒常性維持機能の調節機構
自律神経中枢
免疫中枢
内分泌中枢
本能中枢
体温中枢
体内時計中枢
代謝制御中枢
体内情報
大脳皮質
大脳辺縁系
視床
視床下部
自律神経系
免疫系
内分泌系
循環
呼吸
消化
体温
摂食
睡眠
生殖
成長
体液
代謝
排泄
防御
免疫
体性神経系
外界情報
❹

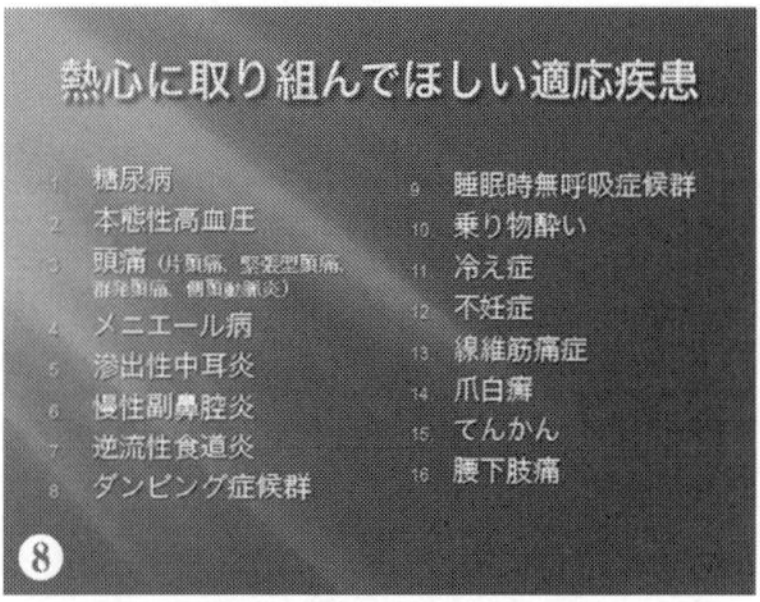
熱心に取り組んでほしい適応疾患
1. 糖尿病
2. 本態性高血圧
3. 頭痛（片頭痛、緊張型頭痛、群発頭痛、側頭動脈炎）
4. メニエール病
5. 滲出性中耳炎
6. 慢性副鼻腔炎
7. 逆流性食道炎
8. ダンピング症候群
9. 睡眠時無呼吸症候群
10. 乗り物酔い
11. 冷え症
12. 不妊症
13. 線維筋痛症
14. 爪白癬
15. てんかん
16. 腰下肢痛
8

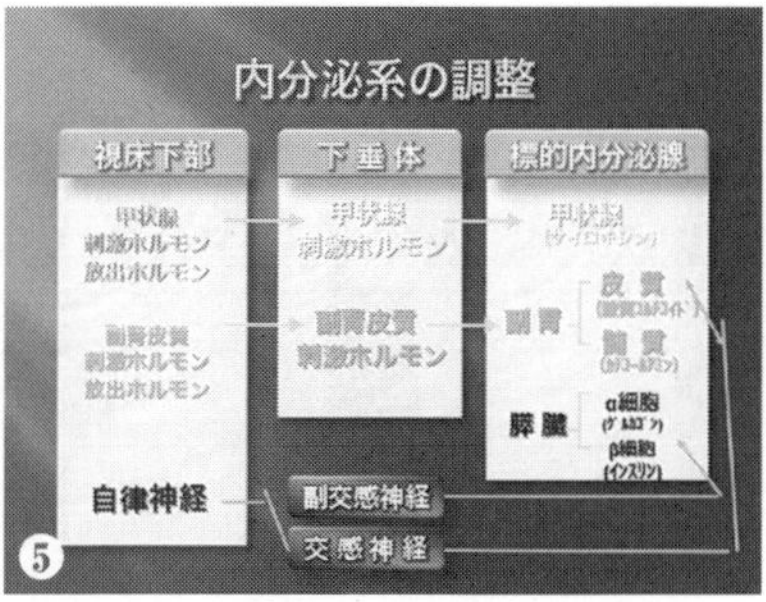
内分泌系の調整
視床下部
下垂体
標的内分泌腺
甲状線刺激ホルモン放出ホルモン
甲状腺刺激ホルモン
甲状腺
副腎皮質刺激ホルモン放出ホルモン
副腎皮質刺激ホルモン
副腎
皮質
髄質
膵臓
α細胞
β細胞
(インスリン)
自律神経
副交感神経
交感神経
5

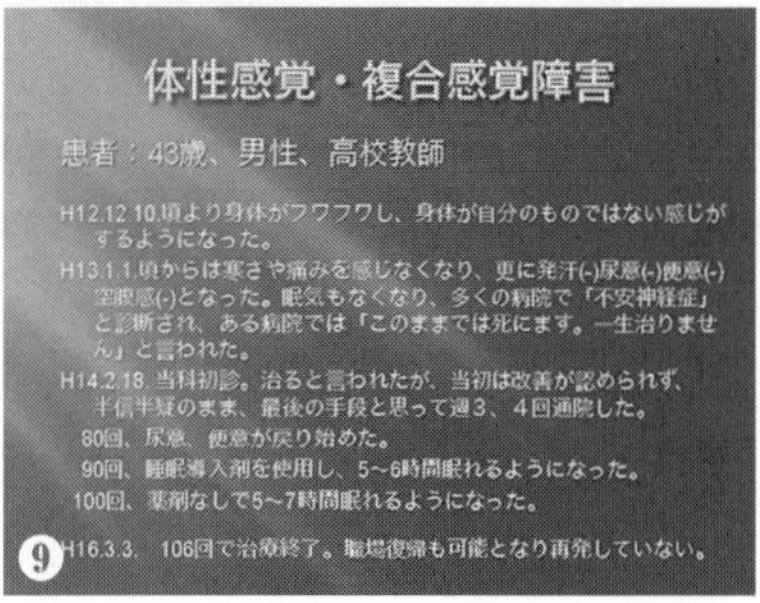
体性感覚・複合感覚障害
患者：43歳、男性、高校教師
H12.12.10.頃より身体がフワフワし、身体が自分のものではない感じがするようになった。

H13.1.1.頃からは寒さや痛みを感じなくなり、更に発汗(-)尿意(-)便意(-)空腹感(-)となった。眠気もなくなり、多くの病院で「不安神経症」と診断され、ある病院では「このままでは死にます。一生治りません」と言われた。

H14.2.18. 当科初診。治ると言われたが、当初は改善が認められず、半信半疑のまま、最後の手段と思って週3、4回通院した。

80回、尿意、便意が戻り始めた。

90回、睡眠導入剤を使用し、5〜6時間眠れるようになった。

100回、薬剤なしで5〜7時間眠れるようになった。

H16.3.3.　106回で治療終了。職場復帰も可能となり再発していない。

9

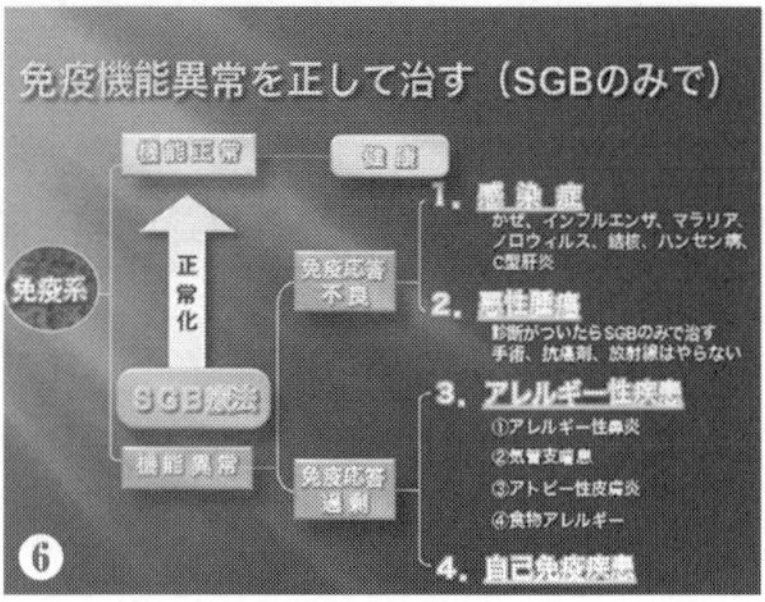
免疫機能異常を正して治す（SGBのみで）
免疫系
機能正常
健康
正常化
SGB療法
機能異常
免疫応答不良
免疫応答過剰
1. 感染症
かぜ、インフルエンザ、マラリア、ノロウィルス、結核、ハンセン病、C型肝炎
2. 悪性腫瘍
診断がついたらSGBのみで治す
手術、抗癌剤、放射線はやらない
3. アレルギー性疾患
①アレルギー性鼻炎
②気管支喘息
③アトピー性皮膚炎
④食物アレルギー
4. 自己免疫疾患
6

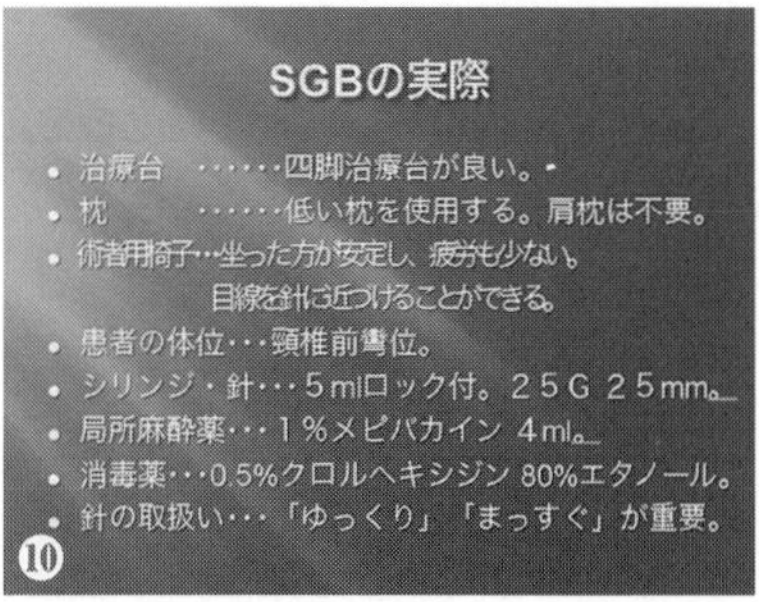
SGBの実際
治療台　……四脚治療台が良い。
枕　……低い枕を使用する。肩枕は不要。
術者用椅子…坐った方が安定し、疲労も少ない。目線を針に近づけることができる。
患者の体位…頸椎前彎位。
シリンジ・針…5mlロック付。25G 25mm。
局所麻酔薬…1％メピバカイン 4ml。
消毒薬…0.5%クロルヘキシジン 80%エタノール。
針の取扱い…「ゆっくり」「まっすぐ」が重要。
10

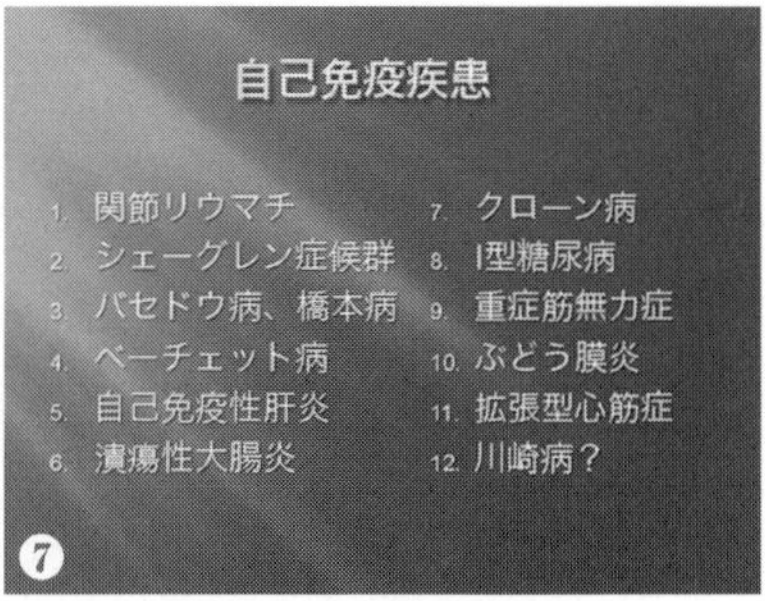
自己免疫疾患
1. 関節リウマチ
2. シェーグレン症候群
3. バセドウ病、橋本病
4. ベーチェット病
5. 自己免疫性肝炎
6. 潰瘍性大腸炎
7. クローン病
8. I型糖尿病
9. 重症筋無力症
10. ぶどう膜炎
11. 拡張型心筋症
12. 川崎病？
7

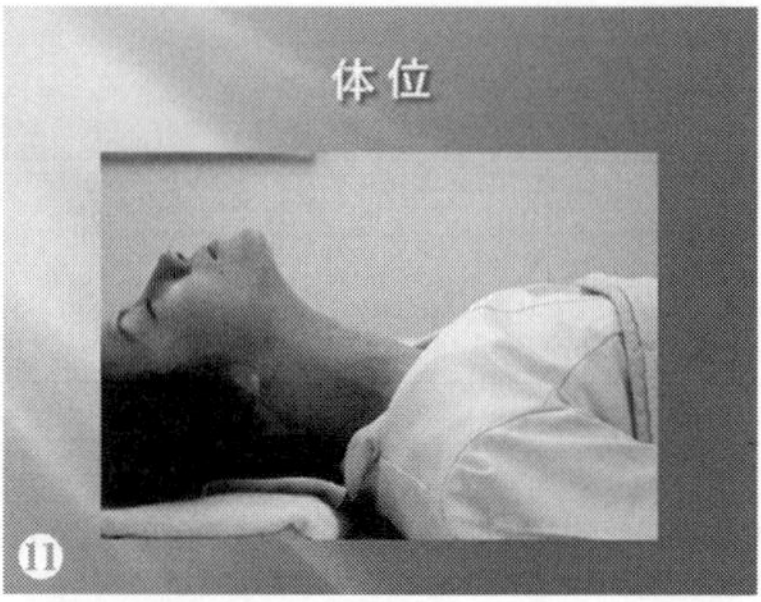

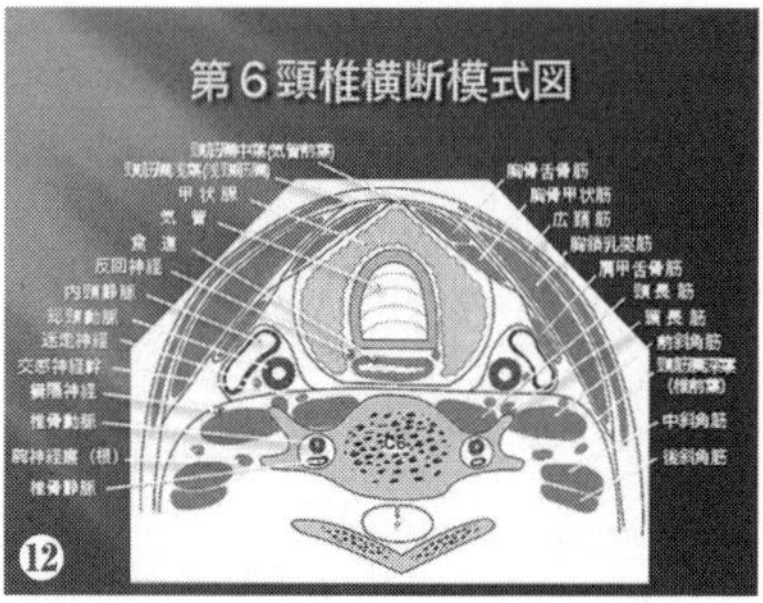

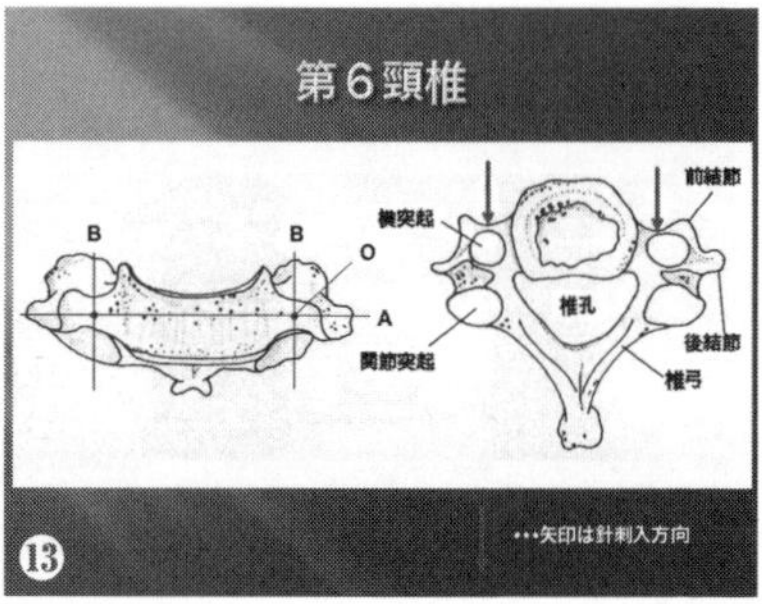

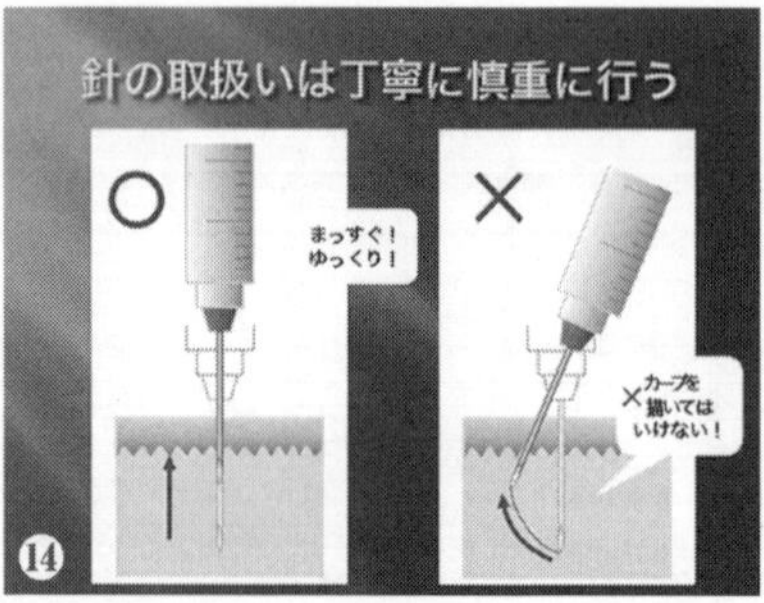

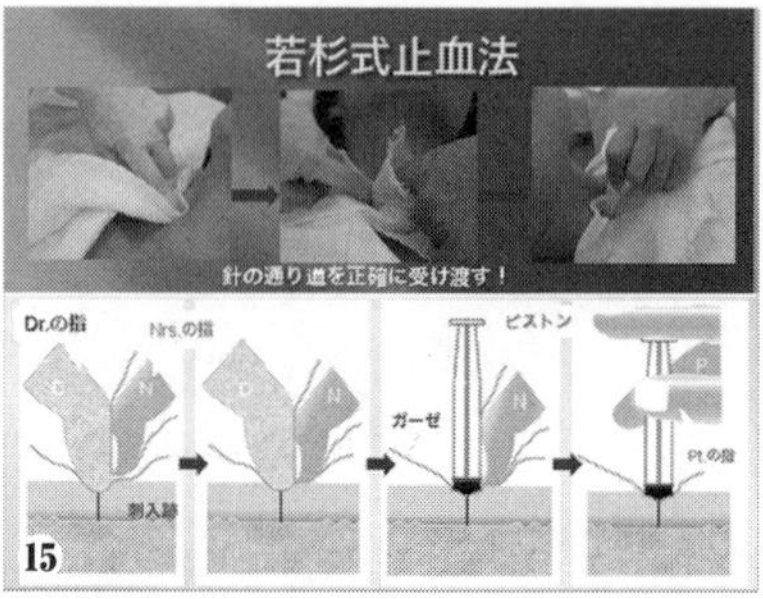

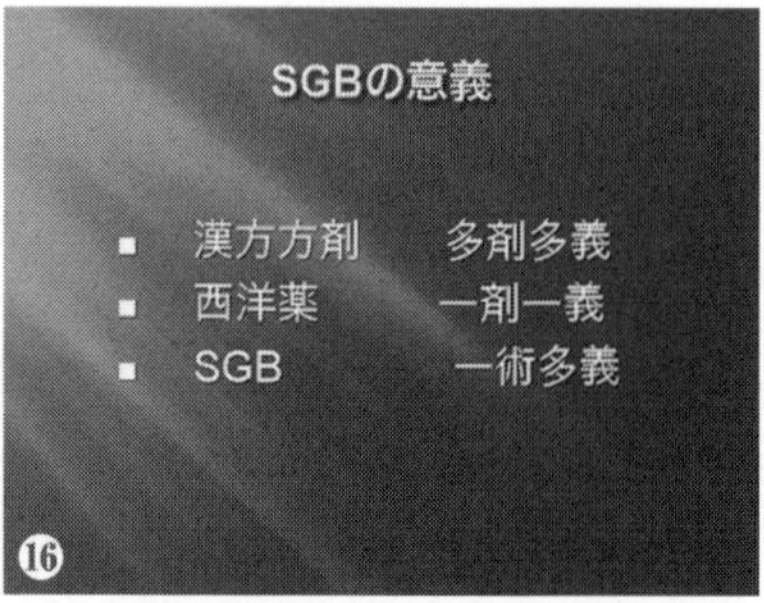

SGBの意義
漢方方剤　　多剤多義
西洋薬　　一剤一義
SGB　　一術多義
⑯

第2回　東北疼痛懇話会（仙台）2008年11月29日（土）

15

星状神経節ブロック療法

～臆せずＳＧＢ療法の臨床・研究を続けてほしいと希望する。
～決して合併症をおこさぬよう一例一例丁寧に、心をこめて
ＳＧＢ療法を行っていただきたいと願っている。

出典：「ペインクリニシャンに望むこと」若杉文吉
（『日本ペインクリニック学会誌第四一回大会号』、
二〇〇七年、14：七五頁）

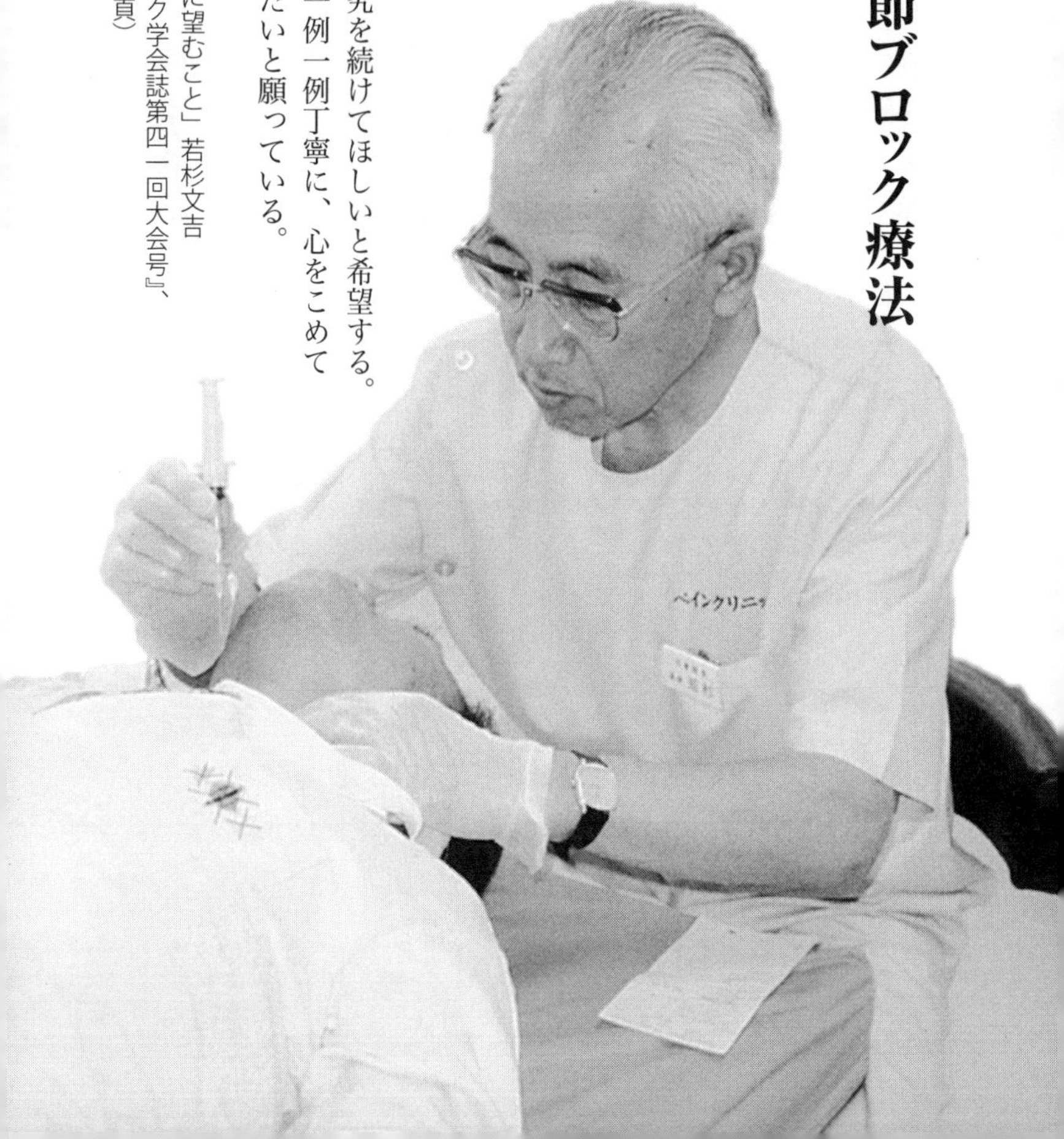

星状神経節ブロック療法の適応疾患

1　自律神経系

本態性高血圧症、本態性低血圧症、２型糖尿病、自律神経失調症、過敏性腸症候群、摂食障害、うつ病性障害、パニック障害、慢性疲労症候群、不眠症、過眠症、冷え性、低体温症、高脂血症、起立性調節障害、高尿酸血症、痛風、骨粗鬆症、過換気症候群、睡眠時無呼吸症候群、多汗症、乏汗症、手掌多汗症（掌蹠多汗症）、いびき、化学物質過敏症、乗り物酔い（動揺病）、電磁波過敏症

2　内分泌系

甲状腺機能亢進症（バセドウ病）、橋本病、甲状腺機能低下症、成長ホルモン分泌不全症、性腺機能低下症

3　免疫系

風邪、感染症、気管支喘息、アレルギー性鼻炎、アトピー性皮膚炎、食物アレルギー、悪性腫瘍、関節リウマチ、ベーチェット病、重症筋無力症、全身性エリテマトーデス、シェーグレン症候群、

潰瘍性大腸炎、クローン病、自己免疫性肝炎、自己免疫性膵炎、原発性胆汁性肝硬変、強皮症、多発性硬化症、尋常性乾癬、天疱瘡、類天疱瘡、原田病、ぶどう膜炎、ギラン・バレー症候群、原発性硬化性胆管炎、多発性筋炎、1型糖尿病、バージャー病、自己免疫性不妊症

4　神経・筋肉系

帯状疱疹後神経痛、術後痛、絞扼性神経障害、脳卒中後遺症、パーキンソン病、カウザルギー、反射性交感神経性ジストロフィー、てんかん、脊髄小脳変性症、本態性振戦、ミオクローヌス、視床痛、リウマチ性多発性筋痛症、チック症、線維筋痛症

5　皮膚科領域

体部白癬、股部白癬、手白癬、足白癬、爪白癬、皮膚掻痒症、脂漏性皮膚炎、自家感作性皮膚炎、接触性皮膚炎、汗疱、掌蹠膿胞症、帯状疱疹、単純疱疹、蕁麻疹、ケロイド、肥厚性瘢痕、円形脱毛症、進行性指掌角化症、にきび、凍傷、凍瘡、亀裂（あかぎれ）、爪甲剥離症、爪囲炎、爪甲軟化症、爪甲縦裂症、爪甲層状剥離症、腋臭症、クインケ浮腫、鶏眼（うおのめ）

6　頭部・顔面・口腔

片頭痛、緊張型頭痛、頸性頭痛、群発頭痛、脳血栓、側頭動脈炎、脳血管攣縮、顔面痙攣、

頭部外傷後遺症、トロサ・ハント症候群、末梢性顔面神経麻痺（ベル麻痺、ハント症候群、外傷性）、非定型顔面痛、口腔乾燥症、口唇炎、舌炎、歯ぎしり、歯周病、顎関節症、抜歯後痛、舌痛症、口内炎、口腔アレルギー症候群

7 眼科領域

網膜血管閉塞症、虚血性視神経炎、瞳孔緊張症、網膜色素変性症、角膜ヘルペス、中心性網膜症、飛蚊症、白内障、緑内障、視神経炎、角膜潰瘍、アレルギー性結膜炎、眼精疲労、ドライアイ、ＶＤＴ症候群、屈折異常、動眼神経麻痺、弱視、加齢黄斑変性症、ミクリッツ症候群

8 耳鼻咽喉科領域

突発性難聴、メニエール病、血管運動性鼻炎、めまい、良性発作性頭位めまい、滲出性中耳炎、術後性上顎嚢胞、鼻茸、鼻出血、鼻閉、扁桃炎、慢性副鼻腔炎、平衡障害、嗅覚障害、味覚障害、咽喉頭異常感症、耳管閉塞症、耳管開放症、耳鳴

9 頸肩上肢

肩手症候群、頸肩腕症候群、頸椎症性神経根症、頸椎椎間板ヘルニア、肩関節周囲炎、振動障害、外傷性頸部症候群、胸郭出口症候群、テニス肘、乳癌術後後遺症、橈骨神経麻痺、肘部管症候群、

ヘバーデン結節、ブシャール結節、腱鞘炎、肩こり、ガングリオン、手根管症候群、ばね指、関節炎、レイノー病、レイノー症候群

10　呼吸・循環

慢性閉塞性肺疾患（COPD）、微小血管狭心症、気管支拡張症、不整脈、狭心症、拡張型心筋症

11　消化器

消化性潰瘍、便秘、下痢、胆道ジスキネジー、逆流性食道炎、ダンピング症候群、大腸憩室、B型肝炎、C型肝炎、食道アカラシア、痔核、裂肛、脱肛

12　産婦人科領域

月経異常、月経前症候群、月経困難症、子宮脱、子宮筋腫、子宮内膜症、更年期障害、尿失禁、膣外陰部カンジダ症、女性不妊症、膣乾燥症、膀胱炎、子宮摘出後自律神経失調症、つわり、妊娠中毒症

13　腎・泌尿器

神経性頻尿、インポテンス、腎盂腎炎、尿失禁、前立腺肥大症、男性不妊症、ネフローゼ症候群、

遊走腎、lgA腎症、尿管結石、前立腺炎、夜尿症

14　腰下肢

脊柱管狭窄症、腰椎椎間板ヘルニア、腰下肢痛、肢端紅痛症、変形性股関節症、変形膝関節症、閉塞性動脈硬化症、腓腹筋痙攣（こむら返り）、肢端紫藍症、下肢静脈瘤、むずむず脚症候群、モートン病、足根管症候群、下肢リンパ浮腫、特発性大腿骨頭壊死症

出典：『星状神経節ブロック療法——安全な手技確立と正しい理解のために——』若杉文吉・持田奈緒美（真興交易株式会社医書出版部、二〇〇七年、二一八～二一九頁）

星状神経節ブロック療法の特徴

1　自然治癒力を賦活して治す。

従来の対症療法ではなく、根本療法である。
治療回数が充分であれば、根治も可能である。

2　何回繰り返しても、副作用はない。

従来の薬物療法は、すべて副作用があり、治療中は、それを常に考慮しなければならないが本療法はその心配は要らない。（注：副作用と合併症は異なる。）

3　医師のさじ加減はいらない。

使用する局所麻酔薬の種類、濃度、量は一定であり、一％メピバカイン（カルボカイン®）を成人の場合は四ml、小児は二〜三ml使用する。結局は治療間隔、治療回数が効果を左右する。

4　初診時から治療まで、この治療法で終始する。

たとえばアレルギー性疾患などでは、軽症、中等症、重症により薬物療法が異なる。

この治療は病型、重症度にかかわらず、最初から最後まで、同じ治療法で全力を傾けるという姿勢で臨む。

5　妊娠女性にも安全である。

一般的に妊娠症例に対しては薬物療法を避け、苦痛を我慢させる傾向にある。

本療法は全く安全であり、使用するメピバカインは、胎盤を容易に通過するものの、組織への分配係数が非常に小さく、胎児組織には取り込まれにくく、胎児のガス交換や循環も抑制しない。

たとえば、花粉症症例では、胎児に対する催奇形性のため薬剤服用が制限されるが、くしゃみによって流産する危険がある。このような症例にも安全に行うことができる。

また、つわり症状の強い例は、これを軽減する。

6　適応症の範囲が広い。

従来の西洋医学では考えられないほど、適応疾患は多い。初診時、既往歴、現症などを詳しく問診し本療法だけで治すことができる。

あるいは、症状の改善が見込まれる疾患かどうかを、綿密に調べることが大切である。

7　禁忌はほとんどない。

①出血傾向があれば、行ってはならない。最近は抗凝固薬などを服用している症例が多いので、出血傾向の有無を確認する。
稀ではあるが、治療後三時間ぐらいたった後に、頸部・縦隔血腫を形成し、呼吸困難を引き起こす症例があるからである。
②患者自身が治療に協力できなければ、行うことはできない。その点、小児は聞き分けのある五歳以上ぐらいからが望ましい。

8　簡単そうに見えて難しいブロックである。

ＳＧＢは、他の神経ブロックに比べ、施術に時間がかからず、Ｘ線透視装置なども、必要としないので簡単に思われがちであるが、難しいブロックである。的確な刺入点を指先の感覚で見極め、合併症を起こさないように施術するためには、かなりの熟練を要するが、十分に学び、努力をすれば必ず習得できる。

9　診療の場が限られている。

現在わが国では、この診療を提供できる場が限られている。施術できるペインクリニック専門医の育成、十分数のペインクリニック外来の設置が必要である。

10　手技が的確であるのに予期する治療効果が得られない場合がある。

①治療中も患者の生活環境に基づくストレス刺激が大きい場合。
②これまでに次の薬物を長期大量使用した場合。
　ステロイド薬、免疫抑制薬、ＮＳＡＩＤＳ、抗悪性腫瘍薬、抗アレルギー薬、抗精神病薬、利尿薬、高血圧治療薬、睡眠薬、白血球減少症などの副作用をきたす薬物

出典：『星状神経節ブロック療法――安全な手技確立と正しい理解のために――』若杉文吉・持田奈緒美（真興交易株式会社医書出版部、二〇〇七年、二六～二七頁）

星状神経節ブロック療法「序」

一九六二年、東京大学医学部麻酔科に、わが国最初のペインクリニック外来が創設された。そのとき山村秀夫教授から、外来医長を命ぜられた。私は各種神経ブロック療法と共に星状神経節ブロック（ＳＧＢ）療法を積極的に取り入れた。以来四五年、ＳＧＢ療法は大きく変わってきた。

初期はC7–ＳＧＢ（局所麻酔薬、八ml）であったが、今はC6–ＳＧＢ（局所麻酔薬、四ml）である。ブロック針先端の到達位置が適切であれば、ホルネル徴候はもちろん、顔面、上肢、下肢の温感、皮膚温上昇も認められる。

次にＳＧＢ療法の適応が随分拡がったことである。初期の適応としては、頭痛、顔面痛、顔面神経麻痺、頚肩、上肢痛、胸背部痛など約二〇疾患であったが、現在は約二五〇疾患が挙げられる。

この適応は、これまで私自身が経験した疾患が大部分であるが、中にはどう考えても適応と考えられる疾患もある。これを毎年少しずつ付け加えた結果である。

なぜＳＧＢ療法という一つの治療法で多くの疾患が治せるのか。それはＳＧＢ療法が、生体に備わる自然治癒力を賦活するからである。この自然治癒力賦活の場は、間脳の視床下部にある。視床下部は、ストレス刺激などで交感神経緊張状態を引き起こし、全身の血流を悪くし、脳も血流減少が続くためその機能を発揮できなくなる。

ＳＧＢ療法による脳の血流回復が、視床下部治癒系の機能、すなわち自然治癒力を発揮できるよう

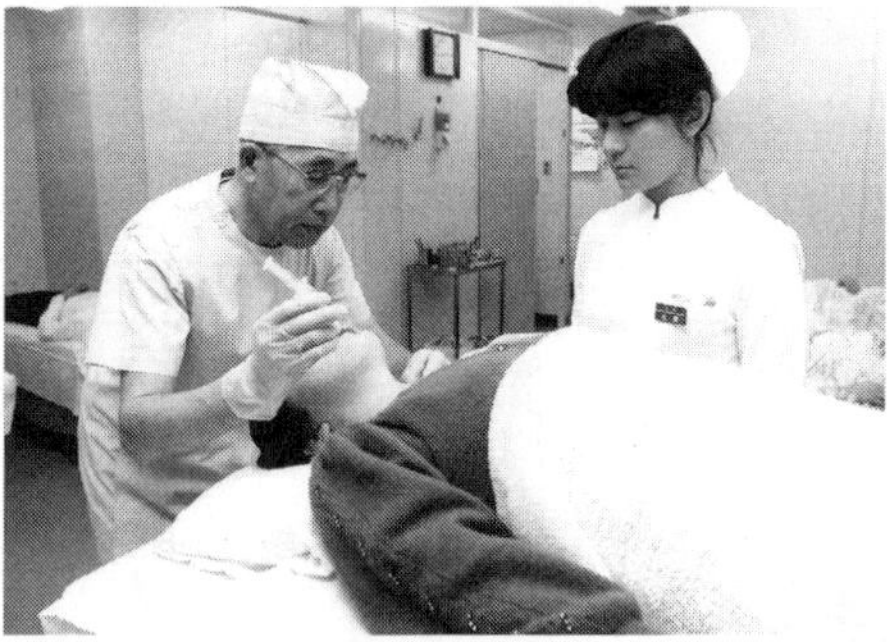

賦活すると考えられる。したがって、この治療は脳の血流をよくして視床下部の治癒系機能を活性化して病気を治す根本療法である。そして治療回数が十分であれば根治も可能である。しかも薬物療法にみられるような副作用は一切ない。

最近、ＳＧＢ後、三時間ぐらい経ってから生じる頸部血腫が心配のあまり、この療法を避けるペインクリニシャンが増しているようにみられる。これは非常に残念である。

あらかじめ出血傾向のないことを確かめ、針先端をゆっくり垂直に進め、骨面に達したら決して押さない。針先が血管内にないことを確かめ、ゆっくり注入し、抜針を垂直にゆっくり行い、止血も入念に行えば、事故は起こらない。ぜひ、臆することなく、この治療法を行っていただきたい。

出典：『星状神経節ブロック療法——安全な手技確立と正しい理解のために——』若杉文吉・持田奈緒美（真興交易株式会社医書出版部、二〇〇七年、三頁）

＊一一六頁の文章を再掲

「星状神経節ブロック療法の作用機序」より

「はじめに」

筆者は、四〇数年の臨床経験の中で、SGB療法の適応疾患が約二五〇疾患に及ぶことを明らかにしてきた。それらの疾患は、自律神経系・免疫系・内分泌系疾患など、多科領域にわたり幅広い。中には高血圧症と低血圧症、機能亢進症と機能低下症など、現れる症状が正反対のものもあり、さらに現代医療では治らないといわれている難病も含まれている。

これらの大変不思議で興味深い事実の積み重ねから、SGB療法の作用機序は、元来ヒトの体に備わる「自然治癒力」を賦活し、治癒に導いているものであろうと考えるようになった。

「自然治癒力」に該当する言葉は西洋医学にはない。強いていえば「恒常性維持機能」(homeostasis)がこれにあたる。近代西洋医学の教育を受けた医師らには馴染みの少ない言葉であって、にわかには受け入れがたいと思われる。しかし、近代西洋医学が得意としてきた細菌感染症に対する抗菌薬にも、多剤耐性菌による院内感染、市中感染の問題が生じており、考え方を転換する時期がきているのではないかと思われる。

以下に筆者の考えるSGB療法の作用機序を述べ、その理解のために必要となる恒常性維持機能について概説する。ぜひ多くの医師が、SGB療法の「自然治癒力」賦活効果に注目し、この療法がさらに普及することを望むと共に、ＳＧＢ療法の作用機序が、全容解明されることを期待する。

「自然治癒力を賦活する」

1．ヒポクラテスの「二大訓戒」

古代ギリシャの医聖、ヒポクラテスは、医術に携わる者への「二大訓戒」として「傷つけるなかれ、自然治癒力を崇めよ」と強く説いた。また「医師の心得」の中には次の記述がある。「私は能力と判断力の限りをつくして、患者に利益すると思う養生法をとり、悪くて有害と知る方法は決してとらない。」「人間の体にはもともと健康に戻そうとする自然の力があり、医者はそれを助けるのが任務である。」同じような医学・医療の根本的思想は、世界各地の伝統医学においても重要視され、後世の医学の徒に引き継がれ、守られてきた。

2．「自然治癒力」を無視した近代西洋医学

ところが近代になり、西洋医学だけはこれを守ることをしなくなった。それは一九世紀末、ドイツのコッホやフランスのパスツールらにより細菌が発見されて後、細菌学の発展に伴い、あらゆる病気はその病気の原因を解明すれば本態がわかり、治すことができるという「特定病因論」が医学界を支配してきたからである。

当時フランスで、パスツールの主張する「病気は外からやってくる」と、ペシャンの主張する「人が病気をするのは、自然治癒力の衰弱である」との大討論が行われたが、残念ながらペシャン派が敗

れてしまった。

それ以来、「自然治癒力」を無視した近代西洋医学を中心とする現代医学は、病気に対してはその原因を、臓器、組織、細胞、遺伝子まで細かく追求して排除すればよい、という考えで一貫している。その結果、治療はすべて対症療法である。たとえば、高血圧症であれば降圧薬、女性の更年期障害であれば女性ホルモン補充療法、悪性腫瘍であれば手術して切除するか、放射線で死滅させる、あるいは抗悪性腫瘍薬で抑えるなど、対症療法が中心となった。

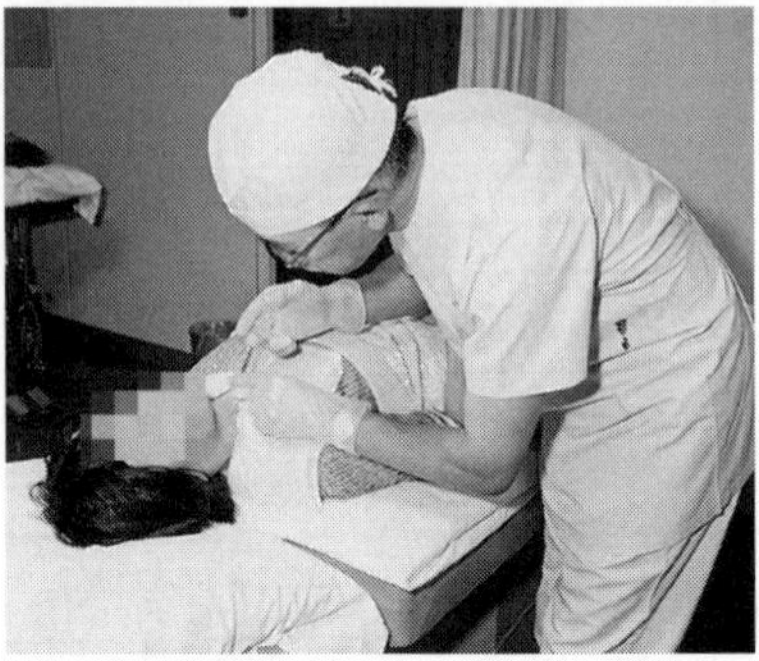

今日に至るまで、現代医学は急性疾患に対しては大きな進歩をみせたが、慢性疾患に対してはあまり進歩がみられなかった。これは近代西洋医学が「自然治癒力」を重視せず、対症療法に終始したためと考えられ、結局、代替医療などのいわゆる補完療法を併用する統合医療が提唱され始めている。しかし、なぜ代替医療を必要とするようになったのかという反省や改革がなく、場当たり的な補完をしても問題の本質的な解決にはならない。

3. 自然治癒力は「恒常性維持機能」

西洋医学は「自然治癒力」という言葉を使用しないが、それに最も近いのは、アメリカの生理学者、ウオルター・B・キャノンの提唱した恒常性維持機能（homeostasis）である。先に述べた理由などから、この恒常性維持機能を賦活して治癒する治療法が、理想的治療法であることがわかる。「星状神経節ブロック療法」は純然たる西洋医学に属するが、現代医学が不得意とする慢性疾患に対しても治療効果がある。また、ＳＧＢ療法の適応疾患は、臓器を特定せず多科領域にわたり、正反対の病態を示す疾患に対しても有効であり、治療法がないといわれる難病に対しても治療効果がある。したがって、ＳＧＢ療法は、この恒常性維持機能を賦活し、「自然治癒力」によって病気を根本的に治癒させる治療法であると考えられる。

出典：『星状神経節ブロック療法――安全な手技確立と正しい理解のために――』若杉文吉・持田奈緒美（真興交易株式会社医書出版部、二〇〇七年、一二二頁）

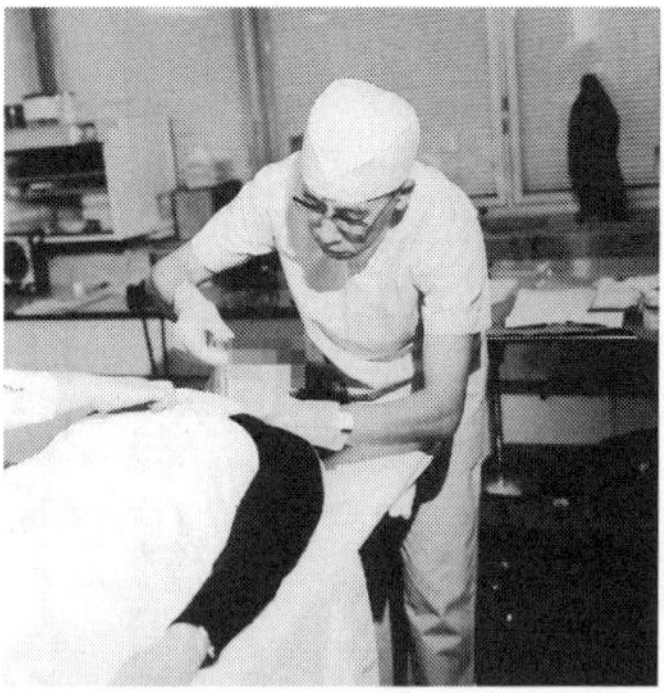

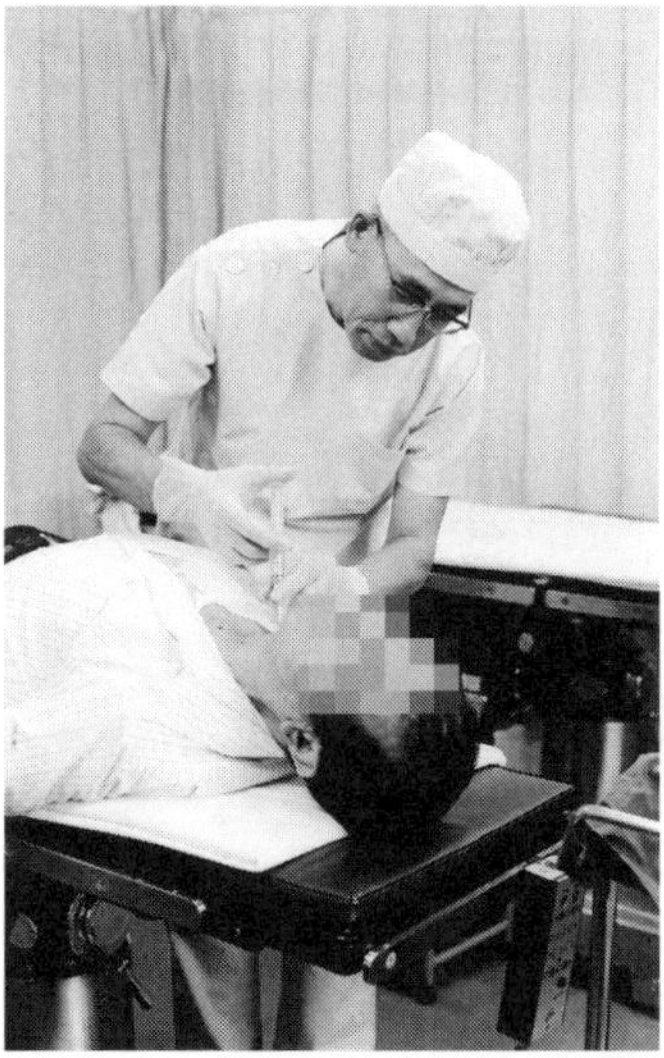

16

日本ペインクリニック学会第47回大会　特別展示

特別展示「若杉文吉の足跡」

二〇一三年七月一三～一五日（ソニックシティ大宮六〇四会議室）

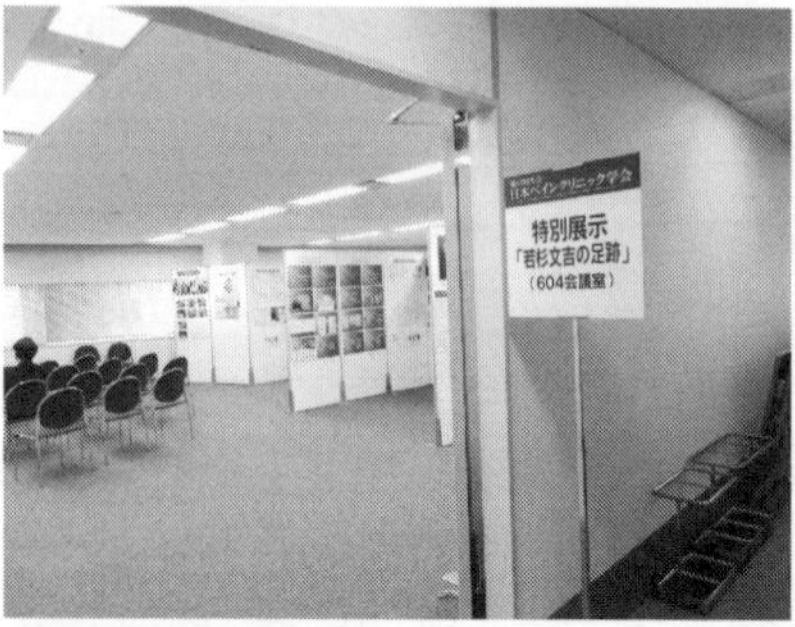

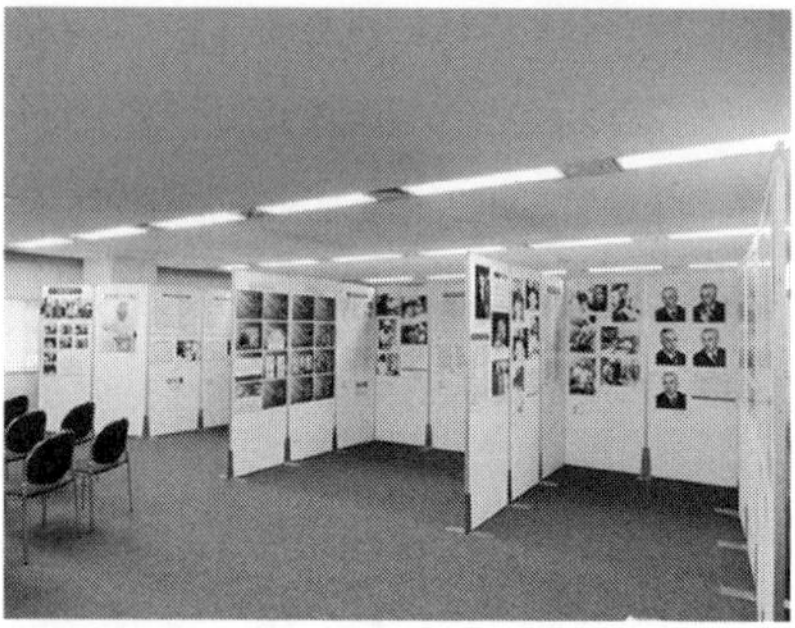

❖パネル展示（ボード31面）

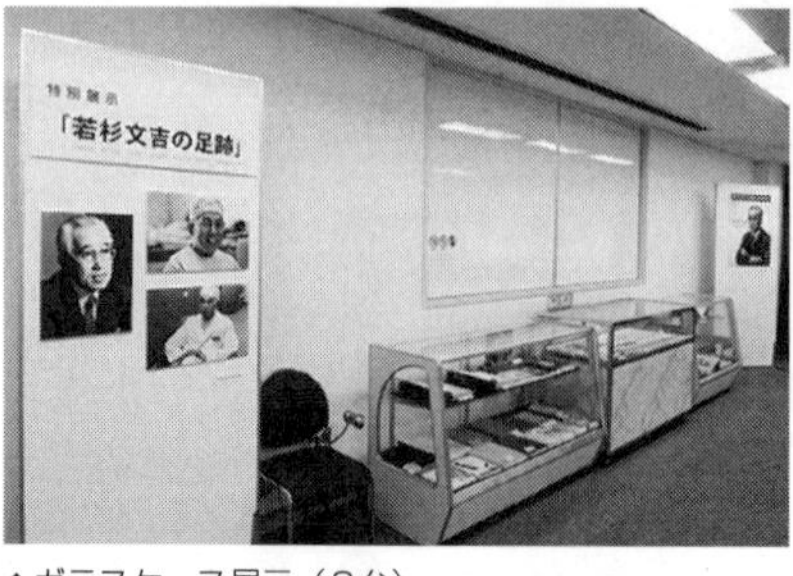

❖ガラスケース展示（3台）

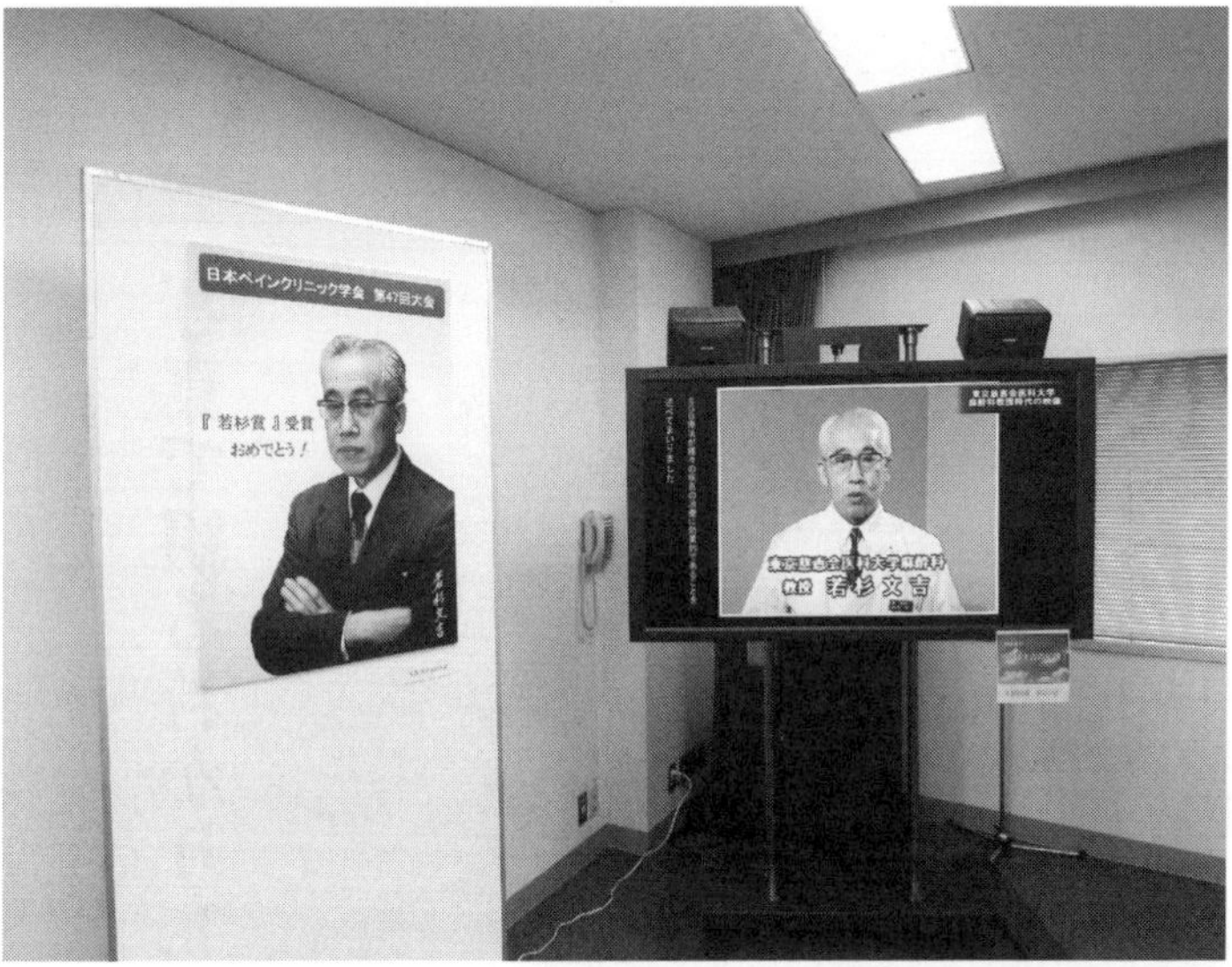
日本ペインクリニック学会　第47回大会
『若杉賞』受賞
おめでとう！
東京慈恵会医科大学麻酔科
教授　若杉文吉

❖終日ビデオ映像上映

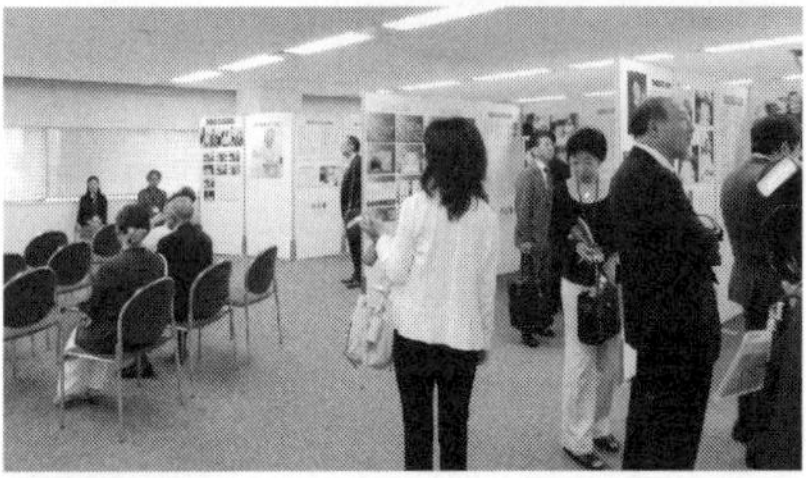

来場者数（延べ人数）

7月13日　225名
14日　325名
15日　72名
合計　622名

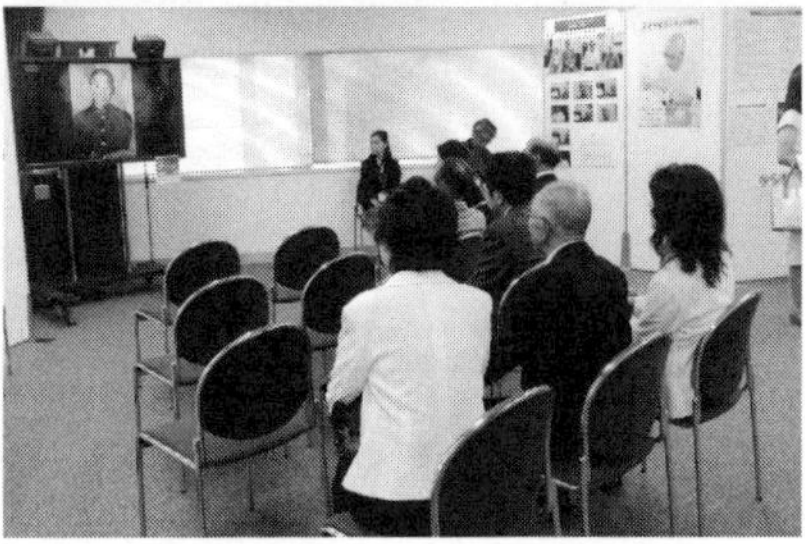

写真：持田奈緒美 撮影

17

写真で綴る若かりし日…

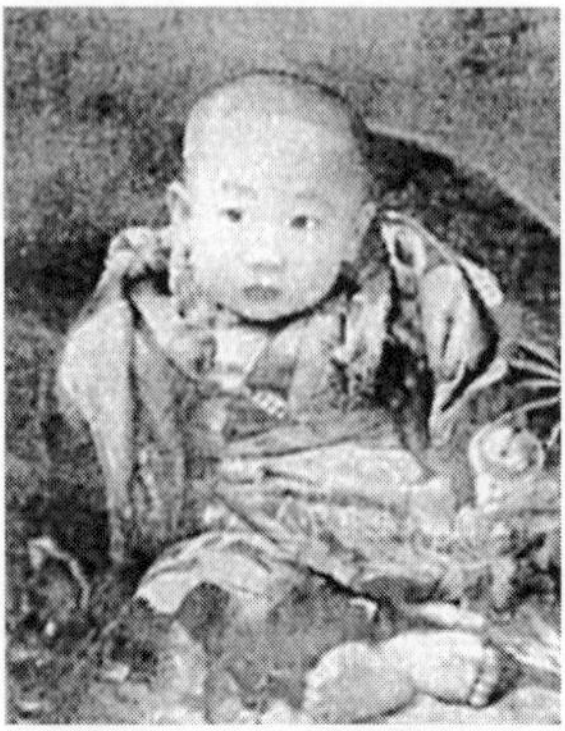

1歳

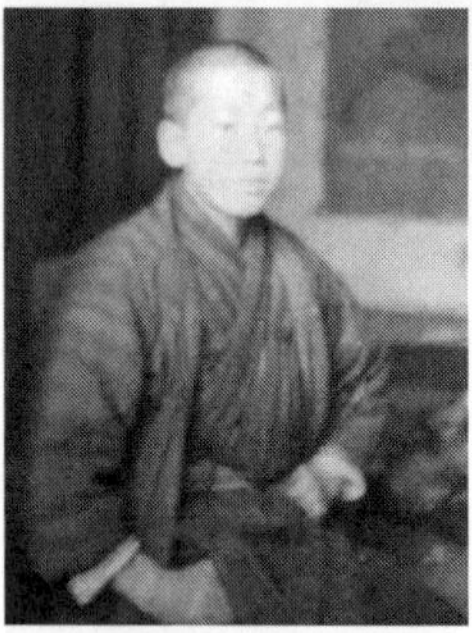

13歳

■子供のころから記憶力がよく、
天童と呼ばれていた

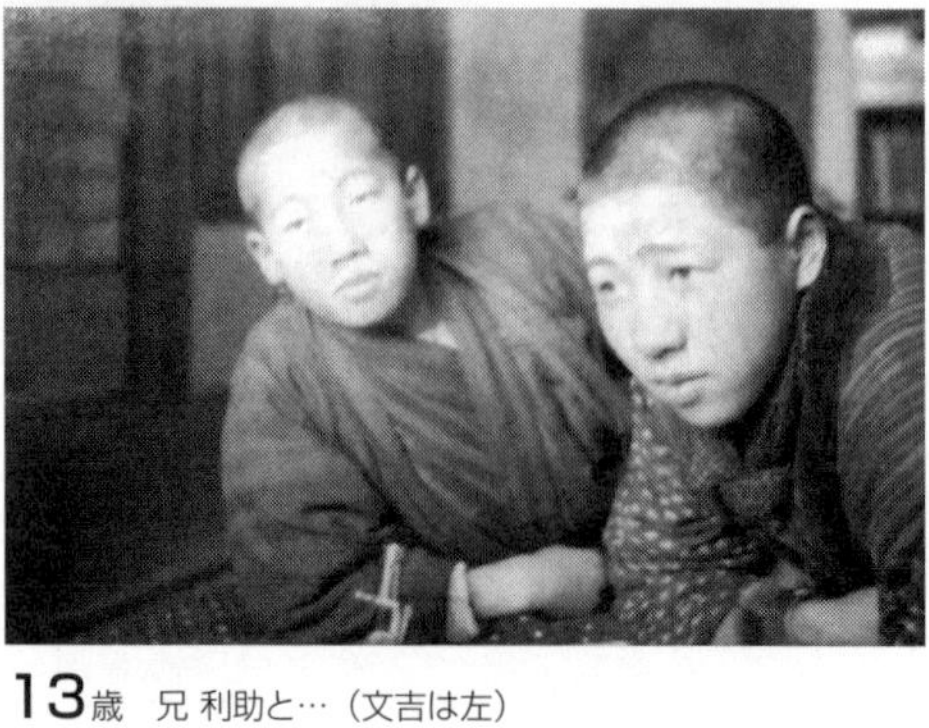

13歳　兄 利助と…（文吉は左）

■戦況が厳しくなり、
大変な難関校であった
陸軍造兵廠技能者養成所に進学する

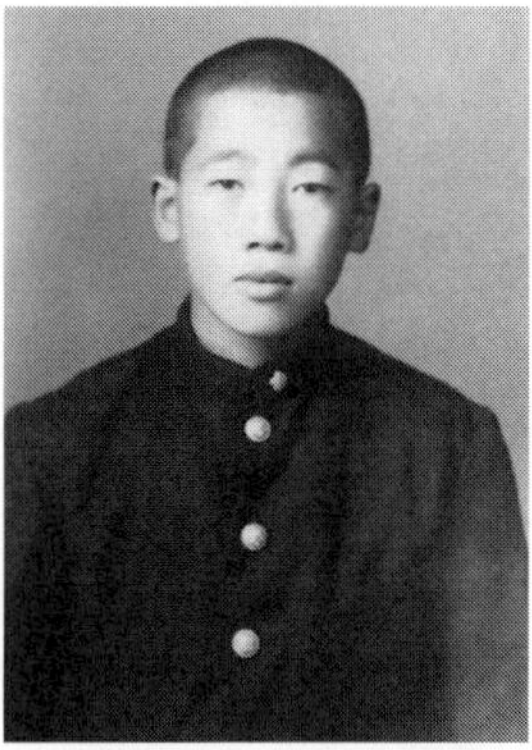

14歳　高等小学校2年生

■14歳で1人新潟を離れ、
厳しい寮生活を送った

■消灯時間を過ぎても
勉学に励んだ

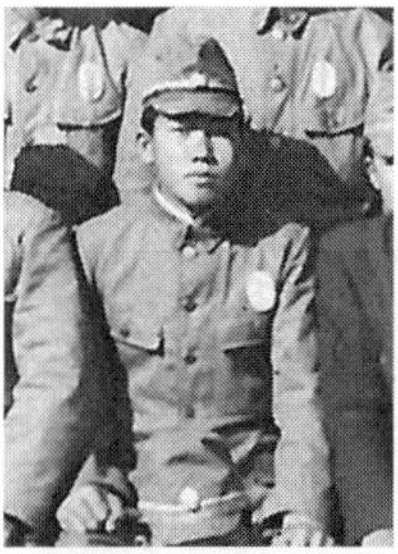

17歳

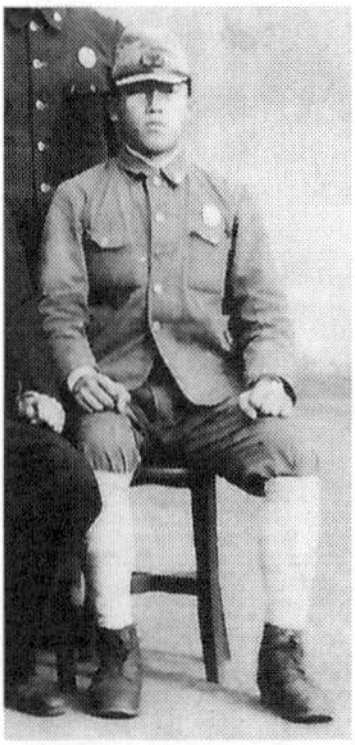

18歳

■陸軍造兵廠技能者
養成所を首席で卒
業した

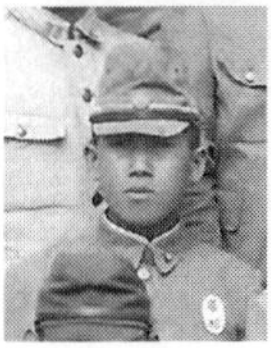

19歳

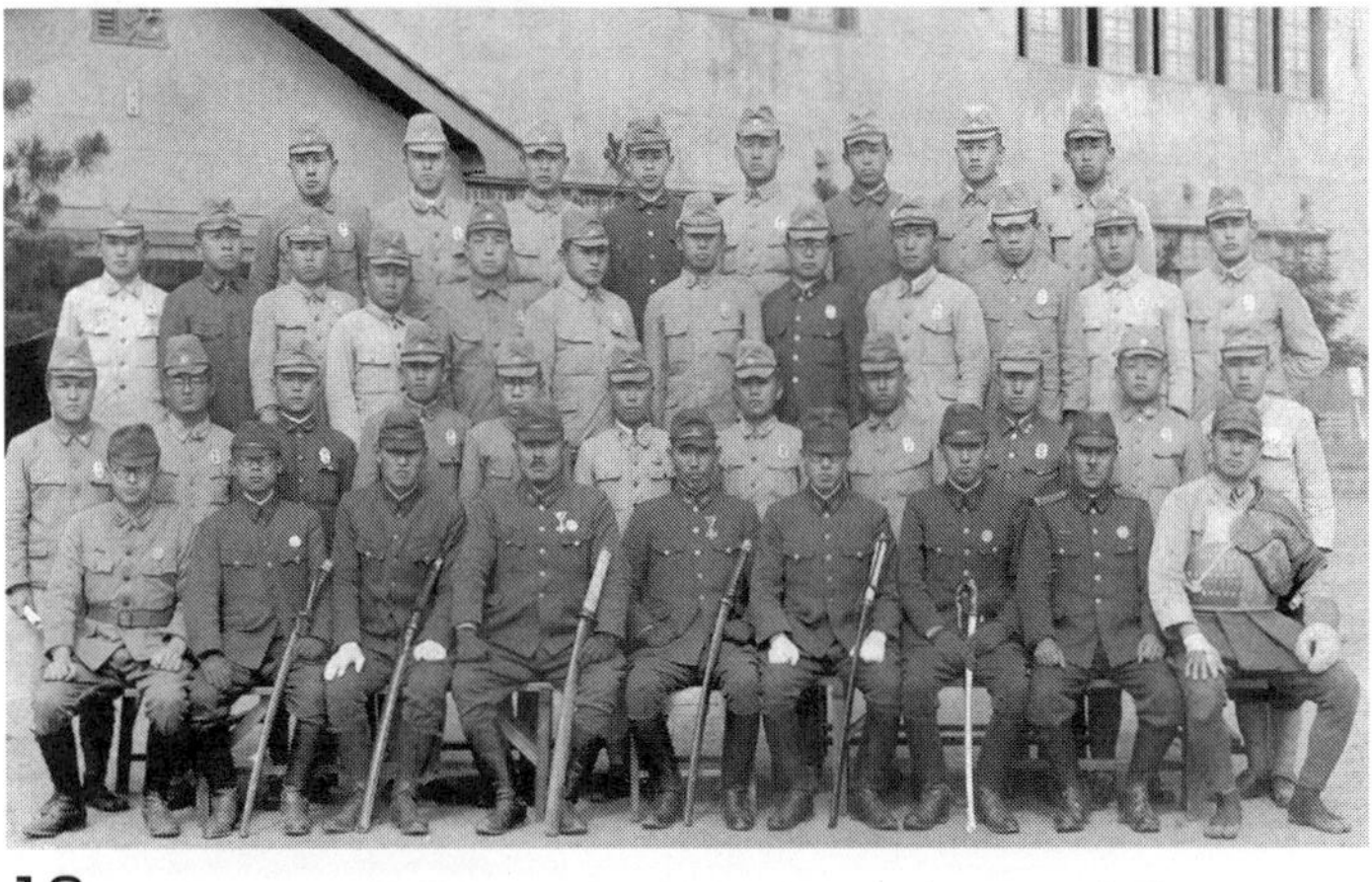

19歳　陸軍造兵廠技能者養成所卒業記念（文吉は前から2列、左から4人目）

写真：若杉利助所蔵

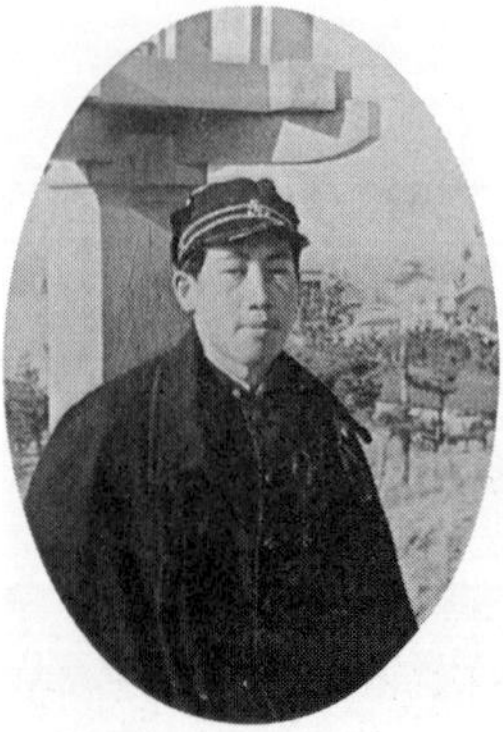

23歳　新潟医科大学入学

■機械工学の知識を
生かしたいと
整形外科医になった

■ひとの役に立つ
仕事をしたいと思い
医師の道を選んだ

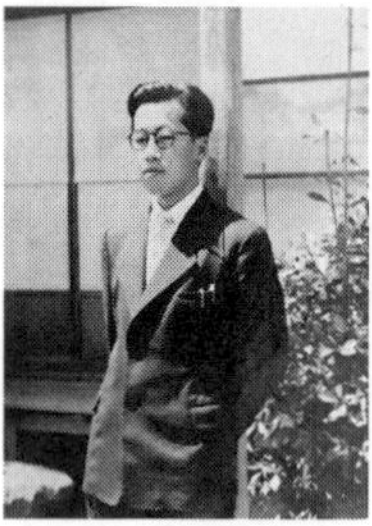

30歳

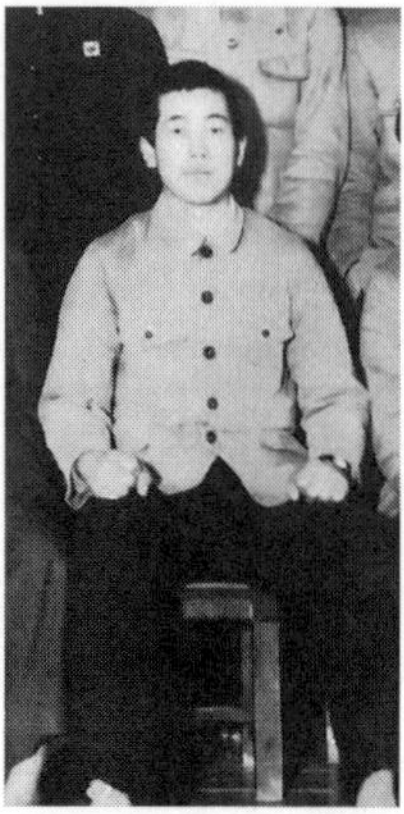

20歳　長岡中学校４年生

■終戦後、悩んだ末、
旧制中学から
入り直す決心をする

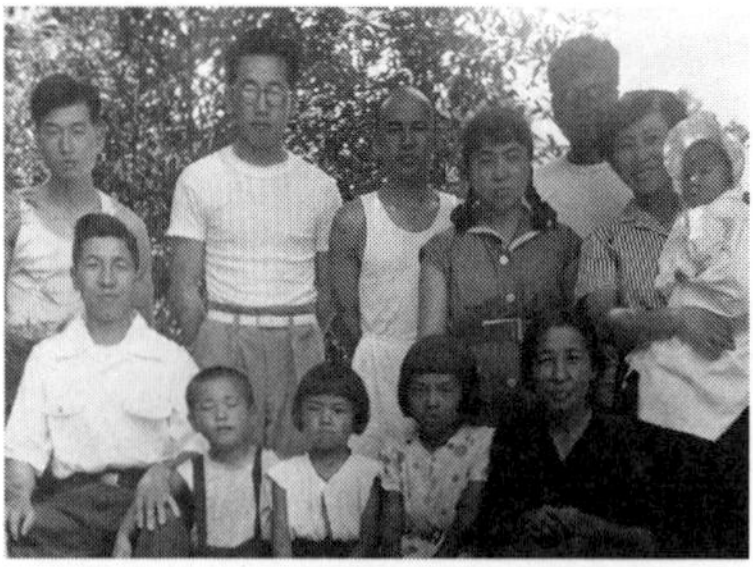

30歳　親戚と…（文吉は後列左から２人目）

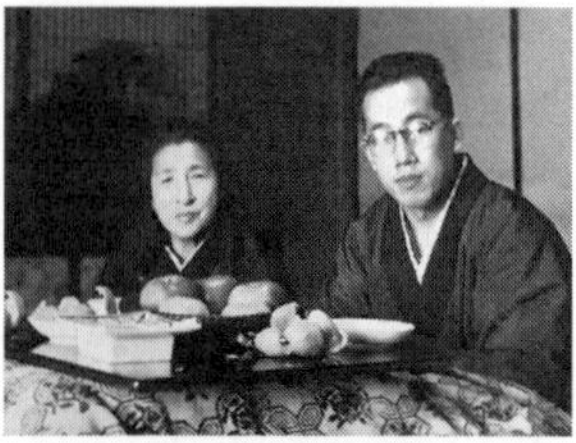

30歳　母と…

上５枚：若杉利助所蔵写真

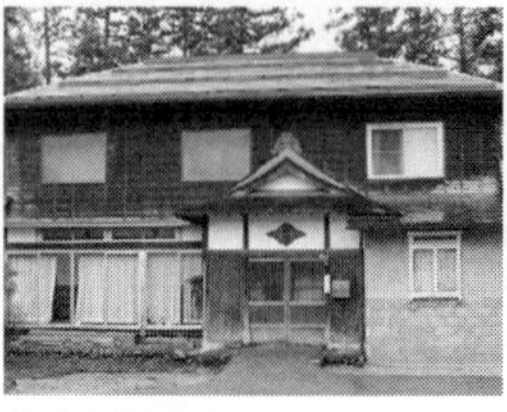

若杉文吉生家

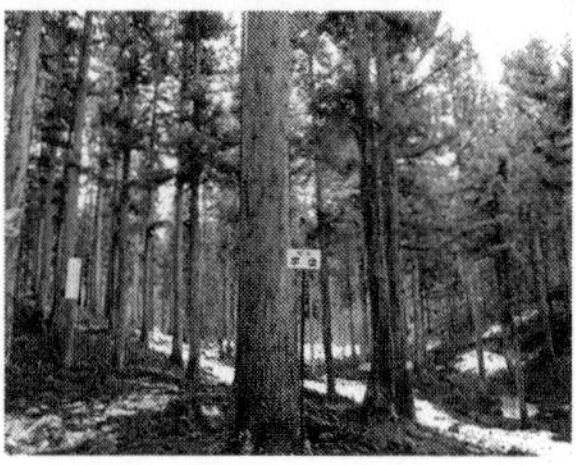

若杉家杉林「スマイルの森」

下２枚：持田奈緒美撮影

若杉文吉　主要論文・著書（論文は単独および筆頭筆者のみ）

新潟大学医学部整形外科（一九五五年五月〜一九五七年六月）

❖「Hoffa氏病の1例」『臨床外科11（12）』八五七〜八五九頁、一九五六年、若杉文吉
❖「骨片固定用金属釘と付属器具の考案」『整形外科8（6）』四二五〜四二六頁、一九五七年、若杉文吉

東京大学医学部麻酔科（一九五七年七月〜一九六四年四月）

❖「麻酔管理に必要な新しい器具の考案（1）」『手術12（8）』六七三〜六八二頁、一九五八年、若杉文吉
❖「麻酔管理に必要な新しい器具の考案（2）」『手術12（10）』八四五〜八五五頁、一九五八年、若杉文吉
❖「骨折手術要具の考案」『手術13（6）』五一七〜五二三頁、一九五九年　若杉文吉
❖「Copper Kettle による Ether, Fluothane 濃度についての考察」『麻酔8（6）』三九六〜四〇二頁、一九五九年、若杉文吉
❖「麻酔管理に必要な新しい器具の考案（3）」『手術13（9）』七八一〜七八八頁、一九五九年、若杉文吉
❖「質量分析法による血中ガス定量に関する研究」『麻酔9（2）』一五三〜一六七頁、一九六〇年、若杉文吉
❖「救急要具の考案」『医科器械学雑誌30（2）』一〜三頁、一九六〇年、若杉文吉
❖「全油圧駆動方式による手術台」『手術14（12）』一〇三八〜一〇四二頁、一九六〇年、若杉文吉
❖「麻酔管理に必要な新しい器具の考案（4）」『手術14（4）』三一九〜三二六頁、一九六〇年、若杉文吉
❖「麻酔管理に必要な新しい器具の考案（5）」『手術15（5）』四一五〜四二四頁、一九六一年、若杉文吉
❖「全油圧駆動手術台の機構と機能」『外科治療5（1）』一〇六〜一一三頁、一九六一年、若杉文吉

❖「第三七回日本医科器械学会総会を顧みて」『日本医事新報1985』二三〜二五頁、一九六二年、若杉文吉
❖「私たちの救急人工呼吸対策」『手術16（5）』三六七〜三七〇頁、一九六二年、若杉文吉
❖「気化器について」『麻酔11（9）』六七九〜六八八頁、一九六二年、若杉文吉
❖「麻酔管理に必要な新しい器具の考案（6）」『手術16（10）』一九六二年、若杉文吉
❖「日本ＭＥ学会設立総会を傍聴して」『医科器械学雑誌33（1）』一〜四頁、一九六二年、若杉文吉
❖「FLUOTHANE, ETHER, TRICHLORETHILENE　濃度表」若杉文吉考案、一九六二年
❖「癌末期の激痛――神経ブロックによるその対策――」『臨床外科18（3）』三一九〜三二八頁、一九六三年、若杉文吉、大熊佳晴、他
❖「新しい麻酔器具について」『臨床外科8（3）』一九六三年、若杉文吉
❖「患者運搬車の具備すべき条件」『医科器械学雑誌33（2）』一九六三年、若杉文吉
❖「麻酔科外来の意義と役割」『臨床外科18（4）』四四一〜四四三頁、一九六三年、若杉文吉
❖「第一六回日本医学会総会を聴き展示を見る」『日本医事新報２０３９』四八〜五二頁、一九六三年、若杉文吉
❖「医科器械総合展示会をみて」『医科器械学雑誌33（6）』一九六三年、若杉文吉
❖「第三八回日本医科器械学会総会を聴く」『日本医事新報２０４１』三三〜三五頁、一九六三年、若杉文吉
❖「麻酔器の活躍」解説　若杉文吉、写真　早川聿郎、一九六三年
❖「麻酔科外来の発足」『医科器械学雑誌32（11）』一九六三年、若杉文吉
❖「痛み（3）神経ブロックによる治療」『医学のあゆみ46（13）』六三〇〜六三五頁、一九六三年、若杉文吉
❖「麻酔管理に必要な新しい器具の考案（7）」『手術17（11）』九六五〜九七三頁、一九六三年、若杉文吉
❖「機械によるガス分析――麻酔ガスと血中ガス――」『麻酔12（12）』七七八〜七八七頁、一九六三年、若杉文吉
❖「全油圧駆動手術台とその後の改良点」『外科治療10（1）』一〇三〜一〇九頁、一九六四年、若杉文吉

❖「帯状疱疹後疼痛の治療」『皮膚科の臨床7（1）』二六～三五頁、一九六四年、若杉文吉、森川賢一

❖「三叉神経痛の神経ブロックによる治療」『日本口腔科学会雑誌13（3）』二三五～二四五頁、一九六四年、若杉文吉

関東逓信病院ペインクリニック科（一九六四年五月～一九八七年三月）

❖「Pain Clinic」『メデカルチェア6』八六〇頁、一九六四年、若杉文吉

❖「Pain Clinic の進歩」『日本薬剤師会雑誌16』一頁、一九六四年、若杉文吉

❖「Pain Clinic について」『麻酔14（1）』一四～二五頁、一九六五年、若杉文吉

❖「日本ＭＥ学会設立総会を傍聴して」『医科器械学雑誌33（1）』一～四頁、一九六五年、若杉文吉

❖「麻酔器具の使い方（1）」『臨床外科20（10）』一四四二～一四四六頁、一九六五年、若杉文吉

❖「麻酔器具の使い方（2）」『臨床外科20（11）』一五八七～一五九一頁、一九六五年、若杉文吉

❖「最近の麻酔器と麻酔法」『分娩と麻酔15』八〇～八八頁、一九六五年、若杉文吉

❖「救急人工呼吸の実際（グラフ）」『日本医事新報２１６３』四四九～四五二頁、一九六五年、若杉文吉

❖「内科医と急患」『日本医事新報２１９９』三～一六頁、一九六五年、若杉文吉

❖「ヘルペス」『medicina 2』二二六頁、一九六五年、若杉文吉、他

❖「レントゲン手術台の考案と試作」『外科治療15（1）』一〇四～一〇六頁、一九六六　若杉文吉

❖「三叉神経痛」『綜合臨床15（4）』五九六～六〇四頁、一九六六年、若杉文吉

❖「最近の麻酔器具と麻酔法」『分娩と麻酔15』一〇四頁、一九六六年、若杉文吉

❖「ガスクロマトグラフィーによる麻酔監視装置の試作」『月刊Ｍ・Ａ・Ｃ』一六～二一頁、一九六六年、若杉文吉、八巻隆

❖「ペインクリニック」『胸部外科19（10）』六九七～七〇一頁、一九六六年、若杉文吉

❖「ペインクリニックで取扱う疾患とその治療法」『日大医学雑誌26（5）』五六四～五六八頁、一九六七年、若杉文吉

❖「三叉神経痛」『神経研究の進歩11（1）』一一九～一三二頁、一九六七年、若杉文吉

❖「末期癌の疼痛対策」『順天堂医学雑誌13（2）』一九五～二〇一頁、一九六七年、若杉文吉

❖「癌と疼痛」『臨床雑誌外科29（13）』一五〇三～一五一三頁、一九六七年、若杉文吉

❖「手術台を考える」『保健通信129』三三頁、一九六七年、若杉文吉

❖「ペインクリニック」『会津医師会報3』三二頁、一九六七年、若杉文吉

❖「関東逓信病院　第209回クリニカルボード　舌咽神経痛」『日本医事新報2279』二〇～二四頁、一九六七年、若杉文吉、吉浜博太、他

❖「三叉神経ブロック」『歯界展望31（1）』一九～二六頁、一九六八年、若杉文吉

❖「整形外科における麻酔の知識」『臨床整形外科3（2）』一〇六～一一二頁、一九六八年、若杉文吉、為佐鉄彦

❖「ペインクリニック――特に癌末期疼痛を中心として――」『麻酔17（11）』一〇九九～一一〇七頁、一九六八年、若杉文吉

❖「ペインクリニックにおける診断と治療」『日本医事新報2331』三～八頁、一九六八年、若杉文吉

❖「三叉神経ブロック」『歯界展望31』一九頁、一九六八年、若杉文吉

❖「局所麻酔」『現代外科学体系第2巻　麻酔』中山書店、一四三～一五四頁、一九六八年、若杉文吉

❖「伝導麻酔」『現代外科学体系第2巻　麻酔』中山書店、一五五～一八四頁、一九六八年、若杉文吉

❖「全油圧駆動整形外科手術台の考案」『外科治療21（6）』七一三～七一五頁、一九六九年、若杉文吉

❖「顔面痙攣とその治療」『日本医事新報2379』七～一二頁、一九六九年、若杉文吉

❖「顔面痙攣（グラフ）」『日本医事新報2379』一九六九年、若杉文吉

❖「万能手術台について」『月刊M・A・C10（10）』一五～一九頁、一九六九年、若杉文吉

❖「特集・最近の薬物療法」『診断と治療57（1）』九二～九四頁、一九六九年、若杉文吉
❖「ペインクリニックの現況」『医学のあゆみ72（8）』四二七～四三〇頁、一九七〇年、若杉文吉
❖「三叉神経痛治療の現況と効果的な治療法」『歯界展望36（2）』二三七～二四四頁、一九七〇年、若杉文吉
❖「神経ブロックの方法と合併症」『麻酔19（11）』一二一四～一二一九頁、一九七〇年、若杉文吉
❖「ペインクリニック」『病院設備12（6）』三一～三六頁、一九七〇年、若杉文吉
❖「Pain Clinic の現況と将来」『麻酔と蘇生6（3）』一七一～一七八頁、一九七〇年、若杉文吉
❖「リウマチ神経痛（1）」『診断と保険12』一〇一一頁、一九七〇年、若杉文吉
❖「リウマチ神経痛（2）」『診断と保険12』一一八五頁、一九七〇年、若杉文吉
❖「Pain Clinic における偶発事故」『災害医学14（2）』一六四～一六九頁、一九七一年、若杉文吉
❖「坐骨神経痛」『medicina 28（8）』一二〇一～一二〇四頁、一九七一年、若杉文吉
❖「救急医療計画――疼痛対策　創傷痛」『綜合臨床20（11）』二五五〇～二五五六頁、一九七一年、若杉文吉
❖「ペインクリニックから現代医療を考える」『medicina 28（12）』一七一四～一七一五頁、一九七一年、若杉文吉
❖「座談会・外科と機械　メスからコンピューターまで」『外科33（6）』五五一～五六八頁、一九七一年、若杉文吉、他
❖「図解痛みの治療」『神経ブロックを中心として　第1版』医学書院、一九七一年九月　山本亨、若杉文吉
❖「特集・末期癌とペインクリニック　頭部・顔面」『外科診療14（1）』一～六頁、一九七二年、若杉文吉
❖「目で見るペインクリニックの実際」『臨床外科27（1）』一三～一九頁、一九七二年、若杉文吉
❖「癌性疼痛――特に胸腹部の癌性疼痛――」『災害医学15（3）』一九一～一九九頁、一九七二年、若杉文吉
❖「Facial Nerve Block in the Treatment of Facial Spasm」『Archives of Otolaryngology 95』三五六～三五九頁、一九七二年　Bunkichi Wakasugi

❖「手足の痛み」『薬物療法5』一九三七頁、一九七二年、若杉文吉
❖「ペインクリニックに必要な新しい器具の考案（1）」『外科治療27（3）』三四七～三四八頁、一九七二年、若杉文吉
❖「誘導法による半月神経節ブロック」『麻酔21（11）』一一七八～一一八二頁、一九七二年、若杉文吉
❖「帯状疱疹の治療」『日本医事新報２４９０』一二七頁、一九七二年、若杉文吉
❖「帯状疱疹後の神経痛」『日本医事新報２５２７』四七～五〇頁、一九七二年、若杉文吉
❖「神経疾患の診断演習（4）＜ベッドサイド教育のために＞」『日本医事新報２５３０』四八～四九頁、一九七二年、若杉文吉
❖「症例舌咽神経痛の一例」『逓信医学24（11）』八九五～九〇一頁、一九七二年、若杉文吉、他
❖「顔面痙攣の二三〇〇例」『日本医事新報２５３５』二六～三一頁、一九七二年、若杉文吉、湯田康正、他
❖「顔面神経麻痺の星状神経節ブロック療法」『日本医事新報２５７６』二五～三二頁、一九七三年、若杉文吉
❖「帯状疱疹の神経ブロック療法」『日本医事新報２５８６』四三～四八頁、一九七三年、若杉文吉
❖「ペインクリニック――子宮癌の疼痛対策――」『臨床婦人科産科27』一一三頁、一九七三年、若杉文吉
❖「ペインクリニックに必要な新しい器具の考案（2）」『外科治療28（3）』三六三～三六五頁、一九七三年、若杉文吉
❖「三叉神経第Ⅱ枝の神経ブロック」『耳鼻咽喉科展望16』三四七頁、一九七三年、若杉文吉
❖「座談会　痛みの治療」『臨床生理3（1）』四三～五六頁、一九七三年、若杉文吉
❖「エベレスト登山隊員の凍傷予防」『日本医事新報２５９４』九五頁、一九七四年、若杉文吉
❖「特発性三叉神経痛の治療」『日本医事新報２６１４』一三〇頁、一九七四年、若杉文吉
❖「ペインクリニック――その基礎と実際――」『看護技術20』一八頁、一九七四年、若杉文吉
❖「帝王切開術における麻酔の実際」『手術28（5）』五三三～五四〇頁、一九七四年、若杉文吉、他
❖「ペインクリニックにおける神経ブロック療法」『現代の診療16（10）』一九七四年、若杉文吉

❖「疼痛の神経生理学」『臨床理学療法1（1）』三～一八頁、一九七四年、若杉文吉
❖「神経ブロック療法の現況と問題点」『日本医師会雑誌71』一五五五頁、一九七四年、若杉文吉
❖「痛みの生理学的機序と神経ブロック療法」『理学療法と作業療法8』三八五頁、一九七四年、若杉文吉
❖「カウザルギー、帯状疱疹の痛み」『現代の診療17』六八一頁、一九七四年、若杉文吉
❖「三叉神経痛、顔面痛」『最新医学29』一五〇七頁、一九七四年、若杉文吉
❖「三叉神経痛の診断と治療」『日本歯科評論384』一〇三頁、一九七四年、若杉文吉
❖「三叉神経痛」『神経研究の進歩18』一〇九六～一一〇四頁、一九七四年、若杉文吉
❖「目で見る痛みの治療――ペインクリニック――」『治療56』二〇〇七頁、一九七四年、若杉文吉
❖「局所麻酔の妙味」『日本医事新報2675』一一二頁、一九七五年、若杉文吉
❖「群発頭痛の診断と星状神経節ブロック療法」『日本医事新報2689』一三頁、一九七五年、若杉文吉、他
❖「ペインクリニック」『病院34』五四頁、一九七五年、若杉文吉
❖「帯状疱疹後神経痛に対する治療」『薬物療法8』三三頁、一九七五年、若杉文吉
❖「Pain Clinic における臨床知見」『医学のあゆみ94』四一頁、一九七五年、若杉文吉
❖「ペインクリニック」『第19回日本医学会総会会誌』九三八～九五二頁、一九七五年、若杉文吉
❖「いたみの臨床」『内科35（5）』七九三～八〇六頁、一九七五年、若杉文吉、他
❖「麻痺をおこす疾患とその治療」『診断と治療63（7）』一一九〇～一一九二頁、一九七五年、若杉文吉
❖「外科で用いられる便利な新しい用具・用品―3―麻酔・人工呼吸用具」『外科38（3）』二九〇～二九四頁、一九七六年、若杉文吉
❖「腰痛の神経ブロック療法」『医学のあゆみ99（5）』四四七～四五一頁、一九七六年、若杉文吉
❖「帯状疱疹に軟膏塗付はよくない」『日本医事新報2698』八八頁、一九七六年、若杉文吉

❖「帯状疱疹後神経痛の治療と予防」『日本医事新報２７１３』一五七～一五八頁、一九七六年、若杉文吉
❖「ペインクリニックで治せぬ痛み」『日本医事新報２７２８』一〇三頁、一九七六年、若杉文吉
❖「ペインクリニックの一週間」『新医療３（10）』六一～六七頁、一九七六年、若杉文吉
❖「手術台の動向と問題点」『医療器械学雑誌46（10）』四四七～四五一頁、一九七六年、若杉文吉
❖「中国と帯状疱疹後神経痛」『日本医事新報２７５０』六六～六七頁、一九七七年、若杉文吉
❖「質疑応答――神経ブロック療法の施行頻度」『日本医事新報２７５５』一四四～一四五頁、一九七七年、若杉文吉
❖「質疑応答――顔面神経麻痺の星状神経節ブロック療法」『日本医事新報２７９１』一三二～一三三頁、一九七七年、若杉文吉
❖「癌疼痛のくも膜下フェノールブロック療法」『臨床麻酔１（2）』一三五～一四二頁、一九七七年、若杉文吉
❖「Bell麻痺患者の星状神経節、顔面神経管ブロックの適応について」『臨床麻酔１（2）』二一一頁、一九七七年、若杉文吉
❖「持続硬膜外ブロックのための〝10分間注入器〟」『臨床麻酔１（3）』三二四～三二六頁、一九七七年、若杉文吉
❖「癌疼痛の征服は近い」『新医療４（5）』一四～一五頁、一九七七年、若杉文吉
❖「帯状疱疹の最も効果的な治療」『新医療４（10）』八頁、一九七七年、若杉文吉
❖「疼痛の対策――ペインクリニックの立場から――」『現代の診療19（7）』一〇一〇～一〇一五頁、一九七七年、若杉文吉
❖「ペインクリニックの現況と将来」『看護技術23（7）』一一五～一二五頁、一九七七年、若杉文吉
❖「ペインクリニックの患者管理」『病院36（11）』六二頁、一九七七年、若杉文吉
❖「血管性頭痛」『ドクターサロン21（1）』七三頁、一九七七年、若杉文吉
❖「ペインクリニックとは」『外科治療38（1）』一〇頁、一九七八年、若杉文吉

❖「ペインクリニックの必要性」『外科治療38（2）』一四〇頁、一九七八年、若杉文吉
❖「神経ブロックとは」『外科治療38（3）』二六六頁、一九七八年、若杉文吉
❖「神経ブロックの意義」『外科治療38（4）』四〇四頁、一九七八年、若杉文吉
❖「局所麻酔薬」『外科治療38（5）』五〇四頁、一九七八年、若杉文吉
❖「神経破壊薬」『外科治療38（6）』六二八頁、一九七八年、若杉文吉
❖「神経ブロックのための器具」『外科治療39（1）』六頁、一九七八年、若杉文吉
❖「神経ブロックの種類」『外科治療39（2）』一二八頁、一九七八年、若杉文吉
❖「星状神経節ブロック」『外科治療39（3）』二五八頁、一九七八年、若杉文吉
❖「硬膜外ブロック」『外科治療39（4）』三八〇頁、一九七八年、若杉文吉
❖「くも膜下フェノールブロック」『外科治療39（5）』九五二頁、一九七八年、若杉文吉
❖「腰部交感神経節ブロック」『外科治療39（6）』一〇七〇頁、一九七八年、若杉文吉
❖「三叉神経痛治療時の注意について」『臨床麻酔2（1）』九三頁、一九七八年、若杉文吉
❖「皮疹部の処置について」『臨床麻酔2（4）』四五三頁、一九七八年、若杉文吉
❖「帯状疱疹後神経痛」『臨床麻酔2（8）』九〇九〜九一五頁、一九七八年、若杉文吉
❖「癌疼痛治療にもっと関心を」『日本医事新報２８０３』一一七頁、一九七八年、若杉文吉
❖「質疑応答——アルコールによる神経ブロック療法」『日本医事新報２８３７』一三九〜一四〇頁、一九七八年、若杉文吉
❖「三叉神経痛の神経ブロック療法」『新医療5（4）』九頁、一九七八年、若杉文吉
❖「顔面痙攣の顔面神経ブロック療法」『新医療5（8）』八頁、一九七八年、若杉文吉
❖「群発頭痛の星状神経節ブロック療法」『新医療5（12）』八頁、一九七八年、若杉文吉

❖「神経痛その2　三叉神経痛、舌咽神経痛、ペインクリニック科から」『月刊薬事20（5）』八五九～八六二頁、一九七八年、若杉文吉
❖「癌治療、今日の課題（その2）、ペインクリニック」『診断と治療66（1）』一〇〇～一〇二頁、一九七八年、若杉文吉
❖「脊麻後の疼痛」『臨床医4（5）』九一～九二頁、一九七八年、若杉文吉、福井哲郎
❖「顔面けいれん」『medicina（臨増）15（12）』二一二六～二一二八頁、一九七八年、若杉文吉
❖「帯状疱疹後神経痛」『月刊薬事20（6）』一一三一頁、一九七八年、若杉文吉
❖「外科20年の歩み、ペインクリニック」『外科診療20（11）』一四九一～一四九七頁、一九七八年、若杉文吉
❖「Total spinal block」『外科治療40（1）』二二頁、一九七九年、若杉文吉
❖「ガッセル神経節ブロック」『外科治療40（2）』一四二頁、一九七九年、若杉文吉
❖「顔面神経ブロック」『外科治療40（3）』二六〇頁、一九七九年、若杉文吉
❖「癌性疼痛」『外科治療40（4）』三九五頁、一九七九年、若杉文吉
❖「三叉神経痛」『外科治療40（5）』五八四頁、一九七九年、若杉文吉
❖「舌咽神経痛」『外科治療40（6）』六三八頁、一九七九年、若杉文吉
❖「顔面痙攣」『外科治療41（1）』一二三頁、一九七九年、若杉文吉
❖「帯状疱疹」『外科治療41（2）』二二四頁、一九七九年、若杉文吉
❖「顔面神経麻痺（ベル麻痺）」『外科治療41（3）』三一〇頁、一九七九年、若杉文吉
❖「顔面神経麻痺（ハント症候群）」『外科治療41（4）』四〇二頁、一九七九年、若杉文吉
❖「片頭痛」『外科治療41（5）』五二四頁、一九七九年、若杉文吉
❖「群発頭痛」『外科治療41（6）』六三六頁、一九七九年、若杉文吉

❖「三叉神経Ｉ枝帯状疱疹の問題点――特に対側片麻痺の合併――」『臨床麻酔３（１）』八一頁、一九七九年、若杉文吉
❖「神経ブロックに際してのステロイド併用について」『臨床麻酔３（３）』三六七頁、一九七九年、若杉文吉
❖「フェノールグリセリンを求む」『日本医事新報２８５５』一二〇頁、一九七九年、若杉文吉
❖「質疑応答――腰部・仙骨部の硬膜外ブロック」『日本医事新報２８９０』一三八頁、一九七九年、若杉文吉
❖「尿路結石症の新しい治療法」『新医療６（６）』一一頁、一九七九年、若杉文吉
❖「顔面神経麻痺の治療」『新医療６（12）』九頁、一九七九年、若杉文吉
❖「ペインクリニックとその現況」『整形・災害外科22（11）』一一〇五～一一一三頁、一九七九年、若杉文吉
❖「星状神経節ブロック」『整形・災害外科22（11）』一一三七～一一四四頁、一九七九年、若杉文吉
❖「ペインクリニックとは」『看護実践の科学４（９）』三～一六頁、一九七九年、若杉文吉
❖「神経ブロック療法――癌性疼痛の治療――」『臨床放射線24（10）』一〇〇一～一〇〇八頁、一九七九年、若杉文吉
❖「日本におけるペインクリニックの回顧と展望」『臨床麻酔４（４）』三九七～四〇六頁、一九八〇年、若杉文吉
❖「顔面痛」『外科治療42（１）』一〇〇頁、一九八〇年、若杉文吉
❖「外傷性頸部症候群」『外科治療42（２）』二〇二頁、一九八〇年、若杉文吉
❖「頸肩腕症候群」『外科治療42（３）』二八三頁、一九八〇年、若杉文吉
❖「小児顔面神経麻痺」『外科治療42（４）』四〇一頁、一九八〇年、若杉文吉
❖「カウザルギー」『外科治療42（５）』六〇七頁、一九八〇年、若杉文吉
❖「尿管結石症」『外科治療42（６）』六九六頁、一九八〇年、若杉文吉
❖「慢性再発性膵炎」『外科治療43（１）』九六頁、一九八〇年、若杉文吉
❖「側頭動脈炎」『外科治療43（２）』一四八頁、一九八〇年、若杉文吉
❖「月経困難症」『外科治療43（３）』三一四頁、一九八〇年、若杉文吉

❖「凍傷」『外科治療43（4）』三七六頁、一九八〇年、若杉文吉
❖「ガッセル神経節ブロック法とその成績」『ペインクリニック1（1）』三〜一二頁、一九八〇年、若杉文吉、中崎和子、他
❖「慢性疼痛による国家経済的損失」『日本医事新報2908』一三八頁、一九八〇年、若杉文吉
❖「多汗症」『外科治療43（5）』四八六頁、一九八〇年、若杉文吉
❖「突発性難聴」『外科治療43（6）』六一九頁、一九八〇年、若杉文吉
❖「質疑応答——帯状疱疹後神経痛の神経ブロック療法」『日本医事新報2914』一三二〜一三三頁、一九八〇年、若杉文吉
❖「気になる二、三の医学用語」『日本医事新報2937』七一頁、一九八〇年、若杉文吉
❖「硬膜外腔微量モルフィン注入法」『新医療7（7）』一一頁、一九八〇年、若杉文吉
❖「凍傷の神経ブロック療法」『新医療7（12）』九〜一〇頁、一九八〇年、若杉文吉
❖「激しい神経痛」『診断と治療68（8）』一三七九〜一三八二頁、一九八〇年、若杉文吉
❖「帯状疱疹の神経ブロック療法」『薬の知識31（11）』一八〜一九頁、一九八〇年、若杉文吉
❖「痛みとその対策、ペインクリニックの立場から」『理療10（2）』八九〜九五頁、一九八〇年、若杉文吉
❖「末期癌疼痛の神経ブロック療法」『癌の臨床26（7）』七三九〜七四二頁、一九八〇年、若杉文吉
❖「顔面痙攣について」『臨床麻酔5（7）』八三九〜八四二頁、一九八一年、若杉文吉
❖「網膜動脈閉塞症」『外科治療44（1）』一六頁、一九八一年、若杉文吉
❖「急性動脈閉塞症」『外科治療44（2）』一六〇頁、一九八一年、若杉文吉
❖「術後手動脈閉塞症」『外科治療44（3）』二六八頁、一九八一年、若杉文吉
❖「顎関節症」『外科治療44（4）』三八二頁、一九八一年、若杉文吉

❖「大動脈瘤の痛み」『外科治療44（6）』六二八頁、一九八一年、若杉文吉
❖「特発性三叉神経痛の治療」『外科治療44（6）』七一三〜七一八頁、一九八一年、若杉文吉
❖「五十肩」『外科治療45（1）』一四頁、一九八一年、若杉文吉
❖「レイノー症候群」『外科治療45（2）』一三〇頁、一九八一年、若杉文吉
❖「Slipping-rib syndrome」『外科治療45（3）』二四二頁、一九八一年、若杉文吉
❖「顔面カウザルギー」『外科治療45（4）』三七六頁、一九八一年、若杉文吉
❖「術後性上顎嚢腫」『外科治療45（5）』四九四頁、一九八一年、若杉文吉
❖「バージャー病」『外科治療45（6）』六〇六頁、一九八一年、若杉文吉
❖「除痛のための神経切除術と神経ブロック」『ペインクリニック2（1）』一頁、一九八一年、若杉文吉
❖「特集：顔面痛の診断と治療、総論」『ペインクリニック2（2）』一一一〜一一七頁、一九八一年、若杉文吉
❖「星状神経節ブロック療法の効用」『日本医事新報2959』一〇〇頁、一九八一年、若杉文吉
❖「質疑応答——同一患者に対する1日2つの神経ブロック療法」『日本医事新報2983』一三一頁、一九八一年、若杉文吉
❖「新しい冷凍神経ブロック法、慢性疼痛治療への試み」『新医療8（7）』一六〜一七頁、一九八一年、若杉文吉
❖「癌性疼痛」『治療学6（3）』三五五〜三五九頁、一九八一年、若杉文吉
❖「特集外科と疼痛、ペインクリニック」『外科診療23（6）』六八七〜六九三頁、一九八一年、若杉文吉
❖「顔面に痛みを訴える場合何を考えるか①」『Dental Diamond 6（9）』四六〜四七頁、一九八一年、若杉文吉
❖「顔面に痛みを訴える場合何を考えるか②」『Dental Diamond 6（9）』四八〜四九頁、一九八一年、若杉文吉
❖「癌性疼痛」『治療学6（3）』三五五〜三五九頁、一九八一年、若杉文吉
❖「バージャー病の一例」『治療学6（3）』四五一〜四五五頁、一九八一年、若杉文吉、湯田康正

❖「ペインクリニックの現状と今後の課題」『臨床看護7（10）』一五〇二〜一五一〇頁、一九八一年、若杉文吉
❖「三叉神経痛・顔面痛」『歯科ジャーナル13』七八七〜七九二頁、一九八一年、若杉文吉
❖「末期癌疼痛に対する神経ブロック療法」『臨床外科 Year Book』一九七〜一九九頁、一九八一年、若杉文吉
❖「閉塞性動脈硬化症」『外科治療46（1）』二八頁、一九八二年、若杉文吉
❖「眼瞼痙攣」『外科治療46（2）』一四八頁、一九八二年、若杉文吉
❖「冷凍神経ブロック」『外科治療46（3）』三四八頁、一九八二年、若杉文吉
❖「硬膜外微量モルヒネ注入法」『外科治療46（4）』四〇五頁、一九八二年、若杉文吉
❖「経仙骨孔くも膜下フェノールブロック」『外科治療46（5）』五三八頁、一九八二年、若杉文吉
❖「胸部交感神経節ブロック」『外科治療46（6）』七三四頁、一九八二年、若杉文吉
❖「刺激鎮痛法」『外科治療47（1）』七六頁、一九八二年、若杉文吉
❖「顔面・頭・頸部の dermatome」『外科治療47（2）』一三二頁、一九八二年、若杉文吉
❖「軀幹・四肢の dermatome」『外科治療47（3）』二七〇頁、一九八二年、若杉文吉
❖「ガッセル神経節ブロックのアルコール外科治療法と熱凝固法」『外科治療47（4）』四五二頁、一九八二年、若杉文吉
❖「持続硬膜外ブロックの薬液注入」『外科治療47（5）』五二二頁、一九八二年、若杉文吉
❖「診療の場と設備」『外科治療47（6）』六八九頁、一九八二年、若杉文吉
❖「三叉神経ブロックの合併症」『ペインクリニック3（3）』二五三〜二五九頁、一九八二年、若杉文吉、中崎和子
❖「質疑応答――帯状疱疹後神経痛の神経ブロック、内科的治療」『日本医事新報３０３２』一三五頁、一九八二年、若杉文吉
❖「ペインクリニックにおける最近の進歩」『神経研究の進歩26（1）』一六七〜一七四頁、一九八二年、若杉文吉
❖「顔面神経麻痺」『日経メディカル１４２』一六一〜一六二頁、一九八二年、若杉文吉

❖「三叉神経痛・顔面痙攣の治療、神経ブロック療法、その手技と成績」『Neurosurgeons 2』二〇三〜二一二頁、一九八二年、若杉文吉
❖「三叉神経痛」『臨床外科37（5）』六三二〜六三四頁、一九八二年、若杉文吉
❖「顔面神経麻痺」『臨床外科37（5）』六三五〜六三六頁、一九八二年、若杉文吉
❖「ペインクリニック、現在と将来」『臨床医8（5）』八二一〜八二三頁、一九八二年、若杉文吉
❖「三叉神経痛に対する神経ブロック」『診断と治療70（9）』一八四七〜一八四九頁、一九八二年、若杉文吉
❖「バージャー病の神経ブロック療法」『新医療9（5）』九〜一〇頁、一九八二年　若杉文吉
❖「適応疾患の総括」『外科治療48（1）』八〇頁、一九八三年、若杉文吉
❖「難治性疼痛を考える」『臨床麻酔7（5）』五四七頁、一九八三年、若杉文吉
❖「座談会、ペインクリニック各施設の苦労話」『ペインクリニック4（1）』一〜二二頁、一九八三年、若杉文吉、他
❖「特集、交感神経節ブロック法――わたしの手技――星状神経節ブロック」『ペインクリニック4（2）』一一九〜一二三頁、一九八三年、若杉文吉
❖「顔面の痛みを訴える場合何を考えるか」『Dental Diamond』別冊『臨床のヒント第二集』、二二五〜二三〇頁、一九八三年、若杉文吉
❖「図説　痛みの臨床シリーズ、ペインクリニックの難治疾患」『日本医師会雑誌89（11）』一九八三年、若杉文吉
❖「肺癌の疼痛管理（Ⅱ）神経ブロック」『呼吸と循環31（8）』八四七〜八五一頁、一九八三年、若杉文吉、湯田康正
❖「シンポジウム顎顔面痛、ペインクリニックの立場から」『日本歯科麻酔学会雑誌11（3）』四〇四頁、一九八三年、若杉文吉
❖「特殊外来シリーズ――ペインクリニック――」『医薬ジャーナル19（11）』二二四一〜二二四六頁、一九八三年、若杉文吉
❖「質疑応答――帯状疱疹と帯状疱疹後神経痛はそれぞれどのように使い分けたらよいか教えて下さい」『ペインクリニック5（4）』四二六頁、一九八四年、若杉文吉

❖「星状神経節ブロック」『外科治療50（1）』一〇三〜一〇六頁、一九八四年、若杉文吉、中崎和子
❖「鼻アレルギーの星状神経節ブロック療法」『日本医事新報3110』二四〜二七頁、一九八四年、若杉文吉
❖「質疑応答——腰部硬膜外ブロックと星状神経節ブロック」『日本医事新報3116』一七一〜一七二頁、一九八四年、若杉文吉
❖「質疑応答——顔面痙攣の穿刺圧迫法」『日本医事新報3143』一三〇〜一三一頁、一九八四年、若杉文吉
❖「質疑応答——鼻アレルギーの星状神経節ブロック療法」『日本医事新報3147』一二三頁、一九八四年、若杉文吉
❖「星状神経節ブロックによる血管拡張効果」『日本医事新報3164』一三一頁、一九八四年、若杉文吉
❖「Q＆A　帯状疱疹の局所療法について——皮疹に対して軟膏使用すべきか否か」『カレントテラピー2（2）』一六一〜一六三頁、一九八四年、若杉文吉
❖「消化器末期癌の疼痛対策としての神経ブロック療法の検討に対するコメント」『カレントテラピー2（3）』一三九頁、一九八四年、若杉文吉
❖「Therapy and Diagnosis —— Pain Clinic ——」『International medical news 255』六〜七頁、一九八四年 Bunkichi Wakasugi
❖「鼻アレルギーの星状神経節ブロック療法」『Medical companion 4（9）』一一七四頁、一九八四年、若杉文吉
❖「三叉神経痛——神経ブロック療法」『治療66（9）』一七七三〜一七七七頁、一九八四年、若杉文吉
❖「末期癌のペインクリニック」『婦人科の実際33（9）』一三四九〜一三五三頁、一九八四年、若杉文吉
❖「帯状疱疹の神経ブロック療法」『東京医師会雑誌37』六〇一〜六一五頁、一九八四年、若杉文吉
❖「星状神経節ブロック」『耳鼻咽喉科56（11）』九七四〜九七五頁、一九八四年、若杉文吉
❖「帯状疱疹とその神経ブロック療法」『東洋医学とペインクリニック14（4）』一七二〜一八〇頁、一九八四年、若杉文吉
❖「整形外科領域におけるペインクリニックの実験」『東京臨床整形外科医会会報8』二四〜三五頁、一九八四年、若杉

文吉
❖「巻頭言――本誌刊行の再出発にあたって――」『ペインクリニック6（1）』一頁、一九八五年、若杉文吉
❖「質疑応答――アレルギー性鼻炎に星状神経節ブロックが奏功するのか」『ペインクリニック6（1）』八九～九〇頁、一九八五年、若杉文吉
❖「施設紹介　関東逓信病院ペインクリニック科」『ペインクリニック6（1）』九三～九五頁、一九八五年、若杉文吉
❖「シンポジウム、ペインクリニックにおける合併症――その予防と対策――」『ペインクリニック6（2）』一一九～一二二頁、一九八五年、若杉文吉
❖「座談会、第19回日本ペインクリニック学会をふりかえって」『ペインクリニック6（3）』二四七～二六二頁、一九八五年、若杉文吉、他
❖「顔面神経ブロック」『外科治療52（1）』一一四～一一七頁、一九八五年、若杉文吉、中崎和子
❖『鼻アレルギー 花粉症 を治す』小学館、一九八五年三月、若杉文吉
❖「帯状疱疹」『Medical Way 2（1）』九二～九六頁、一九八五年、若杉文吉
❖「鼻アレルギー」『Medical Way 2（12）』一〇六～一一〇頁、一九八五年、若杉文吉
❖「印象記、第19回日本ペインクリニック学会」『臨床麻酔9（9）』一一四八～一一四九頁、一九八五年、若杉文吉
❖「水虫は全羊毛靴下で無症状」『日本医事新報3185』五九～六一頁、一九八五年、若杉文吉
❖「質疑応答――神経ブロックの参考書」『日本医事新報3196』一六七頁、一九八五年、若杉文吉
❖「――治療と対話――ペインクリニック」『診断と治療73（3）』一一二～一一四頁、一九八五年、若杉文吉
❖「救急救命の実際――激しい神経痛――」『診断と治療73（5）』一三一～一三三頁、一九八五年、若杉文吉
❖「ペインクリニックの実際と看護」『看護技術31（5）』四～七頁、一九八五年、若杉文吉
❖「今日の治療、疼痛――神経ブロック療法――」『看護技術31（5）』二二～二六頁、一九八五年、若杉文吉
❖「鼻アレルギーの新療法」『看護技術31（11）』一〇〇～一〇二頁、一九八五年、若杉文吉

❖「腰下肢痛の神経ブロック療法」『日本ペインクリニック学会総会号』一五〜一七頁、一九八五年、若杉文吉
❖「ペインクリニックの現状を知る」『月刊ナーシング5（4）』五九二〜五九四頁、一九八五年、若杉文吉
❖「星状神経節ブロックの適応と治療回数について」『Clinician 32（342）』二一〜二三頁、一九八五年、若杉文吉
❖「巻頭言、血行をよくする」『セラピスト6（8）』一頁、一九八五年、若杉文吉
❖「特集、ペインクリニックとは」『資格試験26（12）』一一〜一六頁、一九八五年、若杉文吉
❖「鼻アレルギーに対する星状神経節ブロック療法」『医学のあゆみ135（7）』五三〇頁、一九八五年、若杉文吉
❖「ペインクリニック」『治療学15（6）』九一一〜九一四頁、一九八五年、若杉文吉
❖「特集、鼻アレルギー——鼻アレルギーの特集によせて」『ペインクリニック7（1）』三頁、一九八六年、若杉文吉
❖「神経ブロック療法」『ペインクリニック7（2）』一四一〜一四九頁、一九八六年、若杉文吉
❖「花粉症の眼の痒み」『日本医事新報3220』一一八〜一一九頁、一九八六年、若杉文吉
❖「星状神経節ブロック時の恐怖感・窒息感」『日本医事新報3243』一三二頁、一九八六年、若杉文吉
❖「現代のニューフロンティア（Ⅲ）ペインクリニック」『技術と経済227』五二〜五五頁、一九八六年、若杉文吉
❖「鼻アレルギーの星状神経節ブロック療法」『医学のあゆみ136（9）』六六八〜六七二頁、一九八六年、若杉文吉
❖「鼻アレルギーと水虫」『日本医事新報3273』五九〜六〇頁、一九八七年、若杉文吉
❖「動物達の鼻アレルギー」『日本医事新報3301』一一六頁、一九八七年、若杉文吉
❖「関東逓信病院ペインクリニック科」『ペインクリニック8（3）』四〇七〜四一頁、一九八七年、若杉文吉、塩谷正弘

東京慈恵会医科大学ペインクリニック科（一九八七年四月〜一九九二年三月）

❖「耳鼻咽喉科領域神経ブロック療法」『耳鼻咽喉科薬物療法ハンドブック』南江堂、一九八七年九月、若杉文吉
❖「不定愁訴の星状神経節ブロック療法」『ペインクリニック8（5）』六〇三〜六〇九頁、一九八七年、若杉文吉

❖「もっとも治療困難といわれるカウザルギーとその対策」『医学のあゆみ１４３（３）』一五六～一五七頁、一九八七年、若杉文吉

❖『ペインクリニック　神経ブロック法　第1版』医学書院、一九八八年四月、若杉文吉監修

❖「座談会、神経痛の新しい治療」『Clinical neuroscience ６（３）』三一〇～三一三頁、一九八八年、若杉文吉、他

❖「13三叉神経痛、14顔面神経麻痺小外科マニュアル」『日本医師会雑誌99（13）』二八～三一頁、一九八八年、若杉文吉

❖「交感神経緊張度の左右差」『日本医事新報３３５４』一〇六頁、一九八八年、若杉文吉

❖「座談会、難治疼痛の治療」『カレントテラピー69』八五～九八頁、一九八八年、若杉文吉、他

❖「癌の痛みをどうみる、癌疼痛の神経ブロック療法から」『日本臨床麻酔学会誌８（６）』四六九～四七二頁、一九八八年、若杉文吉

❖「神経性頻尿を治す」『日本医事新報３３７７』一〇一頁、一九八九年、若杉文吉

❖「神経ブロック法手技（60）神経ブロック法の分類と総括」『外科治療60（２）』二三七～二四二頁、一九八九年、若杉文吉

❖「我が国のペインクリニック」『日本医事新報ジュニア版２８０』二九～三一頁、一九八九年、若杉文吉

❖「質疑応答――神経ブロック療法における薬物の使用量」『日本医事新報３３８５』一三九～一四〇頁、一九八九年、若杉文吉

❖「交感神経過緊張症とその星状神経節ブロック療法」『日本医事新報３３８９』二四～二七頁、一九八九年、若杉文吉

❖「〝痛み〟の診断上の注意点」『臨床と薬物治療増刊号８』二二五～二五九頁、一九八九年、若杉文吉

❖「ペインクリニックにおける神経ブロック療法」『慈恵医大誌１０４』三四九～三五四頁、一九八九年、若杉文吉

❖「顔面神経麻痺診断と治療　整形・形成外科診療Q＆A』六法出版、第12号、一九八九年、若杉文吉、塩谷正弘

❖「癌と痛み　神経ブロック療法」『臨床看護15（５）』六八〇～六八五頁、一九八九年、若杉文吉

❖「不定愁訴の星状神経節ブロック療法」『日本医事新報３３９３』一三六～一三七頁、一九八九年、若杉文吉

❖「麻痺」『耳鼻咽喉科・頭頸部外科ＭＯＯＫ13』一三九～一四八頁、金原出版、一九八九年、若杉文吉
❖「Bell 麻痺」『整形・形成外科診療Ｑ＆Ａ』七四～七五頁、六法出版、一九八九年、若杉文吉
❖「なぜ片足だけ水虫」『日本医事新報３４０６』一一七頁、一九八九年、若杉文吉
❖「癌性疼痛の神経ブロック療法――適応手技――」『ペインクリニック10』S八五～九五頁、一九八九年、若杉文吉
❖「自律神経失調症、交感神経の過緊張を緩和」『Mebio ６（９）』九三～九七頁、一九八九年、若杉文吉
❖「痛みの神経ブロック療法」『Clinical Neuroscience ７（９）』七四～七六頁、一九八九年、若杉文吉
❖「三叉神経痛の基本的治療　臨床像　神経ブロック療法（アルコールブロック）の適応と効果」『耳鼻咽喉科・頭頸部外科61（10）』八六二～八六八頁、一九八九年、若杉文吉
❖「座談会、第23回日本ペインクリニック学会をふりかえって」『ペインクリニック10（６）』七一四～七四二頁、一九八九年、若杉文吉、他
❖「ペインコントロール」『医学のあゆみ１５０（１）』一〇〇頁、一九八九年、若杉文吉、他
❖「風邪をひかなくなる」『日本医事新報３４２９』一二〇頁、一九九〇年、若杉文吉
❖「乗物に酔わなくなる」『日本医事新報３４５８』一一四頁、一九九〇年、若杉文吉
❖「締めすぎないか」『日本医事新報３４８３』六四～六六頁、一九九〇年、若杉文吉
❖「Ｑ＆Ａ　帯状疱疹後神経痛の定義について」『ペインクリニック11（１）』一二六頁、一九九〇年、若杉文吉
❖「解説、ペインクリニック――その意義と対象疾患――」『日本ＭＥ学会誌４（２）』五八～六五頁、一九九〇年、若杉文吉
❖「神経ブロック療法の功罪」『日本医師会雑誌１０４（１）』四二～四六頁、一九九〇年、若杉文吉
❖「特集「腹痛をめぐって」進行癌患者の腹痛」『日本医師会雑誌１０４（５）』七〇五～七〇九頁、一九九〇年、若杉文吉
❖「特集「脳卒中後の痛みとその治療」」『ペインクリニック11（５）』六一一頁、一九九〇年、若杉文吉

❖「ペインクリニック――考え方と適応――」『からだの科学156』一二九〜一三三頁、一九九〇年、若杉文吉
❖「痛みの医療」『新潟医学会雑誌104（5）』三四三〜三四七頁、一九九〇年、若杉文吉
❖「神経ブロック療法」『治療学24（8）』四六〜五〇頁、一九九〇年、若杉文吉
❖「Q＆A　星状神経節ブロック療法における適応拡大の理由について」『ペインクリニック11（6）』八六一頁、一九九〇年、若杉文吉
❖「恒常性維持を助ける」『日本医事新報3481』一一四頁、一九九一年、若杉文吉
❖「星状神経節ブロック療法の適応」『ペインクリニック12（2）』一七一〜一七八頁、一九九一年、若杉文吉
❖「施設紹介　東京慈恵会医科大学麻酔科ペインクリニック」『ペインクリニック12（2）』二五九〜二六一頁、一九九一年、若杉文吉
❖「New Application of Stellate Ganglion Block」『The Journal of The Korean Pain Society 4（1）』一〜七頁、一九九一年 Bunkichi Wakasugi
❖「Abdominal Pain in Advanced Cancer」『Asian Medical Journal 34（7）』四一四〜四二一頁、一九九一年 Bunkichi Wakasugi
❖「質疑応答――顔面神経麻痺に対する星状神経節ブロック療法」『日本医事新報3590』一六二〜一六三頁、一九九一年、若杉文吉
❖「質疑応答――星状神経節ブロックの歴史について」『臨床麻酔15（8）』一〇六一〜一〇六二頁、一九九一年、若杉文吉
❖「ペインクリニック」『家庭医学大辞典　my doctor』講談社、一九九一年、若杉文吉
❖「質疑応答――顔面麻痺、めまい、三叉神経痛の神経ブロック療法」『日本医事新報3527』一三一〜一三三頁、一九九一年、若杉文吉
❖「星状神経節ブロック療法は免疫機能を高める」『日本医事新報3530』一三三頁、一九九一年、若杉文吉

❖「Q&A　星状神経節ブロックの手技、左右どちらに?」『ペインクリニック12（6）』八四五頁、一九九一年、若杉文吉
❖「MRSAにもSGB」『日本医事新報3533』九五頁、一九九二年、若杉文吉
❖「花粉症の神経ブロック療法」『からだの科学163』一九～二四頁、一九九二年、若杉文吉
❖「ペインクリニック」『からだの科学167』三三～九六頁、一九九二年、若杉文吉編
❖「私のペインクリニック三〇年」『ペインクリニック13（1）』一六～二四頁、一九九二年、若杉文吉
❖『革命的神経ブロック療法』マキノ出版、一九九二年二月、若杉文吉

武蔵野病院ペインクリニック科（一九九二年四月～二〇〇七年八月）

❖「神経学治療としての神経ブロック」『神経治療学9（6）』五二三～五二八頁、一九九二年、若杉文吉
❖「いびきとSGB」『日本医事新報3637』一一五頁、一九九四年、若杉文吉
❖「メニエール病は治せるのに」『日本医事新報3650』六三～六六頁、一九九四年、若杉文吉
❖「SGB賛歌」『日本医事新報3667』一二二～一二三頁、一九九四年、若杉文吉
❖『ペインクリニック診断・治療ガイド　第1版』日本医事新報社、一九九四年七月、若杉文吉監修
❖「視床下部に伺いをたてよ」『日本医事新報3690』六六頁、一九九五年、若杉文吉
❖「メニエール病」『日本医事新報3719』一〇二頁、一九九六年、若杉文吉
❖「現代医学にできないこと」『日本医事新報3743』五六頁、一九九六年、若杉文吉
❖「100％ウール靴下と水虫」『日本医事新報3750』四七～五〇頁、一九九六年、若杉文吉
❖「がんは免疫疾患である」『日本医事新報3772』四二頁、一九九六年、若杉文吉
❖「喘息死」『日本医事新報3823』九八～九九頁、一九九七年、若杉文吉

❖『星状神経節ブロック療法』マキノ出版、一九九七年六月、若杉文吉
❖「定年退職後のペインクリニック開業――ペインクリニック発展のための提言――」『ペインクリニック19（3）』三八一～三八五頁、一九九八年、若杉文吉
❖「義歯は外さないで寝る」『日本医事新報３８４６』七六～七七頁、一九九八年、若杉文吉
❖「ウール靴下」『日本医事新報３８７５』一一〇頁、一九九八年、若杉文吉
❖「化学物質過敏症」『日本医事新報３９２８』六四頁、一九九九年、若杉文吉
❖「慢性関節リウマチを治す」『日本医事新報３８９８』六四頁、一九九九年、若杉文吉
❖「慢性関節リウマチの星状神経節ブロック療法」『臨床と研究76（9）』一七五三～一七五七頁、一九九九年、若杉文吉
❖「「日本医学」樹立の構想」『日本ペインクリニック学会誌7』二九四頁、二〇〇〇年、若杉文吉
❖「ステロイド」『日本医事新報３９５０』七四～七五頁、二〇〇〇年、若杉文吉
❖「ステロイド薬が治療の柱か」『日本医事新報３９８０』九一頁、二〇〇〇年、若杉文吉
❖「星状神経節ブロックは花粉症に効くか　その機序について」『耳鼻咽喉科・頭頸部外科クリニカルトレンド Part 3』一七四～一七六頁、二〇〇一年、若杉文吉
❖「自然治癒力重視の医療」『日本医事新報４００３』五〇頁、二〇〇一年、若杉文吉
❖「質疑応答――星状神経節ブロックの恒常性維持機能賦活作用の検査」『日本医事新報４０１４』九〇～九一頁、二〇〇一年、若杉文吉
❖「〝半健康科〟を」『日本医事新報４０３２』七八頁、二〇〇一年、若杉文吉
❖「大学に治癒学講座を」『日本医事新報４０５５』九二一頁、二〇〇二年、若杉文吉
❖「慢性疲労症候群」『日本医事新報４０８３』四二頁、二〇〇二年、若杉文吉
❖「片頭痛の病態」『日本医事新報４１０７』二四頁、二〇〇三年、若杉文吉
❖『星状神経節ブロック療法』マキノ出版、二〇〇五年一二月、若杉文吉

❖「ペインクリニシャンに望むこと」『日本ペインクリニック学会誌14』七五頁、二〇〇七年、若杉文吉
❖「星状神経節ブロックを効果的に行う手技――私の手技――」『ペインクリニック28（4）』四七八～四八六頁、二〇〇七年、若杉文吉、持田奈緒美
❖『星状神経節ブロック療法――安全な手技確立と正しい理解のために――』真興交易株式会社医書出版部、二〇〇七年七月、若杉文吉、持田奈緒美

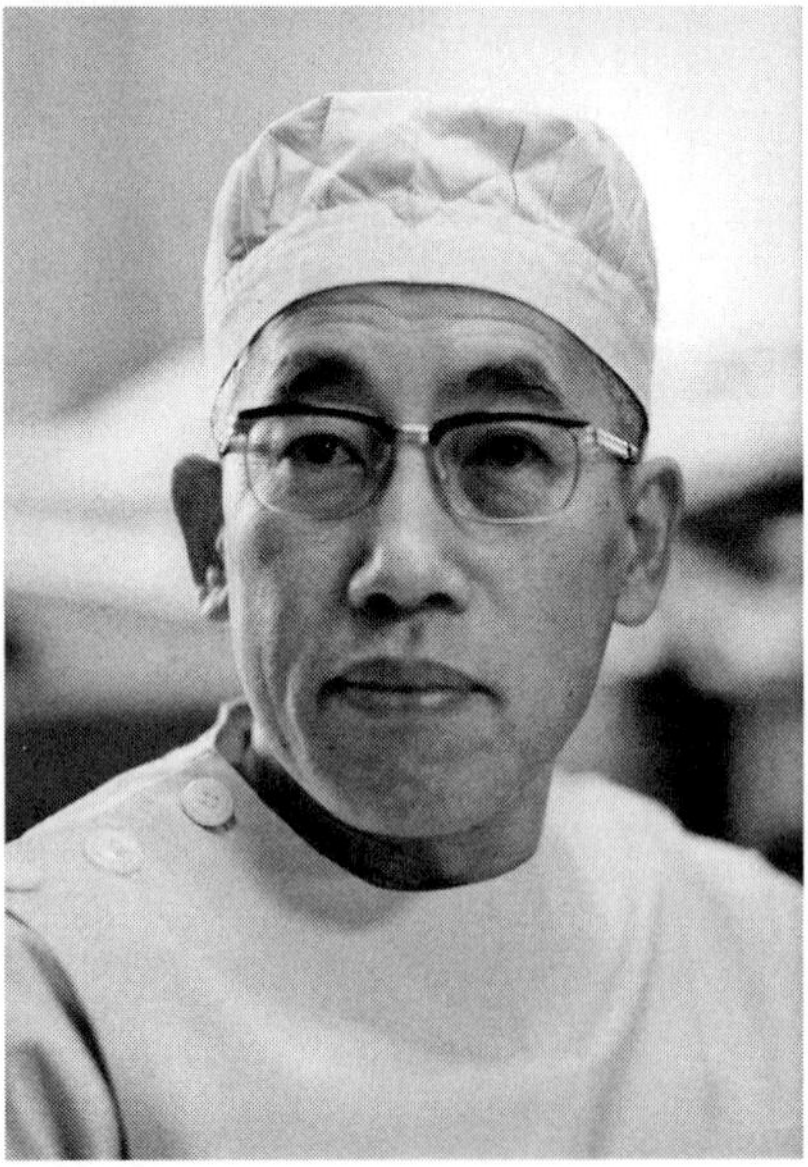

若杉文吉　新聞・雑誌掲載（主に東京慈恵会医科大学時代）

＊「痛みの医学1　痛みということ、体が伝える警告反応」『新潟日報』、一九八〇年九月一日
＊「痛みの医学2　注射器の発明、皮下投与ですぐ効果」『新潟日報』、一九八〇年九月八日
＊「痛みの医学3　慢性疼痛こそが…、急性より複雑な問題」『新潟日報』、一九八〇年九月一五日
＊「痛みの医学4　ペインクリニックとは、「神経ブロック」を応用」『新潟日報』、一九八〇年九月二二日
＊「痛みの医学5　ペインクリニックの誕生、S37年に東大で初発足」『新潟日報』、一九八〇年九月二九日
＊「痛みの医学6　ペインクリニックがなぜ必要か、薬物に頼らぬ専門医」『新潟日報』、一九八〇年一〇月六日
＊「痛みの医学7　悪循環を断つ、局所麻酔薬の効用で」『新潟日報』、一九八〇年一〇月一三日
＊「痛みの医学8　癌疼痛の治療、食欲出て延命効果も」『新潟日報』、一九八〇年一〇月二〇日
＊「痛みの医学9　三叉神経痛は痛みの王者、風ふれても〝稲妻〟走る」『新潟日報』、一九八〇年一〇月二七日
＊「痛みの医学10　三叉神経痛の治療、六種類の〝ブロック〟」『新潟日報』、一九八〇年一一月三日
＊「痛みの医学11「顔面神経痛」は困る、痛みか、麻痺か、痙攣か」『新潟日報』、一九八〇年一一月一七日
＊「痛みの医学12　帯状疱疹後の神経痛、四十歳を過ぎたら警戒」『新潟日報』、一九八〇年一一月二四日
＊「痛みの医学13　帯状疱疹後神経痛は予防できる、痛みの部位避ける」『新潟日報』、一九八〇年一二月一日
＊「痛みの医学14　片頭痛には星状神経節ブロック、副作用なく八割に効用」『新潟日報』、一九八〇年一二月八日
＊「痛みの医学15　群発頭痛は三叉神経痛とまちがわれやすい、一定期間毎日繰り返す」『新潟日報』、一九八〇年一二月一五日
＊「痛みの医学16　非定型顔面痛、四十代の中年女性ご用心」『新潟日報』、一九八〇年一二月二二日

＊「痛みの医学17 カウザルギー、空飛ぶ鳥を見ても増強」『新潟日報』、一九八〇年一二月二九日
＊「痛みの医学18 灼熱痛の治療、一〜二年で移行防止」『新潟日報』、一九八一年一月五日
＊「痛みの医学19 尿管結石、手術なしで早期に排石」『新潟日報』、一九八一年一月一二日
＊「痛みの医学20 慢性膵炎の治療、急性再燃を防ぐ効果も」『新潟日報』、一九八一年一月一九日
＊「帯状疱疹の痛みの治療」『都医ニュース』、一九八三年一一月一五日
＊「神経節ブロック療法で花粉症が治る」『栃木タイムス』、一九八四年四月二五日
＊「〝新発見〟スギ花粉症が星状神経節ブロック療法で治る」『週刊サンケイ』、一九八四年四月二六日
＊「五十肩、蓄膿症、花粉症…注射一本で痛み解消　いま大繁盛のペインクリニック」『サンデー毎日』、一九八四年五月二七日
＊「星状神経節ブロックでアレルギー症状消失」『月刊医療新報』、一九八四年六月一五日
＊「名医に聞く　がまんできない痛みを治す」『ショッピング』、一九八四年七月一三日
＊「破傷風、画期的な治療法開発 佐賀医大の麻酔科グループ 社会復帰早める」『佐賀新聞』、一九八四年一一月三日
＊「アレルギー性鼻炎　注目されるＳＧＢ療法」
・『いはらき新聞』、一九八五年二月二五日　・『民報』、一九八五年二月二六日
・『鹿児島日報』、一九八五年二月二六日　・『十勝毎日新聞』、一九八五年二月二八日
・『四国新聞』、一九八五年二月二八日　・『日刊福井』、一九八五年二月二八日
・『日刊福井』、一九八五年三月三一日
＊「スギ花粉症に有力療法　首に麻酔注入　61％が効果認める」『読売新聞』、一九八五年三月三日
＊「今年こそ治る！　花粉症新治療法を発見したのは田中角サンの元主治医」『週刊文春』、一九八五年三月一四日
＊「今日の顔　花粉症の新治療法を発見した若杉文吉」『読売新聞』、一九八五年三月一六日

＊「花粉症の患者に朗報　若杉博士のブロック療法」『刈谷田新報』、一九八五年三月二七日
＊「クシャミ・鼻づまり患者六〇〇万に大朗報　スギ花粉症の名医は角さんの元主治医で」『フライデー』、一九八五年三月二九日
＊「人を悩ますスギ花粉症　神経ブロック療法が有効」『世界日報』、一九八五年四月五日
＊「アレルギー性鼻炎療法で注目される星状神経節ブロック療法」『毎日新聞』、一九八五年四月五日
＊「People　若杉文吉五八歳」『Dacapo No.83』、一九八五年四月二〇日
＊「専門タテ割型超え、増える「特殊外来」」『日本経済新聞』、一九八五年五月九日
＊「秋田市で日本麻酔学会　花粉症　局所麻酔が効果的」『秋田さきがけ』、一九八五年五月三一日
＊「スギ花粉症に効果」『河北新報』、一九八五年六月一日
＊「花粉症　田舎より都会に多い　ストレスなどが誘引」『北羽新報』、一九八五年六月二日
＊「ウール靴下で水虫の悩みなし」『IWSマンスリー』、一九八五年六月一〇日
＊「星状神経節ブロック療法　鼻アレルギー治療に有効」『日経メディカル』、一九八五年七月一〇日
＊「血行をよくする」『月刊セラピスト6（8）』一頁、一九八五年
＊「Abstract 論文　鼻アレルギーの神経ブロック療法1330例」『JAMA』（日本語版）、一九八六年一月
＊「さらば鼻アレルギー　注目星状神経節ブロック」『スポーツニッポン』、一九八六年三月一二日
＊「鼻アレルギーの新治療法」『婦人之友』一九八六年四月一日
＊「作家の愛猫記　森村誠一前編　花粉症の季節」『週刊ポスト』、一九八六年四月二五日
＊「星状神経節ブロック療法　会員の質問に答える」『アレルギータイムス24号』（鼻アレルギー友の会）、一九八六年六月
＊「イヤな水虫とつきあう」『読売新聞夕刊』、一九八六年一一月一八日
＊「痛みの話と神経ブロック療法」『笑顔臨時増刊　シルバーエイジ号』、一九八七年一月一五日

＊「「首に注射」効果バツグン療法　全国病院一覧」『女性セブン』七二頁、一九八七年二月六日
＊「首の星状神経節に注射する星状神経節ブロック療法」『主婦と生活42（3）』二二五頁、一九八七年二月一七日
＊「花粉症の治療最前線　首の星状神経節に注射する星状神経節ブロック療法」『主婦と生活』、一九八七年三月一日
＊「鼻アレルギーをペインクリニックで治療」『すこやかファミリー』二三頁、一九八七年三月三日
＊「憂うつな花粉症から今年は新療法で身を守ろう」『主婦の友一九八七年四月号』一九六頁、一九八七年三月一六日
＊「顔のけいれんや麻痺にブロック療法　関東逓信病院ペインクリニック科」『ラ・セーヌ　特別付録保存版「困った時の専門病院」』、一九八七年四月
＊「People. 帯状疱疹後神経痛や鼻アレルギーに神経ブロック療法を」『暮らしと健康』八三頁、一九八七年五月五日
＊「これが水虫退治の切り札、究極の羊毛靴下」『私の健康』一六五〜一六七頁、一九八七年五月八日
＊「三叉神経痛」『きょうの「健康通信」春季号』ＮＨＫ、一九八七年
＊「急増しているアレルギー性鼻炎に神経ブロック療法で著効を上げている病院」『安心』一四七〜一四九頁、一九八七年六月
＊「帯状疱疹」『日刊ゲンダイ』一九八七年五月二〇日
＊「賢い患者学（16）ヘルペスに卓効を発揮する神経ブロック療法」『週刊現代』六〇頁、一九八七年六月一日
＊「顔面のけいれんや麻痺に神経ブロック療法を施す」『困った時の専門病院』学習研究社、一二一頁、一九八七年六月二〇日
＊「名医がすすめる健康法　夏場こそウール一〇〇％の靴下で」『りぶＬｉｖｅ』四八頁、一九八七年七月二一日
＊「病院ガイド　慈恵医大麻酔科ペインクリニック　帯状疱疹後の激烈な神経痛を神経ブロックで治す」『日刊ゲンダイ』、一九八七年八月一二日
＊「おだいじに　帯状疱疹のあとが痛む」『中日新聞』、一九八七年八月二五日
＊「おだいじに　帯状疱疹のあとが痛む」『東京新聞夕刊』、一九八七年八月二六日

＊「賢い患者学（24）スギ花粉症」『週刊現代』、一九八七年八月
＊「きょうの健康〝帯状疱疹の神経痛〟」『婦人百科』一二四～一二五頁、一九八七年一〇月一二日
＊「特集　痛みを取る　顔の痛み」『毎日ライフ』三二～三六頁、一九八七年一〇月一日
＊「帯状疱疹の激烈な神経痛も神経ブロックで治す」『日刊ゲンダイ』、一九八七年八月一二日
＊「痛みの去らぬ神経痛増加」『読売新聞』、一九八七年一一月九日
＊「事実の素顔〝ウサギ小屋〟と神経痛　柳田邦男」『週刊文春』、一九八七年一二月一〇日
＊「三叉神経痛、帯状疱疹後神経痛をめぐって　がまんの功罪を考える」『寿』一二三頁、一九八八年一月二一日
＊「痛みの王者」『慈大新聞』、一九八八年一月二五日
＊「星状神経節ブロックで花粉症を治す」『日刊ゲンダイ』、一九八八年一月二八日
＊「一千万花粉症患者に朗報！　九〇％有効の新型治療法」『Flash 一九八八年三月八日号』三〇頁、一九八八年二月二三日
＊「痛み横綱級「三叉神経痛」」『読売新聞夕刊』、一九八八年三月一八日
＊「NHKきょうの健康　誌上再録「帯状疱疹の痛み」」『おあじはいかが』婦人生活事業部、二〇～二一頁、一九八八年三月二八日
＊「鼻アレルギー、スギ花粉症　注目浴びる〝ブロック療法〟」『新潟日報夕刊』、一九八八年四月二六日
＊「粟粒状の水泡が神経に沿って帯状に」『日刊ゲンダイ』、一九八八年五月二〇日
＊「鼻炎、局所麻酔が効果（第35回日本麻酔学会総会）」『北国新聞』、一九八八年六月一〇日
＊「ストレスと交感神経」『日経メディカル』、一九八八年六月一〇日
＊「バイオン研究会設立　第一回集会開かる」一九八八年六月一一日
＊「痛みから不定愁訴まで　成果を上げる星状神経節ブロック」『Kolben №46』三～七頁、一九八八年七月

＊「ドクターインタビュー24　痛み」『ショッピング別冊デラックス版』一八八～一八九頁、一九八八年七月五日
＊「からだトラブル一一〇番　痛み「ペインクリニック」と「帯状疱疹後神経痛」」『花も嵐も』八四～九一頁、一九八八年七月六日
＊「三叉神経痛で悩んでいます。神経ブロック療法がいいと聞きました。安全性は?」『わたしの健康』二〇四頁、一九八八年一一月八日
＊「さらば鼻アレルギー　星状神経節ブロック療法」『スポーツニッポン新聞』、一九八八年一一月二三日
＊「交感神経重視説」『慈大新聞』、一九八九年一月二五日
＊「薬で神経を遮断　鎮痛や他の病気にも効果」『サンヘルス』、一九八九年二月一日
＊「日本の名医63　鈴木太　賢い患者学」『週刊現代』、一九八九年二月六日
＊「賢い患者学（日本の名医　鈴木太教授）」『週刊現代』一二四頁、一九八九年二月一八日
＊「花粉症予防と治療法」『週刊現代』、一九八九年二月二七日
＊「花粉症に克つ二〇の条件」『週刊ポスト』、一九八九年三月六日
＊「さまざまな痛みを専門的に治療するペインクリニック」『安心』二〇四頁、一九八九年四月
＊「専門医にきく　アレルギー性鼻炎にも効果のあるペインクリニック」『家庭画報』三二七頁、一九八九年四月三日
＊「交感神経過緊張症」『いずみ一九八九年四月号』四頁、一九八九年四月四日
＊「梅雨の足音、水虫になったら羊毛靴下で平和共存」『産経新聞夕刊』、一九八九年五月一六日
＊「副作用がないので安心　星状神経節ブロック療法　自律神経失調症に効果」
・『いはらき新聞』、一九八九年五月二〇日　・『むつ新聞』、一九八九年五月一七日
・『下野新聞』、一九八九年六月四日　・『鹿児島新報』、一九八九年六月四日
・『民報』、一九八九年六月六日　・『苫小牧民報』、一九八九年六月六日

・『十勝毎日新聞』、一九八九年五月
＊「神経性頻尿・過敏性腸症候群に画期的新治療」『日刊ゲンダイ』、一九八九年五月一九日
＊「専門医に聞く　アレルギー性鼻炎にも効果のあるペインクリニック」『家庭画報』三二七頁、一九八九年五月
＊「スギ花粉症の治療で今注目の「星状神経節ブロック療法」」『健康ライフ保健だよりNo.17』一六〜一七頁、一九九〇年
＊「夏です　水虫にご注意」『読売新聞』、一九八九年六月八日
＊「今夏　アナタの足元に送る　これが究極の水虫治療法だ」『サンデー毎日』四三頁、一九八九年六月一三日
＊「日本の名医93　賢い患者学」『週刊現代』、一九八九年九月四日
＊「読むくすり　水虫はわが友」『週刊文春一九八九年九月一四日号』一〇八〜一一〇頁、一九八九年九月七日
＊「締め付け症候群」『読売新聞夕刊』一九八九年一一月二五日
＊「医学相談　顔面神経麻痺の治療法を知りたい」『家庭画報一九九〇年一月号』四〇二頁、一九八九年一二月三日
＊「専門外来のかかり方　痛みの診断・治療方法ペインクリニック」『すこやかファミリー』、一九九〇年一月二〇日
＊「成人病なんでも相談室　花粉症の予防対策は？」『日刊ゲンダイ』、一九九〇年一月二七日
＊「ペインクリニック「痛みの治療所」ご紹介」『サンヘルス第112号』、一九九〇年二月一日
＊「花粉症の治療　交感神経をなだめるのが有効」『産経新聞』、一九九〇年二月三日
＊「ホットインタビュー　花粉症の退治　交感神経をなだめるのが有効」『産経新聞』、一九九〇年二月三日
＊「花粉症は退治できる」『週刊テーミス（Themis Medical)』、一九九〇年二月二八日
＊「ヘルスチェック　手のつけられない痛みにさようなら（ペインクリニック）」『Will』二〇八頁、一九九〇年三月
＊「病院のかかり方・アドバイス　ペインクリニック」『ジャストヘルス』一四頁、一九九〇年三月
＊「スギ花粉症「撃退マニュアル」」『週刊実話』、一九九〇年三月一日

＊「日本の名医１１９　神経性頻尿、尿失禁」『週刊現代』、一九九〇年三月一日
＊「注目される星状神経節ブロック療法」『朝日健康情報』、一九九〇年三月一一日
＊「花粉症猛威　患者激増三時間待ち」『朝日新聞』、一九九〇年三月一一日
＊「スギ花粉症　撃退マニュアル」『週刊実話』、一九九〇年三月一五日
＊「帯状疱疹後の神経痛」『マルホレポート№１３２』一～二頁、一九九〇年五月
＊「下着の締め過ぎに注意」
・『福島民報』、一九九〇年六月二日
・『京都新聞』、一九九〇年六月六日
・『鹿児島新報』、一九九〇年六月六日
・『民報』、一九九〇年六月一一日
・『十勝毎日新聞』、一九九〇年六月一五日
・『中部経済新聞』、一九九〇年七月一六日
・『琉球新聞』、一九九〇年六月五日
・『陸奥新報』、一九九〇年六月六日
・『河北新報』、一九九〇年六月一〇日
・『静岡新聞』、一九九〇年六月一二日
・『四国新聞』、一九九〇年七月八日
＊「〝痛み〟と〝花粉症〟で注目を集めるペインクリニック」『慈恵ニュース№１１９』一六～一七頁、一九九〇年七月
＊「「緑陰随想」星状神経節ブロック療法」『滋大新聞』、一九九〇年七月二五日
＊「気になるサイン　顔の痛み」『婦人百科一九九〇年九月号』一二二～一二三頁、一九九〇年九月一日
＊「治療現場レポート「星状神経節ブロック」」『毎日ライフ』七六～八〇頁、一九九〇年一〇月
＊「多くの痛み・不快症状をとる　ペインクリニックは薬と手術の欠点を補う第三の治療法」『てんとう虫22（10）』一九九〇年一〇月一日
＊「時間の風景5　諸病は臨床レベルで治す」『Medical tribune 23（40）』一九九〇年一〇月四日
＊「時間の風景6　閉経を遅らせる」『Medical tribune23（41）』一九九〇年一〇月一一日

＊「医学新事情　体の総司令部「視床下部」」『てんとう虫22（11）』三二～三三頁、一九九〇年一〇月二二日
＊「痛みのレポート　心身症の神経ブロック療法を中心に」『Sawarabi』二頁、一九九〇年一一月五日
＊「メニエール病や花粉症がのどの麻酔注射で根治」『壮快17（12）』九四～一〇四頁、一九九〇年一一月八日
＊「医学新事情　痛みの王者「三叉神経痛」を神経ブロックで」『てんとう虫22（12）』三二～三四頁、一九九〇年一一月二一日
＊「今年こそ花粉症をペインクリニックで治す」『La Seine（ラ・セーヌ）』一九九一年一月八日
＊「花粉症を予防する耳寄りな話」『家庭画報一九九一年二月号』、三九五～三九八頁、一九九一年一月八日
＊「心と体のクリニック（頭痛）」『やさしい手No.16』、婦人生活社、一一〇～一一一頁、一九九一年一月一二日
＊「麻酔薬で神経を〝遮断〟する「ペインクリニック」に注目」『Shopping』五五頁、一九九一年一月一四日
＊「〝痛み治療〟が万病に効く！　「星状神経節ブロック療法」とは？」『ばらんす』四～五頁、一九九一年一月一八日
＊「5分おきにトイレに……原因不明の〝神経性頻尿〟」『週刊ＳＰＡ！』三二頁、一九九一年一月二三日
＊「アレルギー性鼻炎　その星状神経節ブロック療法」『ＮＨＫ健康通信　春号』、一九九一年二月四日
＊「今年の花粉症は早くてひどいぞ！　すぐできる即効療法」『週刊テーミス』五六頁、一九九一年二月一三日
＊「「星状神経節ブロック療法」は、ストレス社会の慢性病を救うか？」『すこやか春』一〇～一一頁、一九九一年二月一八日
＊「Heart & Body「三叉神経痛」」『企業年金』一九九一年二月一八日
＊「「花粉症」対策　最新情報」『フライデー』六〇頁、一九九一年二月二二日
＊「花粉症女性はブラジャーをはずし、パンティを脱ぎなさい」『週刊文春』、一九九一年二月二八日
＊「花粉迎撃大作戦　星状神経節ブロック療法」『日刊ゲンダイ』、一九九一年三月二日
＊「花粉症にもパンツを脱いで寝るが効く」『女性セブン』八四～八五頁、一九九一年三月七日

＊「パンティを脱ぐと花粉症が治る！」『女性自身一九九一年三月一九日号』、一九九一年三月八日
＊「ペインクリニック応用拡大　走る激痛、麻酔でストップ」『日本経済新聞』、一九九一年
＊「猛威スギ花粉　鼻の交感神経の麻痺」『東京タイムズ』、一九九一年三月一七日
＊「パンツを脱いで寝ると自律神経失調症が回復しアレルギー性鼻炎が軽快」『壮快18（5）』一二三～一二五頁、一九九一年四月八日
＊「星状神経節ブロック療法体験談」『壮快18（6）』、一九九一年五月八日
＊「〝パンツをはいたサル〟から〝パンツを脱いだかしこい健康〟」『FLASH』、一九九一年五月二一日
＊「SM健康法は本当に効くか」『週刊現代』二～五頁、一九九一年六月一八日
＊「新ストレス症、帯状疱疹」『日刊ゲンダイ』、一九九一年九月七日
＊「脱パンツ睡眠、花粉症アレルギー性に新効果」『日刊フジ』、一九九一年一〇月一六日
＊「ペインクリニック」『健康と環境No.7』、三一～三三頁、一九九一年
＊「注目のペインクリニック」『明日の友 winter No.76』、一二～一九頁、一九九一年
＊「顔面神経麻痺の星状神経節ブロック療法」
・『琉球新聞』、一九九一年一〇月一五日
・『鹿児島新聞』、一九九一年一〇月一六日
・『民報』、一九九一年一〇月二一日
＊「顔面神経麻痺に有効　副作用もなく免疫力も　星状神経節ブロック療法」『民報』、一九九一年一〇月二三日
＊「医最前線　星状神経節ブロック療法」『Kolben No.67』一四～一七頁、一九九二年一月六日
＊「締めつけよ　さよなら　脱ぐ」『朝日新聞日曜版』、一九九二年二月二三日
＊「相談室　神経性頻尿、自律神経失調症」『わたしの健康』主婦の友社、二二三～二二四頁、一九九二年三月

＊「星状神経節ブロック療法で花粉症をモトから断つ」『そこが知りたいアレルギー』、一九九四年四月一〇日
＊「下着が語る③一気にグラマー気分　締め付け、体不調も」『読売新聞』、一九九六年九月五日
＊「ダンピング症候群に星状神経節ブロック療法」『ALPHA CLUB』一九九九年三月一五日
＊「星状神経節ブロックと局所麻酔薬の使い方」『ラジオたんぱ』、一九九九年四月一〇日
＊「紙上名医クリニック　毎年花粉症に悩まされる　星状神経節ブロック療法がよい」『夕刊フジ』、二〇〇〇年二月八日
＊「忘れえぬ患者　田中首相の顔面神経麻痺」『ALPHA CLUB』二〇〇二年三月一五日
＊「花粉症をからだの中から治す星状神経節ブロック療法」『ホスピタウン』二〇〇二年六月
＊「名医の健康パドック　帯状疱疹」『週刊現代』、二〇〇二年八月二三日
＊「名医の健康パドック　帯状疱疹後神経痛」『週刊現代』、二〇〇三年八月
＊「「治癒学」講座の提唱」『慈大新聞』、五八一頁、二〇〇三年四月二五日
＊「健康歳時記――ある患者㊤」『宮崎日日新聞』、二〇〇六年一月九日
＊「健康歳時記――ある患者㊦」『宮崎日日新聞』、二〇〇六年一月一〇日
＊「健康歳時記――驚異の治療法」『宮崎日日新聞』、二〇〇六年一月一一日
＊「Medical Who's Who」『JMS（JAPAN MEDICAL SOCIETY）』、二〇〇八年四月
＊「シルバー医学講座　痛みのはなしと神経ブロック療法」（時期不詳）
＊「きっと役に立つ患者学16　ヘルペスに卓効を発揮する神経ブロック療法」『週刊現代』（時期不詳）
＊「「花粉症」予防&治療法、ここまで知ったら恐くない」『週刊現代』（時期不詳）
＊「「花粉症」困りはてる前に一読　完全撃退法」『週刊現代』（時期不詳）
＊「痛いのとんでけ」『日本経済新聞』（時期不詳）
＊「ペインクリニックで治る月経痛」『婦人之友』（時期不詳）

若杉文吉　講演、テレビ・ラジオ出演
（資料が少ないため一部のみ　主に東京慈恵会医科大学時代）

❖「肌着と健康」東京大学麻酔科学教室同窓新年会、一九八七年一月一〇日
❖「花粉症の神経ブロック療法〈家庭医学〉」文化放送、一九八七年三月一五日
❖「顔面神経障害（特に顔面神経麻痺と顔面疼痛）」東京都鍼灸師学術研修会、一九八七年三月一日
❖「関東逓信病院の二三年　部長退任特別講演」東京プリンスホテル、一九八七年四月一一日
❖「ペインクリニックの適応」京都大学学生講義、一九八七年三月九日
❖「痛みと神経ブロック」慈恵医大講義（専3学生）、一九八七年五月一一日
❖「腰下肢痛　診断と治療」第二回痛みの治療講習会、一九八七年五月一五日
❖「日常遭遇する痛みの診断と治療」熊本市医師会講演、一九八七年五月一五日
❖「神経ブロック療法の二三年」関東逓信病院部長退任講演、一九八七年五月二一日
❖「星状神経節ブロックの適応」慈恵医大耳鼻咽喉科研究会、一九八七年五月二六日
❖「ペインクリニックの現況」北海道労災保険指定病院協会医学講演会、一九八七年六月五日
❖「ペインクリニックから見た歯科医師への提言」臨床歯学研修機関月例講演会、一九八七年七月一六日
❖「腰・下肢痛の治療」第三回北海道疼痛懇話会、一九八七年八月二二日
❖「帯状ほうしんの痛み」ＮＨＫ『きょうの健康』、一九八七年九月二九日
❖「ペインクリニックの適応疾患」岩手医科大学講義、一九八七年九月一二日
❖「ペインクリニックの実際」第七〇回中信医学会、一九八七年一〇月一八日

❖「医療最前線　ヘルペス――帯状疱疹――」テレビ東京、一九八七年一二月一八日
❖「星状神経節ブロック、顔面神経ブロック」第四回ペインクリニック講習会、一九八八年一月二三日
❖「神経ブロック療法の適応」第三回和歌山ペインクリニック症例検討会、一九八八年二月六日
❖「実地医家に必要な「ペインクリニック」の知識」慈恵医大同窓会大阪支部総会、一九八八年二月二一日
❖「スギ花粉症」TBS『morning eye』、一九八八年三月一六日
❖「ペインクリニックの現況」武蔵野医師会、一九八八年三月二三日
❖「痛みとペインクリニック」慈恵医大講義（専3学生）、一九八八年五月一一日
❖「痛みの治療（ペインクリニック）」総合講義、一九八八年五月一八日
❖「血行障害の神経ブロック療法」第二回Limb Salvage研究会、一九八八年五月二八日
❖「現代医療に交感神経機能亢進を重視する」第一回バイオ研究会、一九八八年五月三一日
❖「我が国のペインクリニック二六年」文月会、一九八八年七月二日
❖「帯状疱疹後神経痛」新潟疼痛懇話会、一九八八年七月一六日
❖「ペインクリニック」岩手医科大学講義、一九八八年八月二七日年
❖「頭頸部顔面の痛みとその治療」第三回痛みの治療講習会、一九八八年八月二七日
❖「教育講演　ペインクリニックにおける神経ブロック療法」第一〇五回成医会、一九八八年一〇月一四日
❖「疼痛の神経ブロック療法」昭和六三年度日医生涯教育講座　疼痛をめぐる問題、一九八八年一〇月一六日
❖「癌の痛みをどうする　神経ブロックから」第八回日本臨床麻酔学会、一九八八年一一月一一日
❖「神経ブロック療法とその適応」平成元年紙上リハビリテーションセミナー（慈恵医大主催）、一九八八年一二月二二日
❖「心身症・自律神経失調症――その星状神経節ブロック療法――」第五回ペインクリニック講習会、一九八九年一月二二日

❖「ペインクリニックにおける神経ブロック療法」山梨整形外科医会、一九八九年一月二七日
❖「ペインクリニックにおける神経ブロック療法」岩手県保健審査委員会、一九八九年二月一四日
❖「ペインクリニックにおける神経ブロック療法」京都大学講義、一九八九年二月二二日
❖「花粉症の星状神経節ブロック療法」山形放送、一九八九年三月一〇日
❖「花粉症」日本テレビ『ニュースプラス1』、一九八九年三月二七日
❖「シンポ　疼痛手の治療　RSDの神経ブロック療法」第三二回日本手の外科学会、一九八九年五月一一日
❖「ペインクリニックにおける神経ブロック療法」村上市岩船郡医師会、一九八九年五月一八日
❖「ペインクリニックの現況」長野県医学会北信ブロック会、一九八九年五月九日
❖「痛みの医療」第四四九回新潟医学会総会　特別講義、一九八九年六月一七日
❖「Herpes の疼痛への対応」江戸川区医師会、一九八九年六月二一日
❖「ペインクリニックで治せる病気」盛岡市民講座――いたみの治療――、一九八九年七月二二日
❖「頭痛、顔面の痛みの診断と治療」第四回痛みの治療講習会、一九八九年八月二六日
❖「ペインクリニック　電話インタビュー」、RKBラジオ『井上サトルの絶対ラジオ』、一九八九年九月二八日
❖「整形外科のためのペインクリニック」多摩整形外科医会、一九八九年一〇月二一日
❖「痛みの臨床」第八回綜合講義、一九八九年一〇月二〇日
❖「自律神経失調症と交感神経」目黒医師会講演、一九八九年一一月一五日
❖「自律神経失調症と交感神経」鹿児島大学麻酔科二〇周年記念講演会、一九八九年一一月二五日
❖「心身症・自律神経失調症のSGB」第六回ペインクリニック講習会、一九九〇年一月二七日
❖「特別講演　泌尿器科における神経ブロック療法の適応」第四六七回日本泌尿器学会東京地方会、一九九〇年一月二五日

❖「心身症の星状神経節ブロック療法」ノイロトピン研究会、一九九〇年二月二十四日
❖「スギ花粉症の星状神経節ブロック療法」ＴＢＳ『morning eye』、一九九〇年三月二日
❖「〝花粉症〟」テレビ東京『タウン情報生ワイド』、一九九〇年三月八日
❖「スギ花粉症」フジテレビ『タイム３』、一九九〇年三月一三日
❖「特別講演　自律神経失調症の神経ブロック療法」第七回香川術後管理講演会、一九九〇年三月一七日
❖「対談 星状神経節ブロックの適応とその効果」ラジオ短波放送『医学講座』、一九九〇年五月一一日
❖「神経ブロック療法の現況」愛知県一宮市外科医会、一九九〇年六月二八日
❖「星状神経節ブロック」テレビ東京『話題の医学』、一九九〇年七月二二日
❖「「ペインクリニックの基礎」自律神経失調症の星状神経節ブロック療法」沖縄麻酔研究会、一九九〇年七月二八日
❖「星状神経節ブロック療法の全て」第五回痛みの治療講習会、一九九〇年八月二五日
❖「臨床講義　ペインクリニック適応疾患　ＳＧＢ中心」岩手医科大学講義（５年生）、一九九〇年九月八日
❖「ペインクリニックの現況」埼玉県医師会学術補修講座講演、一九九〇年九月一三日
❖「ペインクリニック」慈恵医大渋谷支部同窓会、一九九〇年一〇月九日
❖「女性に警告！　下着の締め過ぎにご用心…頭痛、肩こり、不妊症の恐れも」日本テレビ『Ｎプラス１』、一九九〇年一〇月一一日
❖「下着を締め過ぎるな」関西テレビ、一九九〇年一〇月三日
❖「健康講義」長岡中学同窓会（プレスセンター）、一九九〇年
❖「心身症・自律神経失調症」第七回ペインクリニック講習会、一九九一年二月二日
❖「大流行・悩みの花粉症に朗報！」テレビ東京『レディス４』、一九九一年二月一五日
❖「ペインクリニックや花粉症のこと」東京ＦＭ、一九九一年三月一八日〜三月二二日

❖「ペインクリニックの現況について」慈恵医大同窓会品川支部総会、一九九一年三月二三日
❖「自律神経失調症の星状神経節ブロック療法」健康同盟講演会（キュリアン）、一九九一年四月一四日
❖「ペインクリニックの適応疾患」山口県保健審査委員講習会、一九九一年五月一五日
❖「ペインクリニックにおける適応疾患　SGB」島根医科大学講義（5年生）、一九九一年五月二二日
❖「自律神経失調症の新しい治療法」文化放送、一九九一年五月三〇日録音、一九九一年六月六日
❖「ペインクリニックと自律神経失調症」尾道市医師会、一九九一年六月六日
❖「ペインクリニックと自律神経失調症」新発田市豊栄市北浦原郡医師会　村上市岩船医師会、一九九一年六月二〇日
❖「恒常性維持を助ける」岩手医科大学講義（6年生）、一九九一年一〇月二六日
❖「自律神経失調症」太平洋金属株式会社 講演（新潟）、一九九一年一〇月一六日
❖「痛みの神経ブロック療法」横浜市栄区医師会講演会、一九九一年一〇月二八日
❖「自律神経失調症」太平洋金属株式会社講演（青森県八戸市）、一九九一年一〇月三〇日
❖「薬剤ショックへの対応→心身症」江戸川区医師会　産婦人科医会、一九九一年一一月二〇日
❖「心身症、自律神経失調症」第八回ペインクリニック講習会、一九九一年一一月二五日
❖「星状神経節ブロックと心身症」第六回皮膚科心身医学研究会、一九九一年二月二日
❖「自律神経失調症」ノイロトピン研究会（大分）、一九九一年二月一五日
❖「神経ブロックで痛みを治す」ＮＨＫ『きょうの健康』、一九九四年
❖「人はなぜ病気になる」日本アロマセラピー学会第一回シンポジウム、一九九八年五月一〇日
❖「花粉症がなくなる！　星状神経節ブロック療法」テレビ東京『医食同源』、二〇〇〇年
❖「「日本医学」樹立の構想」日本ペインクリニック学会 第三四回大会（東京）、二〇〇〇年七月一五日
❖「痛みと星状神経節ブロック療法」日本臨床麻酔学会第二〇回大会、二〇〇〇年一〇月二七日

❖「自然治療力重視の医療——星状神経節ブロック療法——」第四回日本自律神経免疫治療研究会、二〇〇二年一〇月二〇日

❖「自然治癒重視の医療」新潟リハビリテーション専門学校創立一〇周年記念事業、二〇〇四年一一月一一日

❖「「星状神経節ブロック療法」は「自然治癒力」を賦活して治す」日本ペインクリニック学会第四〇回大会（神戸）、二〇〇六年七月一四日

❖「ペインクリニシャンに望むこと」日本ペインクリニック学会第四一回大会（横浜）、二〇〇七年七月七日

❖「星状神経節ブロック療法の意義」第二回東北疼痛懇話会（仙台）、二〇〇八年一一月二九日

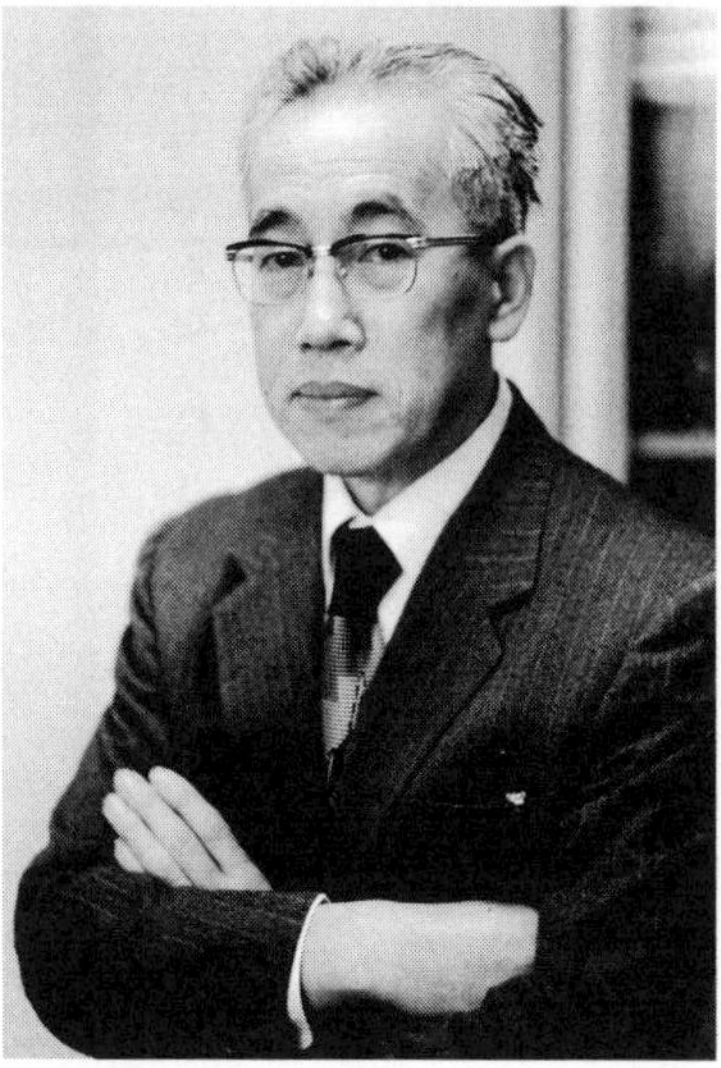

あとがき

ペインクリニックの創始者、若杉文吉先生が亡くなられてから早二年が過ぎようとしています。亡くなられる数年前から「言い遺しておきたいことがある…」と様々なお話をしてくださいました。私の力不足により、それらすべてを書き記すことは出来なくなりましたが、若杉先生が一番に伝えたかったことは、「星状神経節ブロック療法の意義」であることは間違いないと思います。

若杉先生が半世紀にわたり、その発展に心血を注がれた「星状神経節ブロック療法」は、残念ながら、ペインクリニックの中で縮小傾向にあります。

出来ることならそう遠くない将来、若杉先生の唱える「星状神経節ブロック療法による恒常性維持機能賦活説」が科学的に証明され、「苦しむ患者の治療に活かしてもらいたい」という切なる願いが叶うよう、祈念いたします。

そのために、この本の中に若杉先生の情熱を込め、後世に託したいと思います。

最後になりましたが、ご協力いただきました諸先生方、関係各位、ご親族様、そして、国会図書館に残したいという我儘な思いを受けとめてくださった、三和書籍代表取締役 高橋 考様に深く感謝申し上げます。

二〇一四年四月吉日

持田　奈緒美

【編者】

持田　奈緒美（もちだ　なおみ）

1988年、広島大学医学部卒業。長野県の佐久総合病院で全科ローテーション研修後、東洋医学、産婦人科、内科の研鑽を積み、麻酔科医になる。NTT東日本関東病院（旧 関東逓信病院）ペインクリニック科へ移籍後、ペインクリニック専従。武蔵野病院ペインクリニック科を経て、2003年、施無畏クリニック開院。著書に「星状神経節ブロック療法――安全な手技確立と正しい理解のために――」がある。また、1994年よりバングラデシュでの医療活動を続けている。博士（学術 杏林大学大学院国際協力研究科）。

若杉文吉

――日本のペインクリニック創設・発展に尽くした生涯――

2014年　4月　30日　　第1版第1刷発 行

編　者　　持田　奈緒美

発行者　　高　橋　　考

発行所　　三　和　書　籍

〒112-0013　東京都文京区音羽2-2-2
TEL 03-5395-4630　FAX 03-5395-4632
info@sanwa-co.com
http://www.sanwa-co.com

印刷所／製本　日本ハイコム株式会社

ISBN978-4-86251-164-5 C3047